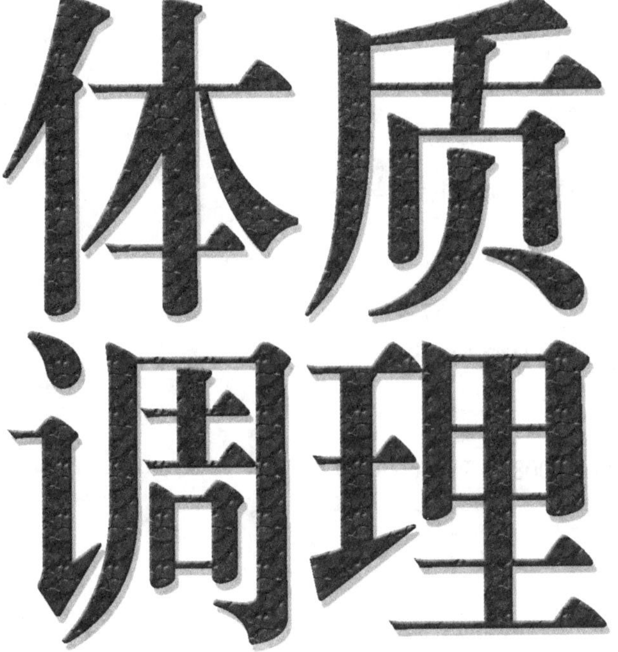

体质调理

中医书网互动丛书

马娅　颜炘　◎主编

打造好男好女

廣東省出版集團
广东人民出版社
·广州·

图书在版编目（CIP）数据

体质调理——打造好男好女／马娅，颜炘主编．
广州：广东人民出版社，2008.12
ISBN 978－7－218－05967－9

Ⅰ．体… Ⅱ．①马… ②颜… Ⅲ．体格检查
Ⅳ．R194.3

中国版本图书馆 CIP 数据核字（2008）第 156670 号

出版监制	卢家明　曾　莹
责任编辑	魏书苗
封面设计	张竹媛
版式设计	赵克标
书卡设计	曾　敏
责任技编	孔洁贞　黎碧霞
出版发行	广东人民出版社
印　　刷	广州伟龙印刷制版有限公司
开　　本	889 毫米×1194 毫米　1/16
印　　张	17
字　　数	270 千字
版　　次	2008 年 12 月第 1 版　2008 年 12 月第 1 次印刷
印　　数	6000 册
书　　号	ISBN 978－7－218－05967－9
定　　价	35.00 元

【出版社网址：http://www.gdpph.com　电子邮箱：sales@gdpph.com
图书营销中心：020－37579604　37579695】

怪当今居世之士，曾不留神医药，精究方术，上以疗君亲之疾，下以救贫贱之厄，中以保身长全，以养其生。但竞逐荣势，企踵权豪，孜孜汲汲，惟名利是务，崇饰其末，忽弃其本，华其外而悴其内。皮之不存，毛将安附焉？……痛夫！举世昏迷，莫能觉悟，不惜其命，若是轻生，彼何荣势之云哉？而进不能爱人知人，退不能爱身知己，遇灾值祸，身居厄地，蒙蒙昧昧，蠢若游魂。哀乎！趋世之士，驰竞浮华，不固根本，忘躯徇物，危若冰谷，至于是也……感往昔之沦丧，伤横夭之莫救，乃勤求古训，博采众方……

《伤寒论·序》

写给读者的话

体质是我们常挂在口中的一个词，而自己体质的好坏更是我们心中常念叨的，但您知道体质于人到底有何意义吗？您知道自己属于哪种体质吗？您知道如何调理您的偏颇体质吗？本书要回答的正是这些关乎健康的大问。

阅读本书，您就是在阅读自己的身体与心灵，做到真正的“知己”。

今天，人们一直备受“看病难、看病贵”的困扰，但困扰之余，又有多少人认识到防病比治病更重要呢？“重治疗轻预防”的错误观念始终根深蒂固。人们对防病保健往往是“说起来重要，做起来次要，忙起来不要”，仍是舍得花大把钱去治病，却不愿意对健康进行微薄投资。前半辈子用命换钱，后半辈子用钱换命。健康的人很少珍惜健康，没有健康的人向往健康，失去了健康的人倍感健康的宝贵。

其实，医师们都知道，在人类疾病谱中，真正能治好的疾病只占可怜的百分之十几，相当大比例的病实际上只能控制，而无法治愈，有些病甚至连控制住也是一种奢望。得病后再找医生，医生能给的帮助实际已经很有限。即使治好，也不一定能恢复到和病前完全一样的状态。那么，养生防病究竟有没有方法呢？有！就是调体质！

体质从中医角度一般可分为阳虚质（寒底）、阳盛质（实热底）、阴虚质（虚热底）、血虚质、气虚质、气郁质、血瘀质、痰湿质、湿热质、特禀质、平和质以及混合质等。疾病不是人人皆有，体质却是人人皆具。由于不同体质的生理性差异，可造成对不同病因和疾病的易感性，以及疾病发展的倾向性不同，体质这个家底是否丰厚以及它的偏颇方向，决定着您以后的健康或疾病的走势。

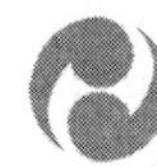

由于多数人的体质或多或少地存在偏颇，调体质的意义就由此凸显：对未病之体，体质偏颇隐藏着疾病的动因与背景，调体质属防患于未然；对已病之体，调体质意味着调整疾病的动因与背景，从而可遏阻其发展、变化与加重。谁都知道，事后控制不如事中控制，事中控制不如事前控制。**疾病的上游是亚健康，再往上溯，亚健康的上游则是体质的偏颇。如果我们把更多**

的精力投入到体质调理，就是真正地抓住了各种疾病的调治上游。防病治病须有层层防线，体质偏颇—亚健康—疾病，这是疾病从无到有，从微到重的过程或自然演进模式。这样，把防线的第一层设在调体质就成为必然，如果及早调理偏颇的体质，这个模式就不会发生，甚至逆转。因此，调体质，就可开启您的健康之门。

调体质的结果是不生病，而有病再治的效果是未知数。如果治病要花100块钱，则调质可能只需要花1块钱，而其效果则是对体质背景下所有可能出现的疾病都会有效。即使在已病状态下，也可以由于体质背景的改变，使得疾病容易治得多。省钱省力，事半功倍，何乐而不为?

因此，正确的理念是：**体质就是您的健康家底，关注体质胜于关注疾病，把握自己体质的动向就等于把握住了自己健康的走向。**

在这一理念指导下，本书以浅白易懂的语言从何谓体质，体质的分型及其表现特征，体质是如何形成的，体质变化的相关因素，体质与疾病及美容的关系，体质调理的意义，体质调理的主要法门等方面为您条分缕析，解难释疑。更着重介绍对各种体质行之有效、丰富多彩的调理方法，并以生动浅显的方式对相关的医学原理作了简介，务使您能知其然，也知其所以然。

本书的着眼点并不是教您一些养生防病的小技巧，而是告诉您最根本、最切实、最正确的养生防病观念，以及系统全面的相关知识与可行的操作方法。**通俗易懂、生动有趣、系统全面、实用、自我操作性强，应是“中医书网互动丛书”的一大亮点。**

在专家的指导下，着手调理体质，实际上就是让人不生病的理念，配合这个宗旨，中医有着一整套系统的理论及调理方法。

在我国首次与中医自主健康平台有机结合、与读者实行互动性自测和自调，这一创新极大地扩展了读者所得的总体信息量以及自我操作能力。将中医理论与行之有效的调体质方法和强大的人工智能分析系统结合，让您通过对自我身体状况的测试，自动分析出您的体质类型，并针对您的体质现状，从生活方式、运动、食物、药膳、中成药、经络调理等多方面提供“量体裁衣”式的、全面周详的个体化调理方案，让您恢复机体阴、阳、气、血、神的平衡稳态，从而远离疾病。这样，纵使是“千江有水千江月”，您仍能做到“万里无云万里天”。

柏馨家康集团将其成功的西医自主健康管理互动式平台结合中医研发团

队成立的柏馨家康中国（bxjkchina）具有丰富的“自主健康管理”经验、庞大的医学高精尖人才队伍、专业系统的医学数据库，以及领先行业的人工智能分析系统和电子信息平台，保证了其所研发的“互动式中医自主健康平台”在充分发掘中医理论及调理治验精髓的基础上，可有效地将中医知识直接服务于大众，造福苍生。

自主健康，顾名思义，就是自己把握自己的健康！我健康，我快乐！调体质实是花钱最少效果最佳的健康法门！教您学会调体质、治未病、自疗康复、走上“自主健康”之路，正是“中医书网互动丛书”的编写意愿。

六祖慧能曰：“迷时师度，悟时自度”，希望读者们能从本书得悟而渐自度。

编　者

2008 年 8 月 8 日

目　录

第一章

体质就是你的健康家底

体质是常挂在我们口中的一个词

而自己体质的好坏

更是我们心中常念叨的

那么

体质于人到底有何意义

本章要回答的

就是这

关乎健康的第一大问

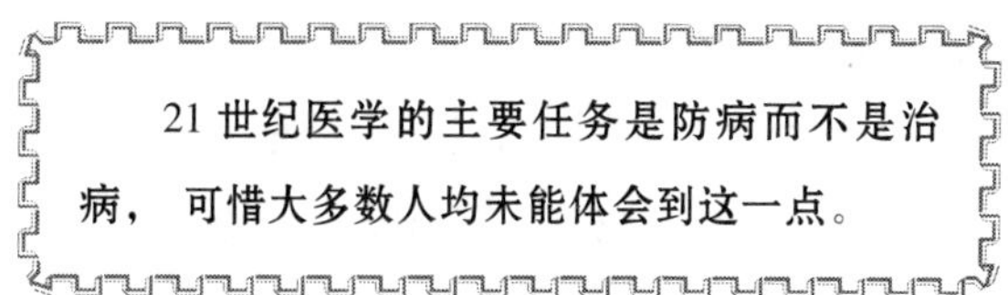

“惟五脏充足，六腑调和，经脉强盛，虽有所伤，亦不为病；若脏腑经络原有不足，又不知持重调摄，而放纵无常，焉得无病。”（《医学真传·原病》）

体质是我们常挂在口中的一个词，而自己体质的好坏更是我们心中常念叨的，那么体质于人到底有何意义？本章要回答的就是这关乎健康的第一大问。

一、关注体质聪明，关注疾病无奈

“治病之要，首当察人体质之阴阳强弱，而后方能调之使安。”（《医门棒喝·人身阴阳体用论》）

大家最熟知的古代名医莫过于华佗与扁鹊了，有这么一则关于扁鹊的小故事可以帮助我们了解体质的意义。《鹖冠子·世贤》载：魏文侯问扁鹊说：“你们家兄弟三人，都精于医术，到底哪一位最好呢？”扁鹊回答：“大哥最好，二哥次之，我最差。”文侯再问：“那么为什么你最出名呢？”扁鹊答说：“我大哥治病，是治病于病情发作之前。由于一般人不知道他事先能铲除病因，所以他的名气无法传出去，只有我们家的人才知道；我二哥治病，是治病于病情初起之时。一般人以为他只能治轻微的小病，所以他的名气只及于本乡里；而我扁鹊治病，是治病于病情严重之时。一般人都看到我在经脉上穿针管来放血，在皮肤上敷药等手术，所以以为我的医术高明，名气因此响遍全国。”（原文如下：魏文侯问扁鹊，曰：“子昆弟三人，其孰最善为医？”扁鹊曰：“长兄最善，中兄次之，扁鹊最为下。”魏文侯曰：“可得闻耶？”扁鹊曰：“长兄于病视神，未有形而除之，故名不出于家；中兄治病，其在毫毛，故名不出于闾；若扁鹊者，镵血脉、投毒药、副肌肤，闲而名出闻于诸侯。”魏文侯曰：“善”。）

扁鹊的意思其实很明白：事后控制不如事中控制，事中控制不如事前控制，而大哥的高明之处，是因为擅长事前控制；二哥次之，能事中控制；而

扁鹊之能，仅在于事后修补整复。

这个故事与体质又有何关系呢?

其实若换成现代人的表达，扁鹊的大哥是擅长调理体质的，能见微知著，治病于未发之前，体质调好了，可使人不生病，是最高明的；而二哥则长于调理亚健康，能够控制病势于萌芽状态，使人不得大病，也算是难得了；而扁鹊则擅长治已病，病已重而方治之，即便遇上的是名医，也可能仅得一半的机会可愈，因为终究会遇到“司命之所属，无奈何也”的情况。更何况，这一半可愈机会的先决条件是：命够好，正好就遇上扁鹊这样的“贵人”。

21 世纪医学的主要任务是防病而不是治病，可惜大多数人均未能体会到这一点，多是等到疾病的征象比较明显了，才去找医生，把收入的很大一部分花在了住院、吃药上，为治病倾家荡产的比比皆是，这时才治不单费时费力费钱，还因为延误了病情，使得难以处理了。因此，扁鹊大哥的那一套才是我们的最佳选择，可在专家的指导下，从体质着手，防患于未然，现在调体质花区区几元，胜过以后治病花数百元，这道选择题该如何做？我想谁都会作出明智的选择吧？这种省钱省时省力，事半功倍的事，何乐而不为？因此，我们可以下个结论：关注体质胜于关注疾病。

这则故事也形象地说出了中医追求的最高境界“治未病”，所谓“上医医未病之病，中医医欲起之病，下医医已病之病”。今天，当人们备受“看病难、看病贵”困扰之时，就愈发觉得“治未病”理念的可贵。

二、晒一晒您的体质，数一数您的健康家底

“若本充实，岂有病乎?”(《养性延命录》)

“故人之禀质，各有偏胜偏弱之殊，或有阳胜阴弱者，或有阴胜于阳者，或有阴阳两弱者，或有阴阳俱盛者。”(《医门棒喝·人身阴阳体用论》)

听了扁鹊兄弟的故事，我们可能对大哥所关注的体质产生了兴趣，体质到底是什么?

其实“体质”两个字，我们并不陌生。我们经常会说某人体质好，某人体质不行，其潜台词无非是表达：体质好就是身体好，体质好就是底子好，反之亦然。这种表达虽具备了体质内涵中最基本的东西，但却过于笼统，如要改善体质，实际是很难按此表达来操作的。有些人稍具中医学知识，会说

某人是寒底，某人是热底，或某人体质较虚，这已往体质的分类跨进了一步，虽仍未够专业，但已有一定的操作指导性。的确，中医要调理体质，首先从中医的角度就是要知道某人体质的寒、热、虚、实。再进一步，虚到底是什么虚？实是哪方面的实？如热底者该清热，瘀血体质者该活血化瘀，体质虚者该调补。但如何调补才能到位？体质虚者还要进一步弄清是气、血、阴、阳哪一方面的虚。气虚者益气、血虚者补血，阴虚者滋阴、阳虚者扶阳，这样调理起来就有很强的针对性，当然也就有效得多了。

这样，我们就明白了，要了解自己的体质，将会涉及中医学的阴、阳、气、血、痰、湿、瘀等内容，先别因这些既有些熟悉又有些陌生的术语而头痛，这些内容，我们将会在第二章“浅显医理明体质”中与您讨论，先别畏难，您可能想象不到，这些理论非但不难，反而是很浅显、很生活化的。

举些日常生活例子，或会加深大家对体质重要性的体会，谁都知道参有补气的功用，是个好东西，但是否每个人都能吃参呢？回答是：否！因为体质与疾病均有虚实之分，“虚则补之”、“实则泻之”是调治原则。无虚不需要补，也不能补，若无虚而进补，就正如中医所说的“气有余便是火”，这就是不少人吃参上火的缘由。因此，实性体质的人不能吃参。再进一步，是否凡是虚性体质都可以吃参？回答仍是否！因为参是补气的，最好用在气虚体质，其他的虚性体质就不见得完全适合。再细致一点，即使是气虚，用参仍有讲究，若是兼“寒底”者最好用人参，若是兼“热底”者最好用西洋参。原因是人参性温，除补气外，尚有温阳作用；而西洋参性凉，除补气外，还有清热作用。看看，如果不了解自己体质，连参这种我们自以为有点认识的好东西都可能用错，更不用说使用其他药物了。不少人常说“我是虚不受补”，其实在中医看来，没有虚不受补的，只有错补的。所谓错补，就是不知体质或不依体质而乱补所产生的副作用。再说凉茶，阳盛质（实热底）的人喝凉茶就舒服，阳虚质（寒底）的人就不能喝凉茶，其他体质的人也只能在上火时喝，若体质不兼热底而把凉茶作为日常饮料来喝，实际不但无益，甚至可能有害。再进一步，日常的蔬菜、果品、肉类等都具寒热之性，若不了解自己的体质所属，不知自己饮食之宜忌，在日常生活中我们可能随时都会掉进损害健康的陷阱中。

要明白体质所指，就要弄清楚“体质”的字面意思及它的构成要素。就字义而言：体，一般有指身体、个体、形体、体格等多种含义；质，有素

体质不是病证，病证是处在病理状态的。这就让我们容易理解为什么调体质较治疾病容易得多了。

质、质量、性质、气质等方面意思。综合起来看，体质，就有身体素质、形体质量、个体特质、个体气质等多种含义。就构成要素而论，体质含有体格、气质、生理功能等方面的要件。

再进一步，我们还要清楚体质具有什么特性。由于每人都有自己不同于他人的特有体质，即个体差异性；体质与疾病不同的地方在于，急性病一般是来得快，去得快，波动起伏大；而慢性病虽病程较长，但同样也有波动起伏的不同状态。相比之下，体质则稳定得多，每人在某一相对较长的时段，其特征会维持在比较稳定的状态，因此具有相对的稳定性。它与疾病另一个不一样的地方在于，即便是有偏向的体质，它与疾病还是有程度之差，以阳盛体质（热底）为例，假如正常体质的阳气量是 100，那么阳盛体质的阳气量可能就在 110 左右，而阳盛病证的阳气量就可能在 130 以上。换句话说，体质的偏差离正常值不远，而病证的偏差则离正常值较远。由此我们又可以得出体质的第三个特性，就是生理性。

此外，体质的形成与先天遗传有关，亦与后天饮食、环境、锻炼等因素有关。

根据以上材料，我们可以给体质下一个相对完整的定义了。

体质是指人体生命过程中，在先天禀赋和后天因素的共同作用下所形成的形态结构、生理功能和心理状态方面综合的、相对稳定的个体特质。

从中医学的角度看，不同个体的差异性，意味着其体内的阴、阳、气、血、津液等因素的构成与运作的不同，因此就产生了对不同病因和疾病的易感性，以及疾病传变和转归中的倾向性不同。因此，体质就是您的健康家底，家底是否丰厚以及它偏差的方向，决定着您以后的健康与疾病的走势。

体质现象是人类生命活动的一种重要表现形式，它与健康和疾病密切相关，个体体质特点或隐或现地体现于健康和疾病过程之中，若在疾病过程中，它就是疾病发生、发展与变化的内在动因或背景。因此，调理体质，不

> **当您知道体质是如何形成后，就可以有针对性地对形成因素进行正性调控或干预，使之有利于体质向平和质方向转化。**

单是使之回复到平和状态，实际也意味着调整疾病的动因与背景，从而遏阻疾病的发生、发展与变化。

体质除相对稳定性、个体差异性之外，还有一个特性就是它的可调理性，正因为这一点，使我们的“治未病”有了着力点，有了很好的可操作性。

随着医学研究从以“病”为中心，向以“人”为中心的方向发展，体质研究正是顺应了这一潮流，它是用“以人为本”，以“人”为中心的视野来探讨健康与疾病的问题，因为这是一个真正“强基固本”的事而日益受到大众的关注与重视。

关于体质，我们还需要了解什么呢？我们需要了解的有：体质的形成、分类、演变、发病、病理、诊断、养生、预防、调理，当然更重要的是您自己的体质类形及调理方法，就让我们带着您开始盘盘您的家底吧？

三、体质形成——“往事并不如烟”

“以人之禀赋言，先天强厚者多寿，先天薄弱者多夭。后天培养者，寿者更寿；后天斫削者，夭者更夭……若以人之作用言，则先天之强者不可恃，恃则并失其强矣。先天之弱者当其慎，慎则能胜天矣。”（《景岳全书·传忠录·先天后天论》）

简而言之，体质禀赋于先天，得养于后天。

先天禀赋，包括种族、家族遗传、婚育、种子，以及养胎、胎教等，这些因素决定着个体体质的相对稳定性和个体体质的特异性。对于未有子女者，这其中的大部分因素是可调的，从而对下一代的体质形成良性影响，这也就是准父母们最关注的优生优育问题，谁不愿意生个健康的宝宝？

后天各种因素主要有饮食营养、生活起居、精神情志、自然环境、社会环境、疾病损害及药物作用等，这些因素对体质的形成、发展和变化具有重

要影响。

因此，体质是个体在遗传的基础上，在内外环境的影响下，在生长发育的过程中形成的。

（一）强基于先天

1．先天禀赋

先天禀赋是指子代出生以前在母体内所禀受的一切，包括父母生殖之精的质量，父母血缘关系所赋予的遗传性，父母身体阴阴气血的偏颇、脏腑的强弱状态，以及在孕育过程中胎养和妊娠期疾病所导致的一切影响。我们常说："虎父无犬子"，这句话既可形容两代人的能耐相仿，其实也可以形容两代人之间好的体质的相近。

具体而言，父母的生殖之精结合形成胚胎，禀受母体气血的滋养而不断发育，从而形成了人体。人体的形体结构是体质的形态学基础，父母之精可称之为"形体之基"。就体格与气质两者比较而言，一般认为，体格受先天因素影响更大。

因此，父母生殖之精的盈亏盛衰和体质特征决定着子代禀赋的厚薄强弱，从而影响其体质，父母体内阴阳的偏颇和功能活动的差异，可使子代也有同样的倾向性。一是表现出类似于父母的体格：如身体强弱、肥瘦、刚柔、长短、肤色等；二是在一定程度上表现出异于他人的性格、气质；三是可能出现一些与遗传或胎育有关的疾病，如癫痫、哮喘、鸡胸、龟背、某些过敏性疾病等。因此，先天因素确定了体质的基调。正如《黄帝内经·灵枢·寿夭刚柔》所言："人之生也，有刚有柔，有弱有强，有短有长，有阴有阳。"

子代与亲代之间既禀赋着相似或类同（遗传），也肯定存在不同的差异（变异）。因此，遗传和变异构成了生命活动的基本特征：即既有与亲代的相似之处，亦可因变异而具有的自身特异性。

而变异与后天多种因素的作用又可使体质具有可变性，因此，即使存在先天不足的情况，在后天亦具一定程度的可调性。

2．胎养

胎养亦可分养胎、护胎、胎教等环节，这些因素对下一代体质的形成具有很大的可调性。

养胎：胎孕期间孕妇的五大类食物（即能源类、结构类、调节类、运送介质类、排废解毒类食物）；七大营养素（蛋白质、脂肪、碳水化合物、水、维生素、纤维素和矿物质）应合理搭配，注意饮食宜忌，杜绝偏食，同时亦不失好的口味，这正是中医所说的："调五味"、"适寒温"、"食甘美"。这样所养的胎不单体质强，而且不会有明显的阴阳气血偏颇。

护胎：目的是使孕妇处于身体的最佳状态，减少疾病，减少一切可损伤胎儿的因素。具体而言：孕妇要注意起居规律、劳逸结合、注意环境及自身卫生、保持良好的心境、防止病邪侵害、防止剧烈活动及跌仆损伤等。

胎教：孕妇如能营造良好的精神环境，让自己的精神、心情及所感受到的一切均十分美好，对胎儿日后性格气质的形成会有一定的良性影响，古代称之为"外象内应"。

愿准父母们通过这本书、通过柏馨家康互动式中医自主健康平台的服务，自我调理成强健的体质，进而学会调养、教护胎儿，生一个"天生丽质"的健康小宝宝。

（二）固本于后天

我们都知道，植物长得好，除了根正苗强外，还得依赖土地肥沃、雨水充足和阳光充沛。

后天因素对人的体质形成，就好比土地、雨水、阳光之于植物。后天因素主要包括膳食营养、生活起居、精神状态、劳欲等方面。它们既然可以影响体质的阴阳强弱变化，当然也可以用来改变人的体质类型，使之趋于健康平和。对这些因素利用得宜，我们称之为调摄适宜，则可弥补先天不足，使体质由弱变强；若调摄不当者，不单会使原来的体质偏颇更偏，甚至原来先天禀赋充足者，也可因损耗过度，使体质由强变弱，由平和变偏颇。

1. 合理饮食

饮食营养是人体一天不可或缺的，不同的膳食含有人体不同的营养成分，因此，合理的膳食结构，全面而充足的营养，可增强人的体质，这属于常识。但从中医看来，饮食另有奥妙，人的体质以中医分类，有寒热虚实之偏。而食物，不单富含营养，也同时具有寒热温凉之性与酸苦甘辛咸五种不同的味，不同的性味组合，可具有清热、散寒、行气、活血、祛湿、补虚、泻实等功用。因此，我们就可以以食物的寒热温凉之性与酸苦甘辛咸味来调整人体之偏，形成我们欲求的平和体质，或固化原有的平衡体质。本书下面的章节及柏馨家康中医主自健康平台也将在这方面重点介绍相关的饮食知识，如常用食物及药膳的性味、功效、适用体质等。

同时应注意：饮食营养合理发挥作用有一个前提，其消化吸收是依赖脾胃正常功能的。因此，良好的饮食习惯是必须的，何谓良好的饮食习惯，一言一蔽之："饮食有节。"

"有节"一是指有寒热五味的节制，使之保持在大致平衡状态。若饮食偏嗜，不单可造成人体内营养成分的不均衡，出现一部分营养成分过剩，另一部分营养成分缺乏，同时亦会引起脏腑气血阴阳的偏盛偏衰，而形成偏倾体质。如长期偏嗜寒凉之品，如生冷瓜果、冷饮等，易致阳虚体质；长期偏嗜温热的食物，如煎炸之品，或姜椒之类，易致阳盛或阴虚体质；偏嗜辛辣则易化火伤津，形成阴虚火旺体质；偏嗜甘甜肥腻可助湿生痰，形成痰湿体质；若再化热生火，则形成湿热体质；贪恋醇酒，亦易内生湿热。二是食量的节制，不使过饥过饱。过饥则饮食摄入不足，影响气血的生化，导致营养不良，易使体质虚弱；饱食无度，则加重脾胃负担，久而久之将损伤脾胃。民间有云："每餐留一口，活到九十九。"三是进食间应有节律，现代人生活工作节奏过于紧张，以致饥饱无时，这种饮食习惯最伤脾胃。关于三餐进食的良好规律，民间的总结："早吃好，午吃饱，晚吃巧"是大有道理的。

2. 劳逸适度

这里的关键是"适度"两个字，一是要注意劳逸的量度问题，过犹不及，均非适宜；二是生活起居要有规律；三是遵守这种规律要持之以恒。

众所周知，适度的劳动或体育锻炼，可以强壮筋骨肌肉，通利气血，调和阴阳，增强脏腑的功能；适当的休息，有利于消除疲劳，恢复体力和脑力，维持人体正常的生理功能。反之，若长期劳作过度：劳力则耗气、劳神则伤血、房劳（性生活太过）则损精，易致脏腑阴阳气血不足，功能减退，多形成阴、阳、气、血诸虚体质。现代职场人士过劳死的例子屡见不鲜，尤值得大家警戒。但若过度安逸，则又因气血津液流通不畅而易成气郁、痰湿或瘀血体质。过劳过逸均是不可取的生活方式。

可见，劳逸适度，能促进人体的身心健康，维护和增强体质。生活起居是否有规律，将会对脏腑气血阴阳盛衰偏颇造成良性或负性的影响。

如何选择，权操己手。

3. 舒畅情志

中医学是"形神合一"的学问。精神与形体、气质与体格可相互影响，

因此，精神情绪状态的好坏也是影响体质形成的重要因素。中医的情志常称为“七情”，包括喜、怒、忧、思、悲、恐、惊。人有七情六欲，只要不过强过久，本属正常。

若七情反应过剧或过久，超出人体生理耐受能力，就会影响脏腑经络功能，导致机体阴阳气血失调或不足，给体质造成不良影响，从而形成某种特定的体质。我们常说“心平则气和”，反推之：“心不平则气不和”，若长期精神抑郁，情志不畅，首先会出现“气不顺”——气郁表现，久而久之，易形成气郁质。由于“气行则血行”、“气行则水随”，气郁日久，影响及血行，则成瘀血质；影响及水行，则成痰湿质。正所谓：“怒伤肝，喜伤心，悲忧惊恐伤命根。”现代社会，竞争激烈、家庭纠纷、人事变迁是常遇的事，故气郁质是最常见的体质，而忧郁症的发生多是以气郁质为疾病背景的。

故精神情志，贵于调和。我们只要时时保持心胸豁达，心境开朗，情志舒畅，精神愉快，则气血调和，脏腑经络功能协调，体质则健壮。给大家两句赠语：“千保健，万保健，心态平衡是关键”，“性格开朗，疾病躲藏”。

因此，后天之养对体质形成十分重要，改善体质的养生方法，多是针对以上几点因素而为，简而言之，应做到饮食有节，起居有常，喜怒有度，劳逸适度，科学锻炼，则能在先天禀赋的基础上，保持良好体质，或改善不良体质，从而健康长寿。

（三）制约于环境

人生活在自然和社会环境之中，因此，体质的形成和变化与环境因素密切相关也就不奇怪了。

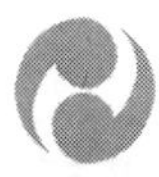

1. 自然环境

人类源于自然，长于自然。根据中医的“天人相应”观，在不同的季节、气候、地理环境中，其差异性必然使长期生活于中的人在形态结构、生理功能、心理行为等方面产生适应性变化。

我国东南部沿海为湿润的海洋性气候，且南方气候炎热，我们在南方的夏天常见到在强烈日照下，热蒸湿动、水汽蒙蒙的景象，在此气候影响下，南方人湿热体质就较多，且热蒸汗出，人体的阳气易于外散，更兼南方的水土较薄弱。因此，南方人中强壮体质的比例就低于北方；而西北部内地为大陆性气候，北方多寒燥，人体的阳气内藏，因此，西北方人形体多壮实。而不同地方的中医治疗特色亦由此产生，如广东的凉茶文化，无非就是针对当地的地理气候特征“湿与热”而主要有清热、祛湿、养阴等功能；北方则喜用温热之品，亦是因应其寒冷的气候特点使然。

不同地区的地块构造的成分、所含物质的种类不同，地壳表面元素分布并不均一，使居于这一方水土环境的居民，易于形成不同的体质状态。正如我们常说的：“一方水土养一方人”，即人类体质有一定的地区性差异。

必须了解，在现代社会中，还多了一些人造的环境，对人的体质形成而产生一定的影响，春日踏青、夏日乘凉、秋日迎爽、冬日近火已是我们记忆中遥远的事了，取而代之的是空调风扇暖气，人们不需再避寒暑，而是生活在人工营造的恒定环境之中，人类正渐失对自然环境的适应及调节能力。再有人类在生产、生活过程中产生的有害物质，如化学、放射性物质、废气、废水、废渣以及噪声等，均会引起环境质量下降，危害人类健康，形成人类体质的偏颇，甚至出现过敏体质或者得各种相关的疾病。

换言之，人类只要主动积极地保护自然环境，并时时注意自身与自然环境的协调统一，并根据不同的气候地理环境，有针对性地改善由此带来的体质偏颇，就能保持健康，减少疾病。

2. 社会环境

随着人类文明的演进，现代社会环境有着剧烈的变化，极大地改变了人类的生存条件，其对人类体质形成、疾病发生可说是利弊参半。有利者，生活卫生环境得到很好的改善，生病有药物迅速解除病痛、现代人防病养生的概念也日益普及，这些都是有利于良好体质的形成；不利者，生活环境变化太快，人类未必能完全跟得上这种变化而产生一些新的问题：如随着经济水平的提高，生活条件的改善，人们得以摄取大量脂肪饮食，摄取热量过多，出行又经常以车代步，缺少运动，致使大量肥胖者出现，造成了痰湿体质与湿热内蕴体质类型人群的增多。冷冻冷藏食物的出现、煎熏烤炸食物的增多等都易使人的阴阳失调而出现阳虚质、阴虚质、阳盛质等。

此外，现代社会竞争日益加剧，社会生活的剧变、信息流量的膨胀、人际关系的复杂、物质利益的分化等，均可形成强烈的精神刺激，使现代人精神紧张、情绪躁动、抑郁焦虑、烦躁不安，心灵疲惫，易造成机体阴阳气血失调，进而影响体质。

（四）影响于病治

1．疾病影响

疾病的发生、发展、变化过程实际上是人体正气与病邪作斗争的胜负过程，若感受病邪过强或正邪斗争日久反复，势必损伤人体正气，造成体质亏虚；而疾病本身就是机体阴阳气血津液的较严重偏差。因此，重病、慢性消耗性疾病，其病势迁延，正邪斗争旷日持久可造成正气渐耗，往往使这种疾病的阴阳气血津液偏差烙印在体质上，从而影响体质状态；除邪气直接损伤正气外，正气在与邪气长期斗争过程中也会逐渐消耗，如不能及时消除邪气，或适时补养正气的话，必定会造成正气渐亏，体质下降。

因此，疾病往往是通过损伤人体的正气而改变人体的体质。中医有“久病多虚”之说。而“病向浅中医”实属有用的经验之谈。

2．治疗影响

体质有寒热虚实，药物亦有寒热温凉之分、补虚泻实之别，若不得当地长期偏用某些性味的药物，或不根据个体的体质特点用药，人体脏腑气血阴阳就会出现偏盛偏衰，从而改变人体体质。元·朱丹溪《格致余论·大病不守禁忌论》曰：“饮食失宜，药饵违法，皆能致伤”。国人多有一个不太正确的调理观念，就是补好于泻，而且补中尤其喜温补，如鹿茸、北芪、人参之类。殊不知，虚者当补，实者当泻，若为实证（有余之证）而误补，则愈补愈有余，偏差就愈大；即便为虚，也要会补，若阴虚火旺，应用清补，却误用温补，则无异火上添油，愈补愈热。

此外，一些药物因素可以影响胚胎的发育，从而导致新个体的体质特征发生改变，如先天畸形、胎儿先天性耳聋等。药物使用不当或药物的副作用，可以导致个体体质的损害。

当然，覆舟之水本能载舟，治疗得当，可用药物的寒热温凉之性、补虚泻实之功以调体质、治疾病。因此，若想养生强体，懂些中医学的初步知识、基本原则，知道食物药物的常用功效，将使您终身受益，本书以下的篇章，将有相关的介绍。

印象归纳：一章读罢我们需要扼要归纳一下自己的思绪与印象：扁鹊所言是真知灼见：病重再治不如病轻着手，病轻着手不如未病调体质，体质就是您的健康家底，家底是否丰厚以及它偏差方向，决定着您以后的健康与疾病的走势。调体质可防病延年保健康。

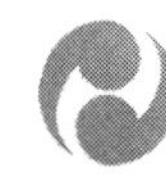

体质具有三大要素：形态结构、生理功能和心理状态。同时有着相对稳定性。更重要的是具有可调性。

体质不是疾病，除特禀质外，即便是有偏向的体质，与疾病尚有程度之差，多属于生理性偏差，而不像病证处在病理状态。因此，调体质较治病容易得多，省钱省力，事半功倍，何乐而不为？

即使已病之体，由于体质是疾病发生、发展与变化的内在动因或背景，调体质也意味着调整疾病的动因与背景，从而可遏阻其发展、变化与加重。

体质是先、后天因素共同作用逐渐形成的。先天赋其根，后天强其本，兼之自然与社会环境差异，以及疾病、药物等因素影响，可使体质具有个性差异。中医学的辨质而治以及因应不同的季节气候、地理环境而确定的调治方法，正是周全地考虑了以上因素的"量体裁衣"法，具有很强的个体针对性。

柏馨家康中医主自健康平台的服务，正是"量体裁衣"法的最好体现，每个被服务者都会在这智能系统中得到专为自己设计、全面周详的个性化调理方案。

第二章

明白医理　养生调体

中医体质是以阴阳

气血津液理论为据而分

并可进一步指导调治

精通阴阳、略晓气血、稍涉津液

您就可以一试身手

分析自己及家人的体质

并据此养生调体

“医者，理也，意也。盖理明则意得，意得则审脉处方无所施而不中。”（《杏轩医案·初集·序》）

中医体质学是以阴阳、气血津液、脏腑经络等基础理论为指导，以历代医家的体质理论为依据，对体质的形成、分类、生理、发病、病理、诊断、治疗、养生、预防等进行了系统阐述的学问。

说起学问，总有易学难精的感觉，既然如此，难精的部分就留给医学家们吧，我们只需要把握以下的易懂的部分，一可据此养生调体，二可追根溯源，分析缘由，亦算得上知其然也知其所以然了。

一、稍涉阴阳变化，已懂一半医理

“医道虽繁而可以一言以蔽之者曰：阴阳而已。”《景岳全书·阴阳》

为何要先了解阴阳？首先，本书体质分类中的阳虚质、阳盛质、阴虚质、平和质的形成、表现、发展演变及将要采用的应对方法与之有关，知晓阴阳的初步原理，您就不会被动应付或盲从于别人东指西画的各种建议，而是在明白道理情况下的自主正确应对，人都是在心中有数的情况下才会有安全感的，不是吗？

其次，《景岳全书·传忠录》说得好，“设能明彻阴阳，则医理虽玄，思过半矣”。明白阴阳，不纯粹是为了养生与调体质，更重要的是当您以后碰到医学问题，大多可以在这里得到合理的解答。

阴阳难以理解吗？不难！“大道至简”，阴阳二字，听起来深奥，在众人眼中似乎是充满玄念，其实，阴阳源于生活，用于生活，是与生活最贴近的一门很浅也很有趣的学问，只是“百姓日用而不知”而已。下面，我们就开始为您破解“玄念”。

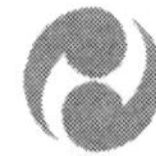

（一）阴阳的起源及分类

首先，阴阳学说从何而来？答：源于生活。科学史历来是以天文学为先锋，以数学为基础的。中国的古人也不例外，它们以“仰观天象、俯察地理”的方法观察天地自然，所见的是日升则月落，春夏温热去则秋冬寒凉来，白天光明，晚上黑暗，自然界总有两种相反相成的因素在交替轮流着起作用，从而产生自然界的各种变化。对这两种相反相成的因素，古人就命名为阴阳。

那为什么对这两种相互关联又对立的因素以阴阳命名呢？

我们首先看看阴阳的本来面貌。最初，它指的就是日光的向背，向日为阳，背日为阴，而先民们在长期的生活实践中遇到种种既相互关联，又属性相对的事物或现象，如寒热、明暗、昼夜等，就以日光的向背加以引申：如向日的地方光明、温暖，故属阳；背日的地方黑暗、寒冷，故属阴。

在此基础上，把向日所具有的种种现象与特征抽象出来，归属于阳；把背日所具有的种种现象与特征抽象出来，归属于阴。古人称这种方法为“取象比类”。于是天地、日月、昼夜、水火、上下、升降、内外、动静等相互关联又相互对立的事物和现象，都以阴阳来加以概括。这样，阴阳就从早先描写的具体状态逐渐延伸成一种概括性的分类。为了便于大家应用阴阳学说于医学分析，我们把医学中常用的阴阳分类列成简表，见表 2－1。

表 2－1　阴阳属性分类表

阳	运动	外向	上升	温热	明亮	无形	功能	兴奋	推动	温煦
阴	静止	内守	下降	寒冷	晦暗	有形	物质	抑制	凝聚	滋润

由此可见，世界上的事物，不管是天空大地、山川河流、风云雨雪、四季气候，还是人、兽、房屋、物品……任何事物都可以直接或间接分出阴阳，而具有世界的普遍属性。既然凡事物均具阴阳，就为阴阳学说作为说理工具作了很好的铺垫。

对于阴阳的分类，我们老百姓熟不熟悉呢？客观地来说并不陌生。如洛阳、咸阳、衡阳、贵阳……淮阴、江阴、汤阴……这些地名，考查一下，大多应该有着地理上的阴阳背景。而阴柔之美、阳刚之质、阳奉阴违、阴阳怪气、阴差阳错……这类词语也都经常挂在人们嘴边。为什么叫阳奉阴违、不是为表面（阳）顺从而暗中（阴）违背吗？可见阴阳的概念对中国人来说并不陌生。以此类推，您对阴阳已经有了初步的了解。

这些理念实际上古代的各行各业都在应用，将之引入中医学领域无非是解决医理的问题。

（二）阴阳内涵简要

在阴阳属性分类及概念的基础上再对阴阳所含的内涵给予理性的疏理，就会发现：阴阳具有对立制约、互根互用、消长平衡、相互转化的基本内涵。

1. 对立制约

广东人一上火就喝凉茶，什么道理？想过吗？可能大家都觉得这是天经地义的事，不需思考。其实“天经地义”这四个字就已经与“道”相合了，它合的就是“阴阳之道”。具体而言，它符合的是阴阳对立制约之理。

何谓阴阳对立制约呢？对立，就是说两者性质相反，是对头，如白与黑、冷与热、刚与柔、动与静；制约，就是说由于两方对立，就可以牵制、约束对方。如春夏温热占上风，就意味着属阴的寒凉被压抑了。同理，白天光明，则黑暗的因素被制约。你多我就少，相反，你少了，制约不住我，我就多了。古人习惯用太极两仪图（又叫阴阳鱼图）形象表示阴阳的关系。一个圆形图中一半是游动的“黑鱼”，一半是游动的“白鱼”，白鱼代表阳，黑鱼代表阴。黑白颜色相反，说明阴阳相互对立；白鱼面积大的地方，黑鱼的面积就小，反之亦然。这表示阴阳相互制约。见图 2－1。

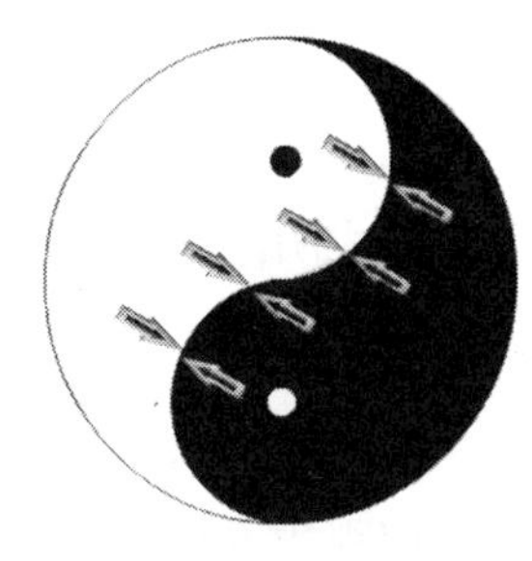

图 2－1　阴阳对立制约图

明白了这个，我们还得明白中医的健康概念。何谓健康人，以阴阳的观念视之，就是阴阳两者没有一方明显占优或占劣而处在平衡状态，就是健康状态。以体质而言，就是平和质。太极图中黑白鱼的面积是一样大的，表示阴阳的平衡。值得注意的是太极图上的 S 曲线，表示这种均衡是一种流动变化的动态平衡而不是静止不动的平衡。这与我们大家都熟悉的儒家的中庸之道相合，不多不少，不偏不倚的状态就是最好的状态，也就是我们常说的“和为贵”的中和状态，就是人所处的最佳的和谐状态。见图 2－2 与图2－3。

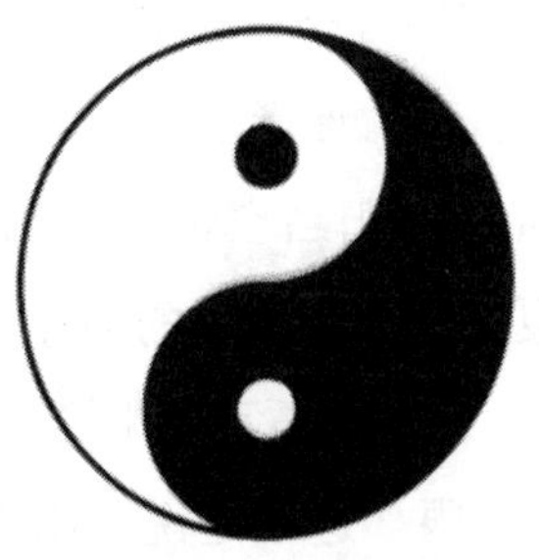

图 2－2　太极两仪平衡图

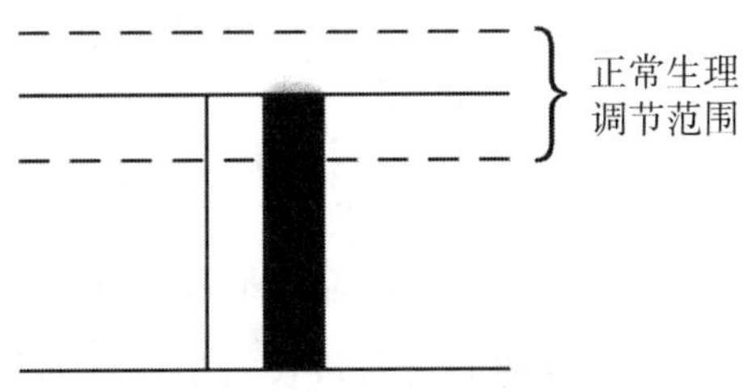

图 2－3　阴阳平衡图

既然万物均有阴阳，人体有阴阳寒热之偏，那天然生成的中药当然也有阴阳寒热之偏。中医治病，无非是以药物寒热之偏来纠正人体的寒热之偏。

现在再讲讲上火喝凉茶又是怎么回事呢？火属阳，上火，就是人体的火多了，换成阴阳学说的表达就是阳胜则热，阳多了，它的特征——“热”就显示出来，阳多了，就是不平衡，那如何处理呢？简单，既然阴阳平衡就是健康状态，那让人体恢复到平衡状态就可以了。如何才能回复到平衡状态呢？我们刚才不是谈到阴阳具有对立制约的特质吗？上火是热，利用阴阳对立制约原理，就该用寒凉药物，即治热以寒。人体就恢复到阴阳平衡状态，即和的状态。您看，喝凉茶，一不小心就喝出个中医之道来了。

同理，在寒冷（阴）的时候人们可以烤火（阳）取暖，炎热（阳）的时候人们可以用水（阴）降温纳凉，也是本能地利用阴阳对立制约的原理。中医常用的治疗原则“寒者热之，热者寒之，虚则补之，实则泻之”，实际上是建立在阴阳对立制约原理上的。

2. *互根互用*

可能有人会问，您刚才讲阴阳的对立制约时提到刚柔是一对阴阳，但我们注意到太极拳讲究的是柔中带刚、刚柔并济，这似乎不是对立制约的关系吧？对，这里就需要引入阴阳学说的另一个原理——阴阴的互根、互用与互藏。

互根，“根”是根源，“互根”就是互为根源，即阴阳相互之间均以对方的存在为自己存在的条件，如从方位的范畴。没有上，就不会有下，从温度的范畴，没有寒，就不会有热。互为根源，即含你中有我、我中有你的意思在内。无论是阴还是阳，其内部都蕴涵着对立面。这就像老子说的“祸兮福所倚，福兮祸所伏”，也正如再黑的夜也有星光，太阳当空也会有阴影，再寒冷的冬天也有阳光下的一些暖意，再炎热的夏天也有风吹过的清凉。这种现象也可用互藏来概括，即阴中有阳，阳中有阴。我们看看太极图中的“阴阳鱼”，有趣的是白鱼长着黑眼，而黑鱼长着白眼，这就是说明阳中有阴，阴中又有阳。即是说世事无绝对。

以我们熟知的踢足球为例：进攻，是让对手处在防守状态而无力来攻，

这或许就是最好的防守——寓守于攻；而防守的部分目的则是为寻找机会来反击——寓攻于守。防与攻，不就是一阴一阳吗？因此，太极拳的柔中含刚，刚中含柔，实有互补互用的内涵。

具体到中医学的运用：中医常在血虚者补血时加点补气药，如血虚时，补血的当归与补气的人参常同用。反之气虚者补气时也喜欢加点补血药，其理是：气无形，而阳的代表物是火，火亦是无形而有气，故气属阳；血有形，而阴的代表物是水，水有形，故血属阴。基于阴阳互根互用的原理，因此，在补血（阴）时，要加点补气（阳）的药物，而补气（阳）时，要加点补血（阴）的药物，方能相互化生。再进一步，中医用药中的补中有泻，泻中有补亦具此意。我们常说“相反相成”这一成语，就是对阴阳互根的内涵的最好注解。

有读者可能问，除中医外，其他行业领域也可如此用阴阳理念吗？可以啊！如艺术：在书法与国画中有一种计白当黑的观念，一支笔、一张纸，无非是利用阴阳相反相成的关系，营造一种艺术的造型与空间的分割与映衬。

书法之所以变幻无穷，魅力无穷，就是因为在看似简单的书法中，包含了很多阴阳对立互用因素和谐统一：内擫与外拓，重笔与轻笔，藏锋与露锋，流畅与艰涩，浓墨与淡笔，柔媚与古朴，还有干笔与湿笔互衬，疏密相间的得当。讲白了就是阴阳原理的运用，可见，阴阳是无处无时不在的。

3. 消长平衡

消长和平衡。这是对阴阳动态关系的描述。注意动态两个字，在此，消是减少的意思，长是增长的意思。消长是说对立制约的阴阳双方，不可能是双方的力量每时每刻都完全对等，而是有的时候一方强大点，换一时间又到另一方强大点，因此阴阳斗争是个一会儿你增我减，一会儿你减我增的彼此动态消长的过程。这实际上是一个量变的过程。

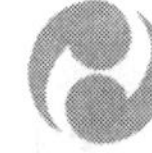

比如一天昼夜，在正午时分，太阳当空，是光明（阳）的成分最多而黑暗（阴）的成分最少的时候，但正午一过，黑暗的成分就开始慢慢增长，而光明的成分慢慢减少，等到黄昏太阳西斜，则黑暗和光明的成分基本相当了，再往后夜晚降临，黑暗处于优势，到子夜黑暗的成分到达顶点，而光明的成分降到最低，这一过程是阴长阳消。但随后，光明的成分开始增长而黑暗的成分开始减退，到早晨光明又超过了黑暗，是阳长阴消。一整天，光明和黑暗就是在这样一种你消我长的过程中，但总体来看，二者的力量是基本相当的，也就是说是平衡的。一年四季同样的这个道理，冷和热斗争，春天热气长寒气消，夏天热气升到极点，秋天热气消而寒气开始长，冬天寒气长到极点。这样你消我长地循环，

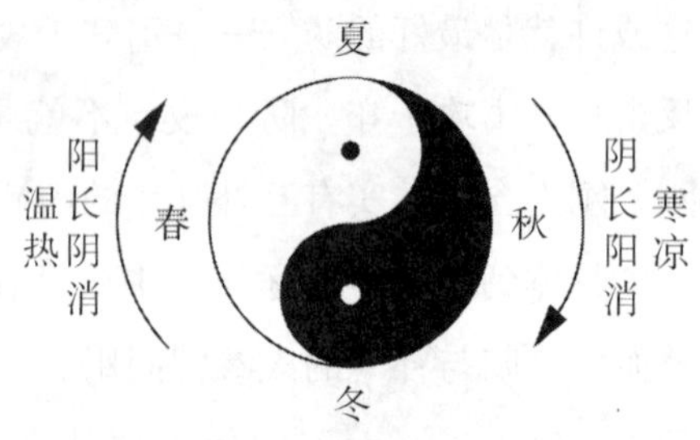

图2－4　四季阴阳消长图

但一整年总体上看热和寒的力量是相当的、平衡的。见图2－4。而阴阳之间的消长运动如果是在一定范围、一定限度内进行的，在总体上仍呈现出相对的稳定，此时就称作“动态平衡”。

放到人体，从子夜到中午，阳气渐盛，人体的生理功能逐渐由抑制转向兴奋，即“阴消阳长”，这段时间人就“越活越有精神”；而从中午到子夜，阳气渐衰，则人体的生理功能由兴奋逐渐变为抑制，这就是“阳消阴长”，人就渐渐感觉困倦，需要休息了。所以，现代社会的“夜猫子”生活是违反人体阴阳规律的，必定对健康不利。

4．相互转化

既然阴阳的消长是量变，我们知道：量变在一定条件下可以引起质变，这就是阴阳的另一原理——阴阳的相互转化了，其实阴阳相互转化的道理并不难理解，就是我们常说的“物极必反”。正如夏天炎热到了极点，就会开始凉爽，向秋天过渡；冬天三九严寒之后，春天就将来到。乐极生悲，否极泰来。

中国人，喜欢追求圆满，但又有点害怕圆满，因为，盈不可久，达到极点，事物就可能会有转变。由此带出国人居安思危，做事留有余地的观念。看看我们刚才说的中医的补不纯补，兼点泄，以避壅塞；泄不全泄，兼点补，免伤正气；武术的留有余力，势不可去尽，处处体现出这种对阴阳哲理的感悟。您看，又回到了阴阳鱼中的黑白鱼眼中，这也说明以上阴阳的各种原理是互通互补的。

那太极图能否表达出阴阳的消长与转化呢？能，我们看，以圆心为中心从白鱼尾巴开始顺时针方向看，可以发现白鱼面积越来越大，黑鱼面积越来越小，阳长阴消的过程，到了圆的顶端——转，又开始黑鱼的面积越来越大，白鱼面积越来越小，到了圆的另一顶端——转，在此阴阳消长转化运动

中；总体而来看黑白鱼的面积是一样的，表示阴阳的平衡。见图2－5。

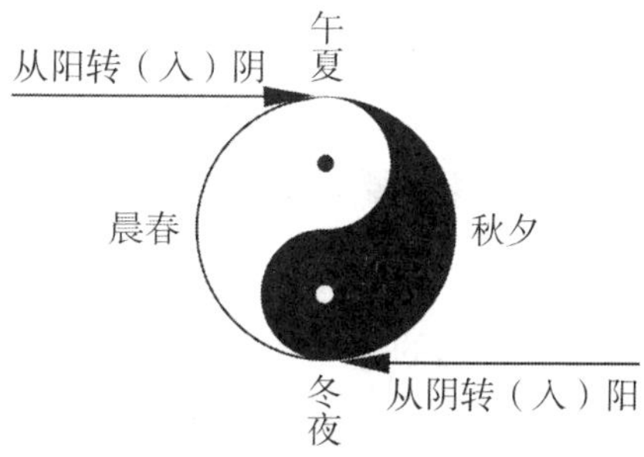

图2－5 阴阳转化图

（三）阴阳观念与体质的关系

将以上阴阳观念引入中医，就可说明人体的结构、生理、病理、体质、诊断、治疗等内容，为免烦琐，在此处仅讨论与体质诊治有关的内容。

1. 阳盛质与阳盛病证

“阳胜则热”这是对阳盛体质与阳盛病证的认识基调。

阳盛质：就是人体的阳气偏多、火力过旺的体质，其特征是热、燥、功能过亢。火多就表现为热；火力也可理解为动力，动力过强，功能就容易过亢。基于阴阳的对立制约原理，阳气多了，属阴的液体就会减少，而有干燥的表现。有人可能问，功能过亢不是好事吗？别忘了，阴阳之道的最佳状态是平衡状态，过犹不及，都是失衡状态，况且盈不可久啊！

阳盛病证：就是在阳盛体质基础上的进一步发展，或者在阳盛体质背景下发病所表现出来的阳热程度更严重的疾病状态，由于是阳气多导致的，多者为实，故中医称之为实热证。换言之，阳盛质只是生理上的偏颇，而阳盛病证则属病理状态，如阳盛质是平时怕热，而实热证则是已经发热，阳盛质是平时易于上火，而实热证是已经处在上火状态。两者的比较可以图2－6、图2－7来比较。两图中的黑色线表示的是阴阳的平衡线，而上下两条虚线则表示阴阳正常的动态消长范围。我们可看到，图2－6中属阳的白色柱不仅是多了，而且超出了正常消长范围，故为阳盛病证；而图2－7中属阳的白色柱虽然多了，但仍在消长范围内，故为阳盛质。

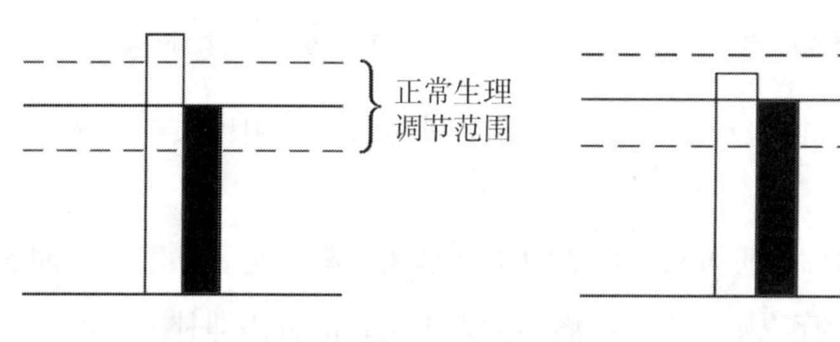

图2－6 阳盛病证图　　**图2－7 阳盛体质图**

（关于阳盛质的具体表现及其原理，可参阅等三章中阳盛质——火气大

的体质内容）

“热者寒之”这是对阳盛体质与阳盛病证的调治基调。即利用阴阳对立原理，阳多了表现为“热”，就用属阴的“寒”来制约它，讲白了就是对阳盛体质与阳盛病证，应采用寒性的药物或食物来调治，使之恢复到阴阳平衡状态。常用的寒性食物有绿豆、豆腐、冬瓜、苦瓜、西瓜等；常用的寒性药物有桑叶、菊花、银花、夏枯草、竹叶、石膏、黄连等。

2．阳虚质与阳虚病证

“阳虚则寒”这是对阳虚体质与阳虚病证的认识基调。

阳虚质：就是人体的阳气减少、火力不足的体质，也就是我们俗称的“寒底”，其特征是寒、虚、功能的减弱。火少了当然就表现为寒；火力不足也就是动力不足，此时功能就减弱，而出现虚衰的表现。

同理，阳虚病证：就是在阳虚体质基础上的进一步发展，或者在阳虚体质背景下发病所表现出来的阳虚程度更严重的疾病状态，由于是阳少所导致的，少者为虚，故中医称之为虚寒证。同样，阳虚质只是生理上的偏颇，而阳虚病证则属病理状态，两者有着程度之差。两者的比较可以图2－8与图2－9来比较。图2－8阳虚病证图代表阳气的白色柱状少了，而且低于正常消长范围，而图2－9阳虚体质图代表阳气的白色柱状虽然也少了，但却仍在消长范围内。

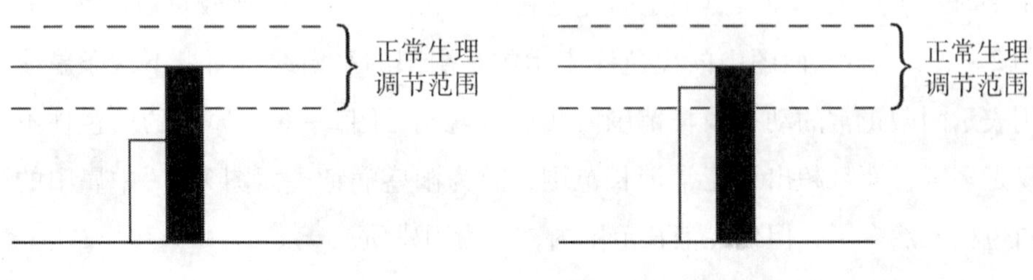

图2－8　阳虚病证图　　图2－9　阳虚体质图

（关于阳虚质的具体表现及其原理，可参阅第三章中阳虚质——火力不足的体质内容）

补阳，就是对阳虚体质与阳虚病证的调治基调。阳不足者补阳，贯彻的是“虚则补之”的治疗原则。由于阳虚即火力不足，故补阳即补火，所用之药均为温热，常用的补阳食物有：胡桃仁、家雀、狗肉、羊肉、对虾等；常用的补阳药物有：鹿茸、锁阳、肉苁蓉、冬虫夏草、巴戟天、杜仲、川断等。

3．阴虚质与阴虚病证

“阴虚则热”。这是对阴虚体质与阴虚病证的认识基调。有读者可能发现了，刚才说阳盛质时说“阳胜则热”，现在又说“阴虚则热”，两者都是“热”，他们有何不同？这一问，确实问到节骨眼上去了，两者是热，确有不同。

“阳胜则热”刚才说了，是有余之热，所以叫实热。而现在“阴虚则热”是据阴阳相互制约原理而来的，阴虚即体内阴液少了，阴少即制约不住阳，此时阳与阴比则显得相对多了，故阳的特征显示出来，阳的特征就是热，但此热之本在于阴液少了，少则为虚，故“阴虚则热”属于虚热，民间俗称为“虚火”。其特征是热、燥、功能虚性亢奋，乍看与阳盛质的特征相近，但本质有别。两者的比较可参看图 2－6 与图 2－10 的差别。

（关于阴虚质的具体表现及其原理，以及它与阳盛质的鉴别诊断，可参阅第三章中阴虚质——虚火内扰的干瘦体质内容）

同理，阴虚病证：就是在阴虚体质基础上的进一步发展，或者在阴虚体质背景下发病所表现出来的阴虚程度更严重的疾病状态。两者的比较可参看图 2－10、图 2－11。图 2－10 阴虚病证图代表阴的黑色柱状少了，而且低于正常消长范围，而图 2－11 阴虚体质图代表阴的黑色柱状虽然也少了，但却仍在消长范围内。

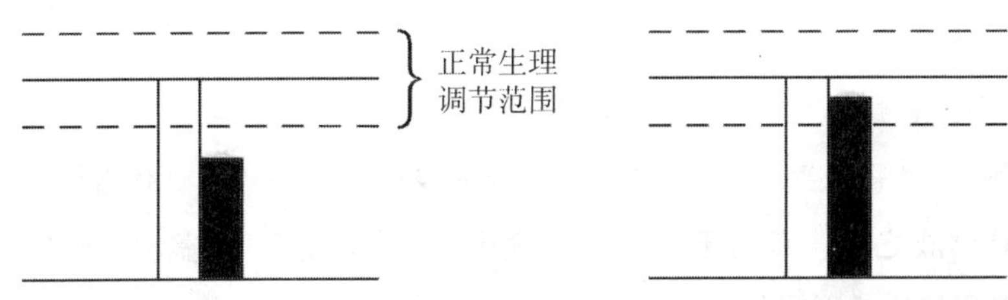

图 2－10　阴虚病证图　　**图 2－11　阴虚体质图**

补阴，就是对阴虚体质与阴虚病证的调治基调。阴不足者补阴，贯彻的是“虚则补之”的治疗原则。由于阴虚即阴液（水）不足，故补阴即补水，所用之药均为寒凉，常用的补阴食物有：银耳、木耳、番茄、枸杞叶、无花果、芒果、罗汉果、梨、猪肺等；常用的补阴药物有：沙参、百合、玉竹、枸杞叶、桑葚子、龟板、女贞子、鳖甲等。

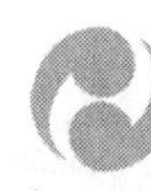

值得注意，体质与病证在诊治上的原理虽然一致，但有一点是不一样的，体质只是生理的偏颇，其偏也微，易于调理，花钱少；病证是疾病状态，其偏也甚，治疗较费周章，所费也巨。

我们再复习一遍，阳多了就是热，阴多了就是寒，多了就是实，分别为实热与实寒（实寒多是临时性的，多见于病证而少见于体质，因此，体质分类中没有阴盛质）；相反，阴或者阳少了就是虚，其中阳虚不能制阴，阴相对多了，阴的特点表现出来就是寒，合起来就是虚寒；阴虚了，制约不住阳，阳相对多了，阳的特点表现出来就是热，合起来就是虚热。

我们总结一下，阴阳学说到底说了些什么？相互关联又相互对立，这是对立统一观；阴阳消长，这是量变规律；阴阳转化，这是量变引起质变；互根互用，即是相反相成。我们多么熟悉的概念。从上述阴阳之道中我们可以看出，道是很实在，就隐藏在我们日常生活之中，只是“百姓日用而不知”而已。所以说“明于阴阳，如惑之解，如醉之醒”。（《黄帝内经·灵枢·病传》）。

二、若识气血津液，将成养生“专家”

“行医不识气，治病何从据，堪笑道中人，未到知音处。”（《景岳全书·诸气》引王应震语）

“气血冲和，百病不生。”（《丹溪心法·六郁》）

“若留得一分津液，便有一分生理。”（《温热经纬·内经伏气温热篇》）

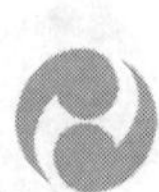

明白气血津液之理，有助于我们理解气虚质、气郁质、血虚质、血瘀质、痰湿质与湿热质的形成与调治机理。

（一）气为生命之能

气是什么？恐怕一般的中医生也不见得能说得很清晰，缘由于中医的“气”含义很广，歧义亦多，在不同的语境下，常有不同的意思。所以，以养生为目的，我们实无必要像专业人员般把握它的所有内涵而为难自己，我们只需发挥想象力，知道它在养生调体质时的大意就行了，我们可以把气想象成活力很强具有多种功能的能量或能量流就差不多了。

1．气的生成

气来自三个方面：一是禀受之于父母，是父母遗传给你的，叫“先天之气”，这与中医管生殖的肾的作用有关；二为饮食水谷所化生的营养物质，叫“水谷精气”，这与中医管食物消化吸收的脾的作用有关；三是由肺吸入自然界的新鲜空气，叫“自然清气”。以上三气通过肺、脾胃、肾的综合作用，结合起来就生成了中医所讲的人体之“气”。因此，气虚体质或气虚病证者要补气时，着眼点就以补这三个脏腑之气为主。

2．气的功用

气之所以为人之根本，是因为其功能多，人之生存非赖此不可。其功用主要表现在以下几个方面：

（1）推动作用：其一，人体之气无形，属阳，阳性主动，就像自然界的气总是处在流动状态。而人体中的血、津液等物质具有形质，故属阴，阴性主静，主静者本身不能自动，这就需要属于阳的气的推动，因此，气这种流动性很强的能量就可推动血液、津液的运行，即“气行则血行”、“气行则水随”。其二，推动亦可理解为促进、激发。因此，气具有促进人体生长发育，激发各脏腑组织器官功能活动的作用。

（2）温煦作用：即气是人体热量的来源，类似于热能的作用。人体的脏腑及经络的生理活动、血液和津液的流动是处在正常体温下才能正常运作的。气的作用就是维持并调节着人体的正常体温，保证他们的生理活动正常进行。

（3）防御作用：气这种能量是人体的最佳卫士，具层层防御的作用。气若分布于体表，则可以护卫肌表防止外邪（如中医的风、寒、湿邪，西医的细菌、病毒等）入侵，有如打仗时的盔甲；气若弥漫全身，又可与入侵的外邪作战，驱邪外出，守中有攻；气尚具人体的自我修复能力，使病体康复。因此，气足，人在与病邪之战中就稳操胜券。

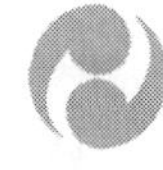

（4）固摄作用：固摄，可以理解为控制内摄，其作用主要是防止液态类物质的丢失。其机理我们可以用相类似的物理学中的磁性来理解，气足，其内聚力就强，其对液态物质的磁性就大。这时人体的液态物质既在气的推动下正常流行，亦在气的固摄作用下不至于流出体外。固摄作用落实到具体，主要是统摄血液防止溢出脉外；控制和调节汗液、尿液、唾液、精液等体液的分泌和排泄，防止不正常的流失。再进一步，气足，固摄力强尚可保持脏腑器官位置的相对稳定。

（5）气化作用：即以气为动力，或通过气的运动可使人体产生各种正常的变化，包括精、气、血、津液等物质的新陈代谢及相互转化。从现代角度来看，气化过程就是物质和能量转化的过程。气足，物质和能量转化的动力就足，其转化就正常。

气的各种功能相互配合，相互为用，共同维持着人体的正常生理活动。比如，气的推动作用和气的固摄作用就是相反相成的，一方面，气推动血液、津液的运行输布；另一方面，气又控制着血液和津液的运行和排泄。

3. 气的运动

气的运动被称为“气机”，气的运动首先以保持流畅为要。气的运动的基本形式包括升、降、出、入四个方面，升就是气向上的运动，降就是气向下的运动，出是气向外的运动，入是气向内的运动。例如，肺呼气为出，吸气为入。当气的升降出入协调、平衡，气的运行流畅时，中医术语叫“气机调畅”，类似于民间所说的“气顺”。只有这样才能维持正常的生理活动。若气的升降出入运动的平衡失调，或气不流畅，就是“气机失调”。

4. 气与体质的关系

（1）气虚质与气虚病证：虚即不足。气虚，除了气这种物质或能量不足外，主要表现为气的各种功能的减弱。

推动作用减弱：就可影响血液或津液的运行，使之运行迟缓，或成瘀血，或成痰湿；亦可影响到人体的生长发育，或使脏腑、经络等器官的生理活动减弱。

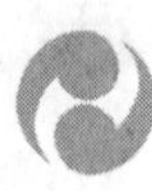

温煦作用减弱：可出现体温偏低、畏寒、四肢不温，进而致血液和津液流动不畅而成瘀血或痰湿。

防御作用减弱：则抵抗力下降，易于感受外邪而发病；或在发病后正不敌邪，易使病情由轻转重。

固摄作用减弱：气不摄血，可导致多种出血症；气不摄津，可导致多汗、多尿、口水多等症；气不摄精，可出现遗精、滑精、早泄等。

气化作用减弱：物质和能量转化作用就减弱。

看看，气虚对人体的影响有多大，但被测量为气虚质的朋友也先别惊慌，气虚质与气虚病证尚有程度之别。气虚病证：就是在气虚体质基础上的进一步发展，或者在气虚体质背景下发病所表现出来的气虚程度更严重的疾病状态。气虚质只是生理上的偏颇，较易调理，而气虚病证则属病理状态，治疗大费工夫。明智的选择当然是“病向浅中医”。

气虚的调理当然以补气为主，常用的补气食物有：粳米、糯米、番薯、胡萝卜、香菇、大枣、莲子、鸡肉、鸽、牛肉、带鱼等；常用的补气中药有：人参、党参、西洋参、黄芪、白术、山药、黄精、大枣、炙甘草等。

（2）气郁质与气郁病证：郁即郁滞，气郁即气的流行不通畅而停留在人体的某一局部，在中医常称作“气滞”，其表现首先是局部有胀闷或胀痛感，我们可以想想，气停留在局部等于局部的气多了，局部气多了自然就会发胀，这与轮胎气足就发胀的原理相同；气郁的另外一种表现就是心情抑郁，闷闷不乐。气郁为什么会影响心情呢？气郁就是气不流行，就是我们常说的“气不顺”，那么道理就很简单了：气不顺，心情会好吗？所以气郁一是指气的郁滞；二是指心情的郁闷，中医的术语其实是蛮贴近生活的。

同理，气郁病证重于气郁质，两者有程度之差，治疗有难易之别。

气郁之治当以行气开郁为主，常用的行气食物有：大头菜、洋葱、橘等；常用的行气中药有：陈皮、青皮、佛手、香附、木香、砂仁、厚朴等。当然以经络调治来行气也是简单易行之法。

（二）血为养命之本

对血的理解要明显易于对气的理解，因为中医所言之血与我们日常所知的血并无区别。

1. 血的生成

血液生成的主要来源是饮食物经脾胃作用后化生的水谷精微，这是我们易于理解的。而肾中精气则是血化生的另一个来源，因中医的肾精可生髓，髓包括骨髓、脊髓与脑髓，这与西医所说的骨髓具有造血功能亦相符。因此，饮食的优劣、脾胃消化功能的强弱，肾中精气是否充裕直接影响着血的化生。

2. 血的功能

血的主要功能是营养和滋润全身。血循行于脉中，内达脏腑，外至肌肤、筋肉、皮毛，不断地为全身各脏腑器官以及形体官窍提供营养。“血之取义，一为荣，荣者，发荣也，非血则无以润脏腑、灌经脉、养百骸，此滋长之义也；一为营，营者，营垒也，非血则无以充形质，实腠理、固百脉，此内守之义也。”（《医方论·卷二》），这是对血的作用作出的很好概括。另

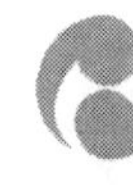

外，血还是精神活动的主要物质基础。

3. 血的运行

血液是循血脉而运行，这是众所周知的事了，但其运行是需要动力与控制的，动力这就是前面所说的气的推动作用，尤其是心肺的推动；控制就是固摄作用，主要是脾统血与肝藏血的作用。另外，脉道是否通畅以及体内寒热的变化，均能影响到血液的运行。

4. 血与体质的关系

（1）血虚质与血虚病证：血虚，即血的亏少而致营养及滋润功能减弱。若脏腑器官失养则易出现：目干涩、视物不清，女性月经色淡而量少，睡眠欠佳、多梦，健忘，舌淡白等表现。若形体、肌肤、毛发失养、失润则出现：形体瘦弱，面色苍白或黄而无光泽，口唇色淡，指甲缺乏血色，头晕眼花，易脱发或毛发易断，肢体易麻木等表现。血虚轻重的判断也可参考西医血液分析中红细胞与血红蛋白的数值。

在调治上，血虚质轻而易调，血虚病证较重而难补。

血虚的调理以补血为主，常用的补血食物有：桃、桑葚、荔枝、黑芝麻、花生、鸡肝、猪心、猪肝、猪血、鸡蛋带；常用的补血中药有：熟地、当归、何首乌、白芍、阿胶、龙眼肉、鸡血藤等。

（2）瘀血体质与瘀血病证：瘀即瘀滞。血瘀，即血的流通障碍而停留在人体的某一局部。瘀之色为暗或紫，因此，当我们看见人体某一局部如面、舌、手足等处呈现出或暗或紫之色即为瘀，若出血紫暗亦为瘀，黄褐斑亦属瘀征；其次，瘀阻即不通，“不通则痛”，因此，血瘀之人多有疼痛，其痛多固定，或呈刺痛。因此，血瘀之征概括起来就是两个字：暗、痛。

同理，瘀血病证重于瘀血质，两者有程度之差，治疗有难易之别。

瘀血之治当以活血化瘀为主，常用的活血食物有：韭菜、山楂、蟹、鳝鱼、桂皮、醋、酒等；常用的活血中药有：川芎、红花、桃仁、郁金、丹参、王不留行等。此外，以经络调治瘀血也是简单易行有效之法。

（三）津液为润养之源

津液是体内各种正常水液的总称，包括各脏腑组织器官的内在体液及正常的分泌物，如鼻涕、眼泪、口水等，以及排泄液，如汗、尿等，都总称为津液。

1. 津液的生成

津液来源于饮食物，尤以水饮流食为主。津液的生成是通过脾胃对饮食消化和小肠的分清别浊而完成的，大肠也能吸收部分水液。

2. 津液的功能

津液的功能与我们理解的水分差不多，主要有滋润、濡养的作用，另一方面津液能进入血脉中，是组成血液的主要成分。此外津液的代谢还有助于体温的恒定及代谢废物的排出。

3. 津液的代谢

中医认为，津液的代谢过程主要与肺、脾、肾三个脏器的功能有关。

津液在体内的运行主要依赖肾作为动力以及脾的运输、肺的敷布，经过复杂的运行后会通过尿液、呼吸、大便等途径排出体外。

4. 津液与体质的关系

津液于人体就犹如地球与其地面的水的关系，首先，水要充足，以灌溉大地，若水不足则为旱，类比于人，就是阴液不足，即阴虚（关于阴虚质已在阴阳相关内容中叙述）；若水有余或停于地球某处过多则为涝，类比于人，就是痰或湿，中医所说的痰或湿，实际就是体内水液输布与排泄障碍而形成的停滞状态。多责之于与水液代谢相关的肾、脾、肺三脏。若水湿再与阳热结合，则为湿热，湿热质多见于我国的南方及东南亚一带，气候炎热之处亦必多湿，缘由阳热一蒸，地面地底的水均易被蒸发而成湿，湿气上升又可为云为雨。热与湿合则成湿热。

（1）痰湿质与痰湿病证

痰湿就是体内水液运输、布散与排泄障碍而形成的停滞状态。

其中“湿”是出现类似于自然界湿的特征的表现：如湿性类水，其质较重，因此“重”是湿的特征之一，故湿盛之人易出现头、身沉重而困倦，不轻松，不爽快，精神不振有昏沉感。而每逢潮湿天气，我们总会有湿答答、黏糊糊的感觉，因此，“黏滞、黏腻”也属湿的特征，常易出现的表现是面部有油腻感，口有黏黏或发腻的感觉，大便稀而粘，舌苔腻，妇女带下量多而色白而黏等。

中医的痰分有形与无形，有形之痰指的是咯吐而出之痰，故痰湿之人易见平素痰多；而无形之痰一般指的是以祛化痰药治之有效而未见有形之痰者，可反证之为痰。若为痰湿质，除湿的表现外，尚多见体形肥胖，腹部肥

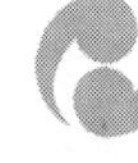

满松软，眼泡浮肿，舌淡白而胖大，有齿印等。故中医有“肥人多痰”之说。

痰湿质与痰湿病证比较，质轻而证重，治有难易之分。

痰湿主治以祛痰湿为主，常用的祛痰湿食物有：橘、薏苡仁、黄豆、赤小豆等；常用的祛痰湿中药有：陈皮、法夏、贝母、木瓜、砂仁等。

（2）湿热质与湿热证

湿热即“热”与“湿”的混杂，热即阳盛，因此，湿热质可视作为阳盛质与痰湿质的混合。

其中的热象常表现为：易生粉刺、疮疖，口苦，比常人怕热，较耐寒，小便黄，舌体偏红。

湿象常表现为：面部有油腻感，鼻有油泽，口中有黏黏或发腻的感觉，口甜，多汗且粘，头、身沉重而困倦，不轻松、不爽快，目眵（眼屎）多，常大便粘、有解不尽的感觉或不易揩干净。

湿与热同现的征象常有：舌苔黄腻，妇女带下色黄，或男子阴囊潮湿而臊味重等。

同理湿热质与湿热病证比较，质轻而证重，治分难易。

湿热之治以清热祛湿为主，常用的清热祛湿食物有：赤小豆、薏苡仁、冬瓜等；常用的湿热祛湿药物有：马齿苋、荷叶、泽泻、茵陈蒿等。

（四）气、血、津液间的关系

气和血，气和津液，血和津液在生理上相互依存、相互为用，病理上相互影响，互为因果。

1. 气与血的关系

气血性状不同。气性动，属阳；血性静，属阴。气的功能以推动、温煦为主，血的功能以营养、滋润为主。气血之间存在着“气为血之帅”、“血为气之母”的关系。

（1）气为血之帅：指的是气能统帅血液，气之帅血主要体现在气有生血、行血及统血三个方面的功能。

气能生血：是指饮食水谷转化成富有营养之气（营气），营气再转化成血液的过程，要依赖气的气化作用。据此理，就体质而言，气虚质者由于气不生血，易于往血虚质发展而成气血两虚质，就治疗而言，血虚之质，除补血外，尚需补气，以利于血之化生。

气能行血：是指血液在脉中的循行有赖于气的推动，无论是气虚推动无力还是气郁自身流行不畅而致血行不利均可形成瘀血，所谓“气滞则血瘀”。因此，气虚质与气郁质均可导致瘀血质，治之之法，前者补气活血，后者行气活血。

气能统血：是指气对血液具有统摄作用，使之循行于脉中，不致外溢。若气虚失摄不能统血，临床上就会出现各种慢性出血病证，被称为“气不摄血”。故此，气虚质者每易有出血倾向。调治当以补气以摄血。

（2）血为气之母：是指血是气的载体，同时也是气的营养来源，也就是血具有载气、生气这两个方面的作用。因此，气的化生，需以血为物质之基。这一观念，在体质学上的体现就是：血虚质者每易因血不养气或失血时（载体丢失）而易致气随血失，而向气虚质方向发展成气血两虚质。

我们再回顾气能生血部分内容，发现气虚每易致血虚，而现在是血虚每易致气血，其结果都是气血两虚，这是怎么回事呢？我们可以复习一下阴阳互根的原理，气之与血，一阳一阴，体现的就是阴阳之理。气无形，以功能体现；血有形，属物质，我们可简单地将两者的关系视之为功能与物质的关系，则任何功能总有它的物质基础，任何物质的化生都要依赖相关的功能，因此，功能弱了，物质的化生就会不足，而物质少了，亦会影响及功能的不足，这就是阴阳互根之理，而补气以生血，体现的是阳中求阴；补血以生气，则体现阴中求阳。

2. 气与津液的关系

津液与血液均属液态样物质，均属阴，因此，气与津液的关系同气与血的关系很相似，主要表现在气能生津、气能行津、气能摄津和津能载气四个方面。

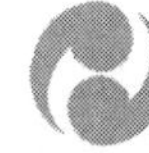

在体质方面体现的是：气虚质可由于对阴液的化生不足或不能固摄津液致津液流失而发展为阴虚质，而呈现气阴两虚质，此时应气阴两补；气虚质亦可由于对津液的推动力不足，致津液停滞而成痰湿，而呈现气虚兼痰湿质，此时应补气与祛痰湿并用。

如同血一样，津液也是气的载体。因此津液的流失也会使气受损伤。如出汗过多，或大量吐泻，会使津液丧失，同时气也将随之而外脱而成气虚。我们常有的体会就是当运动剧烈，大汗之后，或泄泻之后往往会有一种乏力、疲倦、少气的感觉，这就是气耗损的表现。中医也有一句名言是：“吐下之余，定无完气。”治法，当补气以固津。

恭喜您！学会了分析阴阳气血、虚实寒热，您离真正的健康已经不远！

3. 津液与血的关系

中医认为，津血同源，二者同属于阴，因为血和津液都是由水谷精气所化生而成的，津液渗于脉中即成为血液的组成部分，而血液如渗出脉外则成为津液。病理上，血虚和津亏（阴虚）也可相互影响而成阴血两虚的状态，就体质而言，即阴虚质与血虚质并存，治当阴血两补。

气、血、津液之间的关系对我们的最大启示是：由于他们之间是相互影响的，因此，就每个具体的人而言，单一的体质并不多见，多是以某一两种体质为主基调，然后兼夹了其他体质，这就是体质的复杂性，而基于体质的复杂性，其调理就不是那么简单，这就需要柏馨家康中医自主健康平台这种有着充足的医学资料数据库，又能因每人的具体情况作出智能判断与调理建议的系统来为我们服务。

印象归纳：本章我们了解了阴阳气血津液的相关概念及功用。阴阳源于先民日常的观察与归纳，以日光向背作为阴阳分类的原始依据，阴阳具有对立制约、互根互用、消长平衡、相互转化等特性内涵，以此为据，阴阳的观念可用于人体的结构、生理、病理、诊断、治疗以及我们关注的体质分类，据阴阳而分的体质分类有：阳盛质、阴虚质及阳虚质。气是生命之能，具有推动、温煦、气化、防御、固摄等功用。气的运行称为气机，升降出入是气的运作方式。据其功用失调而分的体质有：气虚质、气郁质。血是养命之源，具有营养与滋润作用，血运正常是其发挥功用的前提，据其功用失调而分的体质有：血虚质、瘀血质。津液对人体主要起滋润及濡养作用，其生成、输布与排泄是在脾、肺、肾等脏腑共同协调下完成的，据其功用失调而分的体质有痰湿质。而湿热质则是阳盛质与痰湿质的混合。

气与血之间尚有气能生血、气能行血、气能摄血、血能载气的关系；气与津液之间的关系也与之相近；血与津液之间则有津血同源的关系。由于他们之间是相互影响的，更由于阴阳与气血津液之间也是相互影响的，因此，单一的体质并不多见，往往是兼夹出现，表现出体质的复杂性。

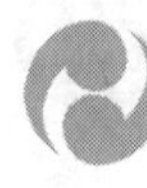

第三章

体质有分类，你可“对号入座”

您知道自己体质的孰寒孰热、孰虚孰实吗

如果不知，又如何去调理它呢

本章的目的就是

让您真正做到“知己”

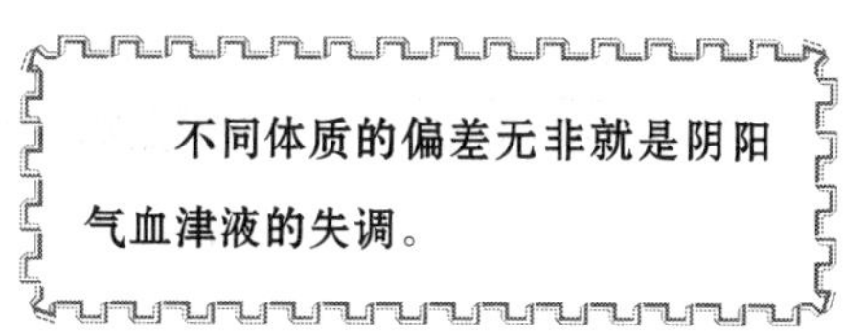

“知己知彼，百战不殆。”（《孙子·谋攻篇》）

孙子之语虽主要针对军事，挪用于体质亦未尝不可。这里要提一个问题，您知己吗？您知道自己体质的孰寒孰热、孰虚孰实吗？如果不知，又怎知如何调理它呢？本章的目的就是让您真正地做到“知己”。

以阴阳论之，阴阳失调即阴或阳任何一方多了或少了。阴或阳多了称“盛”或“实”，故有阳盛、阴盛之分；阴或阳少了称“虚”，因此有阴虚、阳虚之别。但阴盛多见于外感风寒或过食寒凉等一时性的状态，并非一种长期稳定状态，不符合体质的特性，体质分类中不把它作为一类，因此，以阴阳作单纯的分类，仅有三类，即阳盛质、阴虚质与阳虚质。

以气血论之，气血状况我们一般多关注其多少以及流通状态，气有温煦作用，气若多了，“气有余便是火”，实际就是“阳盛”；气少了就是“气虚”；气的流畅度不好，则称为“气郁”或“气滞”。一般而言，血不会过多，故仅论其不足，血若不足或其营养功能减弱，我们称之为“血虚”；血的流畅度不好甚至停滞，称为“瘀血”。

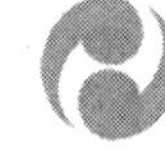

以津液论之，无非也是个多少的问题，津液少了，本质就是“阴（液）虚”，津液多了，停滞下来称为“痰湿”，若痰湿郁而化热，或与阳盛混合则称为“湿热”。

综合以上结果，去掉重复者，则常见的体质的分为：阳盛质、阳虚质、阴虚质、血虚质、气虚质、气郁质、瘀血质、痰湿质、湿热质，另有与先天禀赋有关的特禀质以及无明显阴阳气血偏颇的平和（正常）质，共11种。

值得注意的是，有些人并不仅见于单纯一种体质，有可能是两种或两种以上体质并存，即混合型体质，但可分出主次从属。

至于是何种偏颇？不同的体质各有什么特点？请听我道来。读者诸君也可从中了解自己的体质所属了。

解决方案⇩145页

一、阳虚质——男性最忌惮的“火力不足”

“阳虚则外寒。”（《黄帝内经·素问·调经论》）

阳虚，就是阳气不够，通俗的解释就是火力不足，火力不足除易表现为寒象外，人体的各种功能均可能呈现下降状态，尤其是依赖火力的性功能，更易减弱，因此，阳虚质虽男女均见，但却是男性从生理到心理都最忌惮的体质。我们可以通过其定义、特征、形成以及分析来进一步加深对它的认识。

【定义】阳虚质是指由于体内阳气不足，温煦、激发、振奋功能减弱，而以虚寒现象以及脏腑功能低下为主要特征的体质状态。

【成因】先天禀赋不足，如属父母年老阳衰时得子，或由于母体妊娠调养失当，元气不充；或因后天调养不当，营养缺乏；或过食寒凉食物或药物；或寒性疾病伤及阳气；或中年以后劳倦内伤而耗阳气；或房事不节，阳随精泄，渐至阳衰等。

【特征】平素怕冷，或胃部、背部、腰膝等局部有冷感，手足发凉，喜温热饮食，耐受温热药物，精神不振，睡眠偏多，肌肉不壮、甚或松弛，面色苍白或黄而无光泽，眼泡晦暗，口唇色淡，口淡，稍一活动或不活动即容易出虚汗，性欲或性功能偏弱，大便常稀，小便清长，性格内向，喜静少动，舌淡白而胖大，有齿印，舌苔白，脉细无力或脉率偏慢。

【辨质要点】其体质要点以“寒”、“虚”二字可以尽括。

阳虚质：就是人体的阳气减少，火力不足，火少了当然就表现为寒；火力不足也就是动力不足，此时功能就减弱，而出现虚衰的表现。

以上特征栏目中的仅是阳虚质的常见表现，阳虚质的程度有轻有重，不见得每个阳虚质者都具备以上的所有表现，只要具备其中的某些表现，符合“虚”与“寒”的特征，就基本可判断为阳虚质。

若您属阳虚质，您可以进一步通过柏馨家康中医自主健康平台的测定，从阳虚质指数（得分）知道自己的阳虚程度，进而选择专家给您的各项调理建议。

【分析】“阳虚则寒”，阳气亏少，火衰不足以温身，故见平素怕冷，或局部有冷感，手足发凉；体寒者本能地喜温热，以自我补充阳气，故喜温热饮食，耐受温热药物，反之，不喜寒冷性质的食物，不能耐受寒凉药物。

阳主兴奋，阴主抑制，在阳气虚少的情况下，鼓动振奋不足，则易见精神不振，睡眠偏多。

我们在医理一章学过，阳气代表功能，阳气不足则诸脏功能均减弱：肾的功能是藏精、主生殖，主水液，若肾阳虚，火力不足，相关功能则减弱，则易见性欲淡漠，性功能偏弱；肾不主水的原理近似于煮开水时炉中无火，则水不能蒸腾为用，此时类似未煮过的冷水，而见小便清长。脾是主消化吸收及化生营养物质的，若脾阳虚，消化吸收功能下降，水谷下走肠间，当然大便常稀；“脾为气血生化之源”，消化吸收功能下降，进一步则导致营养不足，气血亏少，此时机体失于充养则每见肌肉不壮、甚或松弛；气血不荣肌肤则面色苍白或黄而无光泽，口唇色淡。阳虚则寒，人体有寒，则气血运行迟涩，虚与瘀合，则易显为眼泡晦暗；口淡者常伴食欲不振，为脾阳虚的常见症。阳气虚，固摄功能减弱，则稍活动或不活动即容易出虚汗。

阳主动，主兴奋，阳气不足则性格多为内向，喜静而少动。

舌淡白而胖大，有齿印，舌苔白，脉细无力或脉率偏慢均属虚寒之征。

【发展】气虚是能量不足，功能下降，而阳虚除能量不足、功能下降外，还有寒的征象，因此，阳虚质实际包括了气虚质而多较气虚质为重。阳虚则推动无力，可致血行及水液运行减慢，阳虚则寒，寒性凝滞，亦可致血瘀水停，因此，阳虚质多易致瘀血质或痰湿质。

解决方案⇩157页

二、血虚质——女性最担忧的“血不养颜”

“血衰则形萎。”（《景岳全书·血证》）

众所周知，血液是营养人体，并携带氧气（中医表达为清气）以供人体利用的，同时，血液属液体，对人体也起到滋润作用。血液对男女都很重要，但对女性尤为重要，因女子的生理特点是以血为用，一生耗血：每月的月经耗血，怀孕时血聚养胎耗血，生产时出血耗血，而产后哺乳的乳汁以中医观点认为是血液化生的，同样是耗血，因此，女性与男子相较，更容易血虚，但女子天性上却又比男子更爱美，血液不但营养脏腑，也营养滋润肌肤，美容上的内荣与外华都主要依赖血液，因此，最值得女性从生理到心理都担忧的体质就是血虚体质。

【定义】血虚质是指血液亏少或濡养功能减退，以致形体脏腑失于濡养为主要特征的体质状态。

【成因】或父母血弱致先天禀赋不足；或营养不良，脾胃虚弱，以致血液化生无源；或月经过多、产后耗血及各种原因的失血所致。

【特征】形体多瘦弱，面色苍白或黄而无光泽，口唇色淡，指甲颜色淡白，舌体淡白，头晕眼花，特别是下蹲起立时明显，目干涩，或视物模糊不清，容易脱发或毛发易断，失眠、多梦、易醒，健忘，肢体易麻木，月经色淡而量少，脉细。

【辨质要点】其体质要点可以“白”、“虚”二字来概括。

这里的“白”并非美容上追求的白里透红的润白，而是失却血色的苍白，有些人，血虚日久也可见面色黄而无光泽，这同样是没有血色的面色；血不养体自然就会有虚弱的感觉。

上面特征栏目中的仅是血虚质的常见表现，血虚质的程度有轻有重，不是每个血虚质者都具备以上的所有表现，只要具备其中的某些表现，符合血虚的特征，就基本可判断为血虚质。

若您属血虚质，您可以进一步通过柏馨家康中医自主健康平台的测定，从血虚质指数（得分）知道自己的血虚程度。当然，血虚轻重的判断也可参考西医血液分析中红细胞与血红蛋白的数值。

【分析】可能有读者会有疑问：中医所讲的血虚是否就是西医所说的贫血，应该说大致相同，但并不完全一致，因为西医是以血液分析指标作判断标准，中医则主要以临床表现为判断依据，大多数人是指标下降的同时多伴有临床表现，但也有少部分人指标与症状的出现并不同步，因此，只能说“血虚”与“贫血”是很接近但又不完全相同的两个概念。

血虚，即血的亏少而对全身营养及滋润功能减弱。若脏腑器官失养，血不养心，心神失养则易失眠、多梦、易醒，健忘；血不养目则易出现目干涩，或视物模糊不清；血少，灌注于子宫的血不足，易见女性月经色淡而量少，行经多延后。

若形体失养、失润，自然就见形体瘦弱、肢体易麻木。

肌肤失养、失润，血色不显，则见面色苍白或黄而无光泽，指甲颜色淡白，口唇色淡，舌色淡白；毛发失养，则易见脱发或毛发易断；血不上荣，每易头晕眼花。

血少而不能充盈脉道，故把脉时，可有脉变窄（细）的感觉。

【发展】“血为气之母”而有养气、载气的功能，血虚不养气可致气虚，而成气血两虚体质，血为液态物质，属阴，因此，血虚亦可累及阴而成阴虚，合而为阴血两虚的体质。

三、阴虚质——干瘦型身材“单恋”虚热底

“阴虚则内热。”（《黄帝内经·素问·调经论》）

阴液对人体主要起滋润作用，根据阴阳对立制约原理，还可以制约阳热，不使过盛。因此，阴液不足，人体失于滋润，就如大地缺水而干；人体之中，水分占了60%～70%，液少则形体不充，故阴虚之人多显瘦削；阴液不足，阳热失于制约而显多，阳热一多则显现热之征象。合而视之，古人对阴虚之人就有：“瘦人多火”（虚火）的概括。

【定义】阴虚质是指由于体内阴液的亏少，以阴虚内热或阴虚内燥等表现为主要特征的体质状态。

【成因】或父母的阴虚之质赋予胎儿；或后天失养，过食煎熏烤炸或性温燥之品而伤阴；或纵欲耗精；或热性病耗伤阴液而难复；或曾患出血耗液之疾病等。

【特征】体形多瘦，比常人怕热，较耐寒，手足心热，易口干、口干时喜欢喝冷饮，进食干燥或煎炸之品则感觉不适，易上火，大便干燥，仅颧骨处发红，或午后面红、面部有烘热感，目有干涩感，视物模糊不清，口唇色红，皮肤偏干，易失眠、多梦、易醒，小便黄，舌体偏红，舌上少苔或水分少，入睡后易出汗，易有烦热感、急躁易怒。

【辨质要点】辨质以热、燥、功能虚性亢奋为其要点。

阴虚即体内阴液少了，液少失于滋润，故见干燥；阴少则制约不住阳，此时阳与阴比则显得相对多了，故阳的特征显示出来，阳的特征之一是热，但此热之本在于阴液少了，少则为虚，故“阴虚则热”属于虚热，民间俗称为“虚火”。阳代表功能，故阳多了其特征之二就是功能偏亢，但此功能偏亢是因虚而成，难以持久。

上面特征栏目中的仅是阴虚质的常见表现，阴虚质的程度有轻有重，不是每个阴虚质者都具备以上的所有表现，只要具备其中的某些表现，符合阴虚的特征，就基本可判断为阴虚质。

【分析】阴液不足，阳热失于制约而显多，故曰：“阴虚则热”而见比

解决方案⇩169页

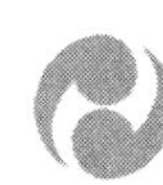

常人怕热，但较耐寒，或手足心热，易上火，或面部颧骨处发红、或有烘热感，或中午过后面红，口唇色红，舌体偏红；阴虚即水分少了，水分少，自然就会口干，且口干时喜欢喝冷饮，或进食干燥或煎炸之品易感觉不舒服，舌上少苔或少水分，大便干燥，小便黄短；体液减少，机体失于滋养，则皮肤偏干，目有干涩感，视物模糊不清；火多即兴奋，虚火内扰心神，则易见烦热感，急躁易怒，晚间则表现为失眠、多梦、易醒；阳热一多，晚间阳热入于阴分，蒸发津液而出，则入睡后易出汗，俗称“盗汗”，盗者偷也，乘人熟睡，偷偷地出汗，故称之，是阴虚的常见表现；液少则形体不充，故阴虚之人多显消瘦。

【发展】阴虚则火旺，此火为虚火，虚火是要耗散能量的，而能量属阳，根据阴阳互根原理，阴液阳气可互相化生，相反相成，因此，阴虚日久，可损及阳气，而成阴阳两虚体质或气阴两虚体质。

解决方案⇩180页

四、气虚质——能量不足御病差

“气甚则物壮，气弱则物衰。”（《素问玄机原病式·六气为病》）

气虚，即气不足，气不足则气的推动、温煦、气化、防御、固摄、功能均可下降。

【定义】气虚质是指由于一身之气或某脏腑之气不足，以致机体或脏腑功能状态低下、少气乏力为主要特征的体质状态。

【成因】或父母气虚血弱之本赋予胎，或孕时母体虚弱、早产；或后天人工喂养不当、偏食、厌食致营养不良，脾胃消化功能减退不能化生气血；或因病后气亏，或劳力太过而耗气，或年老体弱等导致。

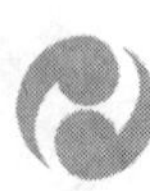

【特征】肌肉不壮、甚或松软，胃口不好，语音低弱无力，懒得说话，气短，易疲乏无力，精神不振，稍一活动或不活动即容易出虚汗，面色苍白或黄而无光泽，易患外感，目光无神，口淡，口唇色淡，舌体淡白，喜静少动，头晕眼花。

【辨质要点】以易疲倦、易感冒及脏腑功能减弱为特征。

气虚类似于能量不足，故易疲倦；气少则防御功能减弱而易感冒；气虚推动功能减弱则易见各脏腑功能减退。

上面特征栏目中的仅是气虚质的常见表现，气虚质的程度有轻有重，不是每个气虚质者都具备以上的所有表现，只要具备其中的某些表现，符合气虚的特征，就基本可判断为气虚质。

【分析】气的推动作用包括对脏腑功能的激发，气少则脏腑功能减弱：脾主消化吸收，化生气血，主肌肉，若脾气虚，消化吸收功能减退，可见口淡、胃口不好；若影响气血化生，肌肉得不到充养，就易有疲乏无力之感；再进一步发展，则见肌肉不壮、甚或松软。肺主呼吸、主发声，肺气虚则见语音低弱无力，懒得说话，气少气短；肺气有固摄汗液的作用，肺气虚对汗液收摄无力，则稍一活动或不活动即容易出虚汗；肺气发散到体表有防御作用，若肺气虚防御功能减弱，则易患外感。心主神志，心气虚对心神的鼓动振奋功能减弱，易见精神不振，目光无神，喜静少动。

若气不生血，或气不行血，气血不能上荣，则见面色苍白或黄而无光泽，口唇色淡，舌体淡白，头晕眼花。

【发展】气虚则推动无力，可致血行及水液运行减慢而成血瘀水停，每易致瘀血质或痰湿质。气属阳，其与阳虚质均有功能下降的特征，区别要点就是阳虚质的寒象明显而气虚质的寒象不甚明显，因此，气虚质的进一步发展是可以成为阳虚质的。

解决方案⇩192页

五、阳盛质——火气大，知君几多“实热底”

“阳盛则外热。”（《黄帝内经·素问·调经论》）

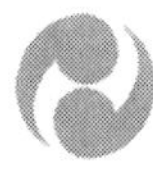

阳盛，通俗的说法就是火气大，火力足，火气大则易呈热象，火力近似功能，火力足则常表现为功能过亢。

【定义】阳盛质是指体内阳气偏盛而表现为机体功能易亢、产热偏多为主要特征的体质状态。

【成因】多由父母阳盛之质禀赋而来；或偏食温热，性情急躁而化火等导致。

【特征】比常人怕热，较耐寒，喜寒凉饮食，耐受寒凉药物，声音洪亮，易口干、渴喜冷饮，口苦，面色红，食量较大，易上火，大便干燥，小便黄，形体壮实，口唇色红，舌体偏红，舌苔黄，易有烦热感，性格外向，喜动好强，急躁易怒，精力旺盛，性欲较强，口臭。

【辨质特点】以易上火、功能偏亢为辨质要点。

上面特征栏目中的是阳盛质的常见表现，阳盛质的程度有轻有重，不是每个阳虚质者都具备以上的所有表现，只要具备其中的某些表现，符合阳盛的特征，就基本可判断为阳盛质。

【分析】阳气一多，热的特征显现，则表现为：比常人怕热，能耐受寒凉，喜欢吃寒性饮食或耐受寒凉药物；火势有向上烧的特点，因此“上火”这两个字形容得很到位，上火的表现常见是口、咽、牙痛，口腔溃疡，长青春痘，生疮，面色红，口唇颜色红，舌体偏红，舌苔黄，口臭等；苦属火重之味，因此火气大者多见口苦。

基于阴阳的对立制约原理，阳气多了，属阴的液体就会减少，而表现为：易口干，口渴而喜欢冷饮，大便干燥，小便黄而少。

阳气代表功能，阳气偏旺，功能就易偏亢；分脏腑而论：肺强则声音洪亮，胃强则食量较大，肾强则性欲较旺。

阳气代表兴奋，阳气偏旺，在精神情绪方面则易表现出性格外向，喜动好强，易有烦热感，急躁易怒。

阳气足即能量足，所以多表现出形体壮实，精力旺盛。

值得注意的是，阳盛体质虽有形体壮实，精力旺盛的优点，但易于上火以及其他的表现始终是属于偏颇的状态，若不调整，则易往阳热病证方向发展。

【发展】“阳胜则阴病”意谓根据阴阳制约原理，阳多就容易伤阴，导致阴的减少，因此，阳盛体质多易致阴虚体质。另外，阳盛若与痰湿体质相合，则成湿热体质。

解决方案⇩204页

六、气郁质——问君能有几多愁？

“凡郁病必先气病，气得流通，郁于何有？”（《医方论·卷二》）

望文生义，气郁即气不流畅而郁滞，俗称“气不顺”，气不顺当然就会心情郁闷，这就是气郁质的基本基调。

【定义】由于长期情志不畅或内邪郁结、使气机郁滞而形成的性格忧郁脆弱、敏感多疑或出现局部胀闷为主要表现的体质状态。

【成因】父母或有气郁之质而赋予胎；或精神刺激，或所欲不遂，忧郁思虑等。

【特征】精神忧郁，闷闷不乐，情绪低沉，多愁善感，容易精神紧张、焦虑不安，常无缘无故地叹气，敏感多疑，气量较狭小；易胁肋、胸部、乳房胀闷，或走窜疼痛；胸腹满闷，嗳气或呃逆，咽间有异物感，睡眠欠佳、多梦，胃口不好，胆怯、易受惊，健忘，痰多，急躁易怒。

【辨质特点】以性格忧郁，出现局部胀闷为辨质要点。

上面特征栏目中的是气郁质的常见表现，气郁质的程度有轻有重，不是每个气郁质者都须具备以上的所有表现，只要具备其中的某些表现，符合气郁的特征，就基本可判断为气郁质。

【分析】郁即郁滞，气郁即气的流行不通畅而停留在人体的某一局部，其表现首先是局部有胀闷或胀痛感，常见的是胁肋、胸部、乳房胀闷，胸腹满闷。我们可以思考一下，气停留在局部等于局部的气多了，局部气多了自然就会发胀，这与轮胎气足就胀同理，因为气郁多与心情有关，心情郁时则气郁，心情好时则气顺，下次心情再郁时可能气滞的位置就不同了，因此，会出现走窜疼痛，部位不固定；嗳气或呃逆（打嗝）与胃口不好同时出现是气滞于胃，而嗳气或打嗝实际上是滞于胃的气向上排出，气有出路，则嗳气或打嗝后往往腹部或胃部的胀感会减轻。

气郁的另外一组表现属于心境类的：心情抑郁，闷闷不乐，气郁为什么会影响心情呢？气郁就是气不流行，就是我们常说的“气不顺”，道理很简单：气不顺，心情会好吗？因此出现情绪低沉，多愁善感，容易精神紧张、焦虑不安，敏感多疑，气量较狭小等表现我们就容易理解了。我们常有一种感觉，当气闷时，叹一口气会觉得气有出路，略为舒展一点，因此，常会无缘无故地叹气。

在中医学中胆主决断，有点接近民间所说的“胆大”、“胆小”的意思，肝与胆相表里，功能上关系密切，肝气郁结常可影响及胆，成胆气郁滞，致胆小而影响决断功能，故可表现为睡眠欠佳、多梦，健忘，胆怯、易受惊。

咽间有异物感，多是因气不行则津不行而成痰结。

气郁不畅意味着局部的气多了，我们学过，气有温煦功能，产生热量，因此，局部气多了就可以化火，而出现急躁易怒。因此，心情初郁时多表现为精神忧郁，闷闷不乐，情绪低沉，郁久化火后则易见急躁易怒。

所以气郁一是指气运行的郁滞，二是指心情的郁闷。

【发展】气郁即气行不畅，气滞则血瘀，气停则水阻，因此，气郁质容易往瘀血质与痰湿质方向发展，同时，气郁即气在局部停留多了，气有温煦产热的功能，气多则产热而易成阳盛质。

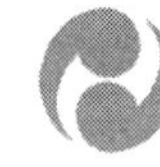

七、瘀血质——血行不畅必有所失

“恶血当泻不泻，衃血留止。”（《黄帝内经·灵枢·水胀》）

大家对“瘀血”两字望文生义可能都有一个感觉，瘀血嘛，不就是血液运行不流畅而停下来吗？对了！就是这种感觉。这样，我们就可以给它下定义。

【定义】瘀血质是指体内血液运行不畅的潜在倾向或瘀血内阻的病理基础，以血瘀表现为主要特征的体质状态。

【成因】父母或有瘀血倾向而赋予胎；或后天损伤，忧郁气滞、久病入络。

【特征】面色晦暗，皮肤偏暗或色素沉着，或见黄褐色斑块，体表易出现青紫瘀斑（皮下出血），易患疼痛，口唇色暗或紫，皮肤偏干，皮肤易脱屑，舌偏暗或有瘀斑，妇女月经色紫暗，或常挟血块，脉涩。

【辨质特点】其辨质要点以“暗”、“痛”二字基本可以概括。

即局部或出血色暗、常有疼痛。上面特征栏目中的是瘀血的常见表现，瘀血质的程度有轻有重，不是每个瘀血质者都须具备以上的所有表现，只要具备其中的某些表现，符合瘀血的特征，就基本可判断为瘀血质。

【分析】几乎每个人都有过跌扑碰撞损伤的体会，碰撞之处往往呈现出青紫暗色，并有疼痛，这就是瘀血。外推之，不管人体的何处出现了色紫或发暗之色，多半是有“瘀”的倾向，因此，瘀的第一种表现可以用一个“暗”字来概括。常见的有：面色晦暗，皮肤偏暗或色素沉着，或见黄褐色斑块，体表易出现青紫瘀斑（皮下出血），口唇色暗或紫，舌偏暗或有瘀斑；另外，只要出血是色紫暗者，不管是哪里出血，都可判断为瘀，常见的是妇女月经色紫暗，或常挟血块。

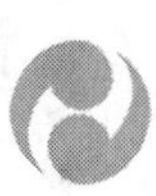

瘀的第二个特点是“痛”，我们体会中的跌扑碰撞损伤的痛多半是尖锐性的疼痛，而以刺痛最为常见，痛点就在碰撞之处。这种痛还有一个特点是以手按之越按越痛，而且往往夜深人静时痛得更明显，因为中医认为，夜属阴，阴主静，血行会减慢，本有瘀血而逢血行减慢之时，当然会痛得更明显了。因此，刺痛、固定、拒按、夜间加剧就是瘀血疼痛的特点。

由于瘀血内阻，新血难生，肌肤失去血的滋润充养，往往表现为皮肤偏干，皮肤易脱屑。

以手按脉搏，指下往往有不流畅的感觉，中医称之为“涩”脉，即血行艰涩、往来不流畅之意。

【发展】瘀血内阻，妨碍了气的运行，可形成气郁质；妨碍了津液的输布，可形成痰湿质；瘀血内阻，新血不生，日久可成血虚质。瘀血内阻，阳气推动血运会更费劲，日久会耗伤阳气而成阳虚质、气虚质。

八、痰湿质——肥胖与黏滞，不离也不弃

“痰属湿，津液之所化，关乎元气，气化则痰涎可成津液，气不化则津液即为痰涎。是以百病中多有兼痰者。”（《杂病证治·卷十九·选方》）

“湿乃有形重浊之邪，其性粘腻，其用濡滞。”（《引经证医·卷一·湿》）

痰湿就是体内水液输布与排泄障碍而形成的停滞状态。其中的“痰”在中医分有形与无形，有形之痰指的是咯吐而出之痰，故痰湿之质易见平素痰多；而无形之痰一般指的是以化痰药治疗有效的病证而又未见有形之痰者，可反证之为痰。痰湿质者，多形体肥胖，现代医学所说的血三脂、胆固醇过高，往往也属于中医“痰”的范畴。

而“湿”是出现类似于自然界湿的特征的表现：如湿性类水，其质较重，因此“重”是湿的特征之一，故湿盛之人易出现头、身沉重而困倦，不轻松、不爽快，精神不振有昏沉感。而每逢潮湿天气，我们总会有湿答答、黏糊糊的感觉，因此，“黏滞、黏腻”也属湿的特征，常易出现的表现是面部有油腻感、舌苔腻等。

【定义】痰湿质是由于体内水液内停而痰湿凝聚，以黏滞重浊为主要特征的体质状态。

【成因】或父母痰湿体质的遗传；或后天缺乏锻炼，过食肥腻甘味之品，或脾虚失司，水谷精微运化障碍，以致湿停痰聚。

【特征】体形肥胖，腹部肥满松软，面部有油腻感，胸腹满闷，平素痰多，精神不振，口中有黏黏或发腻的感觉，眼泡浮肿，头、身沉重而困倦，不轻松、不爽快；大便稀而质黏，舌淡白而胖大，有齿印；舌苔腻，妇女带下量多而色白。

【辨质特点】辨质要点以“肥”、“腻”、“重”三字为括。

“肥”是该质之人多见肥胖，“腻”是多见黏腻症状，“重”是多见重浊

解决方案⇩223页

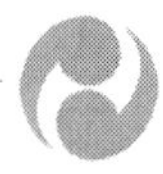

的表现。这些将在下面的分析中展开讨论。

上面特征栏目中的是痰湿的常见表现，痰湿质的程度有轻有重，不是每个痰湿质者都须具备以上的所有表现，只要具备其中的某些表现，符合痰湿的特征，就基本可判断为痰湿质。

【分析】前述现代医学所说的血三脂、胆固过高，多属于中医“痰”的范畴，且痰湿内停可理解为水多，水多则重（体重），中医的减肥方药中多有祛痰湿之药。中医往往是从疗效来反推病因的，既然用祛痰药有效，则反过来命名该病为“痰”，因此，中医有“肥人多痰”之说。常见的表现是：体形肥胖，腹部肥满松软，眼泡浮肿，舌淡白而胖大，有齿印。

痰湿之性类水，其质较重，因此“重”是痰湿的特征之一，故痰湿盛之人易出现头、身沉重而困倦，不轻松，不爽快；精神不振有昏沉感。

而每逢潮湿天气，我们总会有湿答答、黏糊糊的感觉，因此，“黏滞、黏腻”也属痰湿的特征，常易出现的表现是面部有油腻感，口有黏黏或发腻的感觉，舌苔呈现为油腻状，妇女带下量多而色白，大便稀而粘等。

痰湿者亦常见有形之痰，表现为平素痰多，此痰或咯出，或呕出。

【发展】痰湿内停，妨碍了气的运行，可形成气郁质；同时，气郁即气在局部停留多了，气有温煦产热的功能，气多产热则易成阳盛质；痰湿质与阳盛质相合会形成湿热质；痰湿内停，妨碍血的运行，可形成瘀血质；痰湿内阻，阳气推动津液运行会更费劲，日久会耗伤阳气而成阳虚质、气虚质。

解决方案⇩235页

九、湿热质——南方地域中的“阴影相随”

“天之热气下，地之湿气上，人在是气之中，无隙可避……以无形之热，蒸动有形之湿，即无病之人感之，尚未免于为患，况素有湿热，或下元虚之人，安得不患湿温之证乎？”（《伤寒绪论·总论·时行》）

我国的南方气候炎热，且江河湖泊也多，热气蒸腾之下，湿气弥漫，人在此气候中生活，按中医“天人感应”的观念，就易有湿热的表现，若不善于调养，久之就有可能成为比较稳定的湿热体质。

【定义】湿热质是以湿热内蕴为主要特征的体质状态。

【成因】或得之父母湿热体质的影响；或久居湿热地，喜吃肥甘厚味，或长期嗜酒（酒质湿，酒性热）致湿热内蕴。

【特征】面部有油腻感，鼻有油泽，易生粉刺、疮疖，口中有黏黏或发腻的感觉，口甜，口苦，比常人怕热，较耐寒；多汗且粘，头、身沉重而困倦，不轻松，不爽快；目眵（眼屎）多，常大便粘，有解不尽的感觉，或不易揩干净；小便黄，舌体偏红，舌苔黄腻，女子带下色黄，男子阴囊潮湿而臊味重。

【辨质特点】热象与湿象并见。

热象我们可以参考阳盛质的表现；湿象我们可以参考痰湿质的表现。

上面特征栏目中的是湿热的常见表现，湿热质的程度有轻有重，不是每个湿热质者都须具备以上的所有表现，只要具备其中的某些表现，符合湿热的特征，就基本可判断为湿热质。

【分析】湿热质无非就是热的征象与湿的征象共见，其中热的表现为：比常人怕热，较耐寒；口苦，小便黄，舌体偏红。火热易致疮疡，这是我们日常生活中常有的感受，因此，该质常易生粉刺、疮疖。

湿性粘腻，故常见面部有油腻感，鼻有油泽，口中有黏黏或发腻的感觉，多汗且黏，目眵（眼屎）多，常大便黏，有解不尽的感觉，或不易揩干净。

湿性重浊，故易见头、身沉重而困倦，不轻松，不爽快。

按中医的五行归类，甜是湿的本味，现湿与热混杂，热将湿的本味蒸发而上，故觉口中有发甜的感觉。

湿之黏滞与热之象同见的征象则有：舌苔黄腻，妇女带下色黄，或男子阴囊潮湿而臊味重等。

【发展】湿热内蕴，妨碍了气的运行，可形成气郁质；湿热内蕴，其湿妨碍血的运行，可形成瘀血质。湿热质若以热为主，可伤阴而成阴虚质。

十、特禀质——过敏的、缺陷的，就是伤感的

“因先天者，指受气之初，父母或年老已衰，或乘劳入房，或病后入房，或妊娠失调，或色欲过度，此皆精血不旺，至令所生之子夭弱。”（《理虚元鉴·虚证有六因》）

顾名思义，特禀即禀赋特异而形成的与常人不同的病理体质。

【定义】特禀质是指由于先天禀赋不足或禀赋遗传等因素所形成的一种特殊体质状态。包括先天性、遗传性的生理缺陷与疾病，过敏反应等。

【成因】先天禀赋不足，或父母在禀赋特异遗传于子女；或环境因素、

解决方案⇩244页

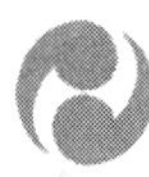

过敏性体质或疾病者若不作体质调理往往易于加重，会出现过敏源越来越多，过敏越来越重的倾向，因此，体质调理对于特禀质者尤其重要。

药物因素等。

【特征】容易过敏（药物、食物、气味、药粉、季节变化），不感冒也会鼻塞、打喷嚏、流鼻涕，皮肤容易起荨麻疹（风团、风疹块、风疙瘩），皮肤因过敏出现过紫癜（紫红色瘀点、瘀斑），皮肤会一抓就红，并出现抓痕，容易哮喘，或有遗传性疾病或生理性缺陷。

【辨质特点】有过敏性疾病、遗传性疾病或生理性缺陷。

【分析】常见的过敏表现就是容易过敏（药物、食物、气味、药粉、季节变化），不感冒也会鼻塞、打喷嚏、流鼻涕，皮肤容易起荨麻疹（风团、风疹块、风疙瘩），皮肤因过敏出现过紫癜（紫红色瘀点、瘀斑），皮肤会一抓就红，并出现抓痕，容易哮喘。当然，这里列出的只是常见表现，不能涵盖所有的过敏性疾病，实际上，凡有过敏性疾病者均可列入该质。

过敏性体质实际不是独立存在的，常与虚性体质相伴，如过敏性鼻炎、过敏性哮喘、过敏性紫癜常伴有气虚或阳虚质；荨麻疹与皮肤划痕征常见于血虚或阴血两虚体质。

另外，过敏体质多与中医的“风”有关，俗称“风重”，风是流通性很快的气流，中医将其特征归纳为“善行”与“数变”，比如荨麻疹与皮肤会一抓就红，并出现抓痕，且有部位游走不固定的特征，谓之“善行”；荨麻疹的出斑疹是此起彼伏的，过敏性鼻炎的喷嚏与哮喘的发作是说来就来的，谓之“数变”。

风是无孔不入的，中医形容为“开泄”，过敏性鼻炎打喷嚏、流鼻涕即气的“开泄”，同时此类病人往往受风则加重，亦是因风之开泄，易入人体所致。

而遗传性疾病或生理性缺陷则由于病种繁多，在此难以概全。

既然特禀质较为复杂，我们是否就没有办法调理了呢？还是有办法的，刚才已经讲到，特禀质实际不是独立存在的，常与虚性体质或“风”相伴，或以之为发病背景。因此，只要其改善相伴的体质，据情况适当加上祛风之品，或可收良效。

【发展】过敏性体质或疾病者若不作体质调理往往易于加重，会出现过敏源越来越多，过敏越来越重的倾向，因此，体质调理对于特禀质者尤其重要。

十一、平和质——我们祈望的平衡体质

“平人者，不病也。”（《黄帝内经·素问·平人气象论》）

平和质就是阴阳气血津液和调之谓，是体质中最好的正常质。

【定义】平和质是指先天禀赋良好，后天调养得当，以体态适中健壮，面色红润，精力充沛，脏腑功能正常，阴阳平和为主要特征的体质状态。

【成因】先天禀赋良好，后天调养得当。

【特征】体态适中健壮，性格随和开朗，面色红润，头发稠密有光泽，目光有神，胃纳佳，睡眠安好，二便正常，精力充沛，不易疲乏，脏腑功能正常，患病少，舌色淡红，舌苔薄白，脉和缓有力。对自然环境、社会环境适应能力强。

【辨质特点】只要没有明显出现上面各种偏颇体质的表现，就是平和质。

至于偶有偏颇体质的一些表现，但不经常、不严重算不算平和质呢？这种情况下，可登录书友卡网址用自测打分的形式进行判断。

【分析】阴阳气血津液和调自然就体格健壮、气质良好，脏腑功能正常，患病少，对自然环境、社会环境适应能力强。

【发展】平和质虽然是最理想的体质，但体质并非一成不变的，若不注意调养，也会往偏颇体质发展，因此，后面章节中关于平和质亦有专门的调养方法。

十二、混合质——体质也兴“混搭风”

“气滞则血滞痰聚，病斯作矣。”（《戒庵老人漫笔·卷五》）

由于阴、阳、气、血、津液之间在功能上相互为用，偏颇时则易相互影响，因此，单一的体质并不是最常见的体质，混合体质亦不在少数，如气血两虚质，就是同时兼具气虚质与血虚质的特征，如此类推，可以有气郁兼瘀血质、气郁兼瘀血、痰湿质等等。可以两型、三型，甚至多型混合，表现出体质的复杂性。混合体质的判断，以及各自的比例轻重，单纯看书不易分析

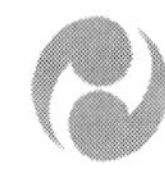

到位，此时可登录书友卡网址，以自测分数的形式，判断体质有否混合，若有混合，各型分数的高低，谁主谁次，并有不同组合混合型体质的各种调理方案。

印象归纳：据阴阳气血津液偏颇的不同情况而进行的体质分类有：阳盛质、阳虚质、阴虚质、血虚质、气虚质、气郁质、瘀血质、痰湿质、湿热质等。另有与先天禀赋有关的特禀质以及无明显阴阳气血偏颇的平和质。

其中阳虚质是男性最忌惮的火力不足体质，其辨质要点是“寒”、“虚”二字；血虚质是女性最担忧的血不养颜体质，其辨质要点是“白”、“虚”二字；阴虚质是虚火内扰的干瘦体质，辨质以热、燥、功能虚性亢奋为要点；气虚质是易疲倦感冒的能量不足体质，并伴随机体功能的减弱；阳盛质是火气大的体质，以易上火、功能偏亢为辨质要点；气郁质属易得忧郁症的体质，以性格忧郁，出现局部胀闷为辨质要点；血瘀质是血行不畅的体质，辨质要点为“暗”、“痛”二字；痰湿质是易肥胖的体质，辨质要点为“肥”、“腻”、“重”三字；湿热质属南方常见的体质，辨质要点为热象与湿象并见；特禀质是过敏或缺陷体质；平和质就是阴阳气血津液均和调之谓，就是体质中最好的正常质。只要没有明显出现上面各种偏颇体质的表现，就是平和质。此外，由于阴、阳、气、血、津液之间的相互影响，混合体质亦不在少数。

第四章

生理有变　体质可调

体质与生命演进过程同步

体质又因性别或不同的生理、心理状态而异

因其可变性

即存可调性

明其要点

有助于我们作出相应的调理

“复观人之虚实补泻，男女老少、苦乐荣悴，乡壤风俗并各不同。”（《本草经集注·序录》）

体质既有一定稳定性，也有一定的可变性，其可变点在哪里呢？一般而言，体质的状态与生命活动的盛衰有关，因此，凡能引起生命活动盛衰变化的因素，均属可变范畴。常见的影响因素主要有年龄、性别、心理状态等。体质既然有可变性，就存在可调性，了解可变性，目的就是为下一步据不同因素而制定更细致的调理方案。

一、年少与年老，有着天壤之别

“人生十岁，五藏始定，血气已通，其气在下，故好走。二十岁，血气始盛，肌肉方长，故好趋。三十岁，五藏大定，肌肉坚固，血脉盛满，故好步……百岁，五藏皆虚，神气皆去……”（《黄帝内经·灵枢·天年》）

小儿形质未定，青壮年体质强壮，老年体质较弱，这是我们通常的感觉，这个感觉是对的，它说明了即使是同一个人，处在不同的年龄阶段，其脏腑功能活动、气血津液的新陈代谢都可产生盛衰变化，而可表现出比较明显的体质差异。我们可以分小儿期、青年期、中年期、老年期等加以认识。

（一）小儿之体

与成人相较，古人对小儿的体质总结出以下几种特征：

1. “变蒸”之体

婴儿之出生，父母一大乐也，更令人欣慰的是从他（她）从呱呱坠地到牙牙学语，常是三天一小变，半月一大变，可谓“长势喜人”，古医家将这种变化谓之“变蒸”。所谓变者，变其情智，发其聪明；蒸者，蒸其血脉，长其百骸。即谓婴幼儿处于人一生生长发育的最旺盛阶段，其形体、神志都在不断变化，蒸蒸日上，脏腑之气亦在不断充实之中，故称变蒸。主要是阐释婴幼儿生长发育的特点。“变蒸”之体给我们的启示是：变化就意味着可调，变化越大，其可调性就越大，此时适当地据其体质调理，可对其日后形成平和体质产生事半功倍之效，所以调体要趁早。

2. 纯阳之体

儿科专著《颅囟经·卷上》中，首次提出“孩子三岁以下，呼为纯阳”，这实际上是对小儿体质特点的一种描述。在医理一章我们学过，阳气

代表功能，代表活力，这里“纯阳”指的就是生命活力，形容小儿之生机犹如初升之旭日。这种勃勃生机，体现在身高、体重快速增长，脏腑组织不断完善、气血津液日益充盛、生理功能日趋完备。这样一种蓬勃积极向上的生机也正是前述的“变蒸”的动力。由于小儿阳气生长迅速，因此健壮的小儿多有阳偏旺盛的体质特征。证之临床，小儿感邪以后往往容易转化为热病，而成人感受外邪，出现发热的概率就低于儿童，即使发热，其平均体温也没有儿童发热那么高。正如《宣明方论·小儿门》所说：“大概小儿病者纯阳，热多冷少也。”

儿科对小儿的治疗与疗效，还有一种“脏气清灵，随拨随应”的说法，其意即谓，由于小儿是“纯阳”之体，充满生机，其生机充于机体，则脏腑组织的修复力较强，对药物的反应敏感，即使体质出现偏差，或产生疾病，其治疗也较成人效果好。

3. 稚阴稚阳之体

“稚”是幼小、娇嫩之意。在医理一章我们学过，阴代表物质、阳代表功能，此处的阴、阳用的正是此意，“稚阴”之“阴”一般是指有形之体或有形的物质，如五脏六腑的形体结构、四肢百骸、筋肉骨骼、精血津液等；“稚阳”之“阳”一般是指脏腑组织的各种生理功能活动。

以辩证的方法观之，小儿一直处在不断生长发育的过程之中，年龄越小，生长发育的速度就越快，生机越旺盛，有着纯阳之性。但此纯阳同时也是未足之阳、发展中之阳。因为小儿就像初生的嫩芽，与成人相较，无论是在属阳的生理活动方面，或是在属阴的形体与气血津液等物质方面都仍是不成熟、不完善、不足够的，可说是“脏腑娇嫩、形气未充”。小儿这种体质特点，可以说明其对外环境的适应能力较差，对疾病的抵抗力较差，加之冷暖不能自调，外易为六淫所侵，内易为饮食所伤，且发病急，更由于脏腑仍未充实，气血仍未充盈，功能仍未完善，得病后则传变快，易寒易热，易虚易实。

这里提醒家长们注意，“稚阴稚阳”与“纯阳”并不矛盾，“稚阴稚阳”指的是阴阳均未充实，宜于养护；纯阳指的是生机勃勃，且在阴阳均未充的对比中，与阴比较，更容易稍显阳盛，但此阳盛并非真正的阳气充足的大盛，而是与阴比较的略盛，因此，此阳盛只可微调，不可过用清热以免伐其“稚阳”。

4. 五脏偏颇

明代著名儿科医家万全曾指出：小儿五脏具有肝常有余、脾常不足、肾常亏虚、心火有余、肺脏娇嫩等特点。肝常有余的表现是常见脾气躁急，动不动就哭闹，发病则易惊，易抽风；心火有余的常见表现是易生疮，睡时易烦躁不安，发病则易见神志不清；脾常不足的常见表现是易消化不良，发病则易见肌肉不壮；肾常亏虚的表现是常遗尿，发病则见生长发育不良；肺脏娇嫩的常见表现是易外感、易咳易喘。

值得注意的是，这里的有余不足，不完全是指脏腑得病的虚实，主要是指“稚阴稚阳”之体，在五脏发育未臻成熟的情况下各脏生理特性的相对表现。但要注意的是，若某一脏的脏气偏差太大，其临床表现可能就较为明显，此时可能就超出体质范围而属病态。

在这里尤其要注意的是肺与脾，因为小儿最常见的病就是呼吸与消化系统疾病。肺为娇脏，外合皮毛，主防御外邪，若肺虚则易被邪侵，常常引起感冒、咳嗽，因此小儿要注意适时加衣添被，有流行病时少到公共场所以防外感。小儿“蒸变”也好，“纯阳之体”也好，均说明小儿处于不断生长发育的生理时期，对饮食营养的需求量日益增多，因此，对脾胃的消化功能要求也高，而处于“稚阴稚阳”之中尚不完善的脾胃功能常常难以适应，故小儿娇弱的五脏六腑中，脾胃不足最为突出，因此小儿尤其要注意少吃喝生冷之品，以免损伤脾胃阳气，请记住，阳气代表功能，阳气一弱，功能随即下降。一个人脾胃功能的好坏，往往源于幼时的正确喂养与否。

（二）青年之体

中医所言的“肾”主藏精、生长发育与生殖，青年时期肾中精气已充盛，全身气血亦盛，机体发育渐趋成熟，其标志一是形体发育渐趋完善，尤其是身高与体重的相对稳定；二是脏腑功能健全，三是性功能完全成熟。《黄帝内经·灵枢·天年》说：“二十岁，血气始盛，肌肉方长，故好趋。三十岁，五藏大定，肌肉坚固，血脉盛满，故好步。”概括了青年时期发育成熟以至壮盛，而表现出肌肉丰满强劲，健壮善动，生机勃勃之生理特征。随着机体的发育成熟，青年期形成了基本稳定的体质特征：多表现出体魄强壮，气血充足，精力充沛，脏腑功能旺盛，精神焕发。

心理气质方面：青年初期的性觉醒，萌发对异性的爱恋，属于正常，但应对经验不足，也容易引发一些心理问题；情绪上，情绪体验强烈，两极性

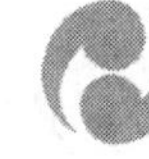

突出，得意时兴高采烈，失意时垂头丧气。青年后期，性意识进一步强烈，情感世界日益丰富，自我控制能力已较强，自我意识不断发展，此时心理发育基本成熟。

青年期的体质最为强健，以体质分类而言，多见平和质、阳盛质或湿热质。这时对自然环境的适应能力、机体的自调节能力、抗病能力均较强，机体不易感邪致病，内生疾病也少，即使生病，也以实证、热证为主。由于正气多充裕，一般病轻而易治。青年期由于心理气质的发育仍未稳定，人生的一些问题也是初次体验，个人所处的生活环境不一，兼之现代社会竞争激烈，小部分人也有可能形成气郁质。

由于青年期的体质以实、热为主，正气充盛，调理起来，较易生效。如果青年期出现虚性体质，尤需注意调补，若此时不作调理，任其发展，到了气血渐虚的中年或气血已虚的老年期，其结果如何是可想而知的。

（三）中年之体

中年期较长，实际可分为前期及后期，前期是人体的壮盛期，此期人体的脏腑气血功能，都达到最佳状态。其体质分类仍多见平和质、阳盛质或湿热质。

但盛极则衰，一般在女性 35 岁、男性 42 岁之后，人体的体质出现转折，脏腑气血由盛极而转向渐衰，正如《黄帝内经·灵枢·天年》指出："四十岁，五藏六府十二经脉，皆大盛以平定，腠理始疏，荣华颓落，发颇斑白，平盛不摇，故好坐。"此时，肌肤开始松软，面部光泽渐减，两鬓斑白，容颜渐悴，行为上活动减少而喜欢坐，均是生气渐衰的表现。

在体内阴阳气血渐衰，脏腑功能下降的背景下，更由于中年人是社会的中坚、家庭的中轴，是心身压力最大的年龄，中轴是最容易磨损的，此时容易发生劳役太过，起居失调，调理不当，各类虚性体质由此因人而异地出现，而瘀血质、痰湿质等与代谢有关的体质亦有所呈现，与精神压力有关的气郁质亦见增多。

中年的后期实际上就是更年期，女性多出现在 49 岁左右，男性更则多出现于 50～60 岁之间，更年期的体质特点为脏腑功能衰退，并以肾气虚衰为主而波及他脏。女性除月经由渐稀而闭外，多见阴血亏虚的表现，如心悸、心绪不宁、心烦、失眠、多梦、抑郁、烦躁易怒、潮热、盗汗、头晕耳鸣等；体质上以阴虚质、血虚质及气郁质多见。男性由于个体体质的差异，

其更年期综合征表现的轻重，以及由肾虚而波及的脏腑有所不同，有人无明显症状，有人却可出现较严重的症状，如体力下降、食欲减退，或抑郁寡欢，情绪低落；或烦躁易怒，健忘失眠，易惊多梦；阳痿早泄，性欲淡漠，眩晕耳鸣，五心烦热等。男子以精气为用，一般而言，此期的男性以阳虚气、气虚质、痰湿质、气郁质等较为常见。

由于中年期人体的阴阳气血均由盛而衰，变化较大，明代医家张介宾在《景岳全书·传忠录》提出："人于中年左右，当大为修理一翻，则再振根基，尚余强半。"因此，根据不同的体质而调理，对于中年人来说，实为当务之急。除有振基的意义外，更由于此时多属渐虚渐实，尚易调理，不要拖至大虚大实，则药石难效，徒叹奈何！

（四）老年之体

什么年龄才算老年？新近世界卫生组织对此作出了规定，老年应指 60 岁以上的人群，在此基础上更对年龄段划分了标准：60～74 岁为年轻老年人；75～89 岁为老年人；90 岁以上为长寿老人。

那么老人的体质具有什么特点呢？简单概括就是虚而不畅。

1. 体虚

老年人之体虚首先是以肾精亏虚为基础。肾藏精，主生长发育与生殖。肾精可以化生肾气（元气）、肾阴、肾阳，亦可生血。而元气是生命活动的原动力；肾阴是全身阴液的根本，肾阳则是全身阳气的根本。而肾中精气的盛衰与年龄密切相关，小儿是精气未充，少年是精气渐充，青年是精气充盛，中年是精气渐衰，老年期是精气日衰。《黄帝内经·灵枢·天年》说："七十岁，脾气虚，皮肤枯。八十岁，肺气衰，魄离，故言善误。九十岁，肾气焦，藏枯，经脉空虚。百岁，五藏皆虚，神气皆去，形骸独居而终矣。"可见，肾中精气一亏，阴阳气血即虚，脏腑功能随之而下降，诸种功能不足由是显现。

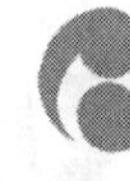

老年肾之精气亏虚最易显现的是生育能力衰减，性功能减退。又由于肾主骨，生髓，通于脑，因此，生殖能力、齿、骨、发状况是判断肾中精气盛衰的常见指标。除生育能力衰减，性功能减退外，肾中精气亏虚尚常见筋骨懈惰、骨质疏松、头发变白易脱、牙齿脱落、健忘、行动迟缓等。

在肾精亏虚的基础上，肾中阴阳化生不足，肾中阴阳犹如植物的阳光雨露，阳光雨露一少，植物自然就枯萎，阴阳之根本不足，则波及它脏。脾胃为气血生化之源，主肌肉与四肢。年老脾胃虚弱，气血化源不足，易见食少纳呆，大便不调，肌肉松弛，眼袋明显；脾转输津液，脾虚输布失职则易生水湿痰饮。肺主气司呼吸，外合皮毛，年老肺气衰，则语音低沉无力，易咳易喘；气不充于肤表，皮肤腠理疏松，则抗病能力下降，易遭受外邪侵袭而感冒；肌肤失于濡养，则皮毛不润，皮肤憔悴多皱，皮色苍老。心主血脉，年老心气虚衰，推动血运无力，血行不畅则易患心血管疾病；心主神明，心虚则健忘，反应迟钝，易悲哀。肝藏血，主筋，年老肝血不足，筋脉失养，不耐劳倦，可见筋肉疲软，甚至肢体发麻；肝开窍于目，肝之阴血不足，目失润养，则见视力下降，头晕目眩等。就体质而言，老年人的疾病多有着或阴、或阳、或气、或血等虚衰的体质背景。

2. 气血津液运行不畅

年龄大了，精气血均不足，体力不足，活动减少，本身就可以导致气血津液的运行减慢。《黄帝内经·灵枢·营卫生会》就有："老者之气血衰，其肌肉枯，气道涩，五藏之气相搏，其营气衰少而卫气内伐……"之说。更由于各脏功能均减退，若心阳气不足，肺气虚衰，均可运血无力，而致血行减慢；若脾肾阳气不足，对津液的蒸腾与输布不力，可致水停而成水湿痰饮；若肝虚失于疏泄，对气血津液的运行均可影响。因此，因虚致瘀、因虚生痰而成瘀血体质、痰湿体质就成为老年人体质的一大特点。

心理上，由于生理功能衰退、易患各种疾病，退休后的失落与无聊，容易产生空虚、寂寞、孤独、焦虑多疑、愤怒自私、悲观绝望等情绪变化，最终还可能导致心理失衡而出现气郁体质，而气郁又可进一步加重瘀血与痰湿。

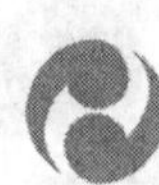

因此，老年体质多为非正常体质，而且随年龄的递增，其正常体质越来越少，偏颇体质尤其是虚性体质越来越多。前述内容显示，体质间是可以相互影响，相互转化的，因此，老年人的偏颇体质大多为混合体质，往往是虚中夹实，以某种虚质为主而夹痰、夹瘀、夹湿、夹气郁，较少表现为单纯一种体质类型。

又由于老年人五脏功能日益衰退，形体亏损，病理产物如痰瘀等易于形成，往往多有慢性病，因此混合体质再与宿疾交缠是老年人体质的又一特点。由于体质往往是疾病的背景，不少疾病的发生、发展、恢复等均与老年人的衰老体质有着密切关系。因此，对于老年人来说，改善体质并不单纯是

动态地看，人之一生，不同年龄段，显示不同的体质特点，而且各个阶段密切相关，相互影响。胎儿禀赋厚薄直接关系到婴幼儿时期体质；幼儿的体质偏颇又可影响青年的发育；青年时期的发育优劣直接影响中年期的体质，而更年期的转变则关系到老年期的体质。而体质又与疾病相关，因此，每个阶段的体质调理均有其意义。

体质问题，更是与疾病的治疗康复相关的大问题。可以说：辨明体质差异，对老年病的养生、预防、保健乃至治疗均有重大意义。体质得到适当的调理，根本得到保障，疾病就易于治疗或康复，延年益寿也就有了基本保证。

二、男子葆精养气，女子藏血驻颜

“男子以阳为主，则阳胜乎阴；女子以阴为主，则阴胜乎阳。”（《普济方·妇人诸疾门》）

我们常说：“男女有别”究竟男女之别体现在哪里呢？体质作了最好的解答：首先是形态结构之别，男的高大威猛，女的纤细柔韧；再有是生理功能之异，女的有经、带、胎、产之生理，男的有排精现象；还有气质之差，男性多阳刚而粗犷，女性多阴柔而细腻。.

（一）女性体质

“女子以阴为主，则阴胜乎阳”。其阴盛阳衰之质主要表现在体格与气质上，体格上具阴柔之体，体型多小巧苗条；气质上多偏内向，这是因为女属阴，阴主静，故多喜静而多愁善感，感情细腻；属阴之体得气容易郁，故女子若被七情所伤，易产生气机郁滞，而出现心情抑郁、闷闷不乐。正如《养生须知·闺女养生法》所言：“女子之别于男子者，心境不能开旷，感情每多郁闷。”因此，气郁质应是女多于男。

就生理功能方面女性有两大特点：一是女子以血为本，《黄帝内经·灵枢·五音五味》概括女子体质的特点时明确指出：“今妇人之生，有余于气，不足于血，以其数脱血也。”因为妇女有经、带、胎、产、乳等生理特点，因月经来潮耗血，胎孕血聚养胎耗血，生产过程耗血，乳汁是化生于血，其一生都是以血为用，均易损耗血液，故女子血病多见，血虚体质尤多。二是女子以肝为先天，这是名医叶天士提出的观点。因为肝藏血，主疏泄，女子以血为本，血的贮藏、调节、防止出血是肝藏血的功能起作用；血的运行则依赖肝之疏泄，疏泄即疏通发泄，其疏通发泄的是气，说白了就是使气的运行流畅，气行则血行。因此，妇女在经、带、胎、产、乳的生理过程都依赖于血足与血行，即与肝的生理功能关系最密切。如果肝的藏血、疏泄功能失调，就会产生月经失调、带下病、不孕、胎产不安、产后乳汁不畅等病症。在体质而言，肝藏血不足则为血虚质；肝不藏血的出血多见于阳盛质，如我们上火时容易流鼻血即与此有关；肝失疏泄，气运行不流畅则为气郁质；气不行致血不行则为瘀血质。

另外人体有两条经脉与女子关系密切，这两条经脉均起源于子宫，一条叫冲脉，“冲为血海”，与妇女月经关系密切；另一条叫任脉，“任主胞胎”，与妇女妊娠关系密切。因此，冲任二脉的生理功能与妇女的经带胎产密切相关。冲任两脉的具体内容在下面第七章中会详细谈到。

（二）男性体质

“男子以阳为主，则阳胜乎阴”。男子的阳盛阴虚主要表现在体格与气质上，体格上具阳刚之体，体型壮实高大，声音洪亮，腠理致密，肌肉结实，脏腑功能较强，能胜任繁重的体力劳动。男属阳，阳主动，气质上多偏外向粗犷，表现为心胸较宽阔，多刚毅果断，勇敢好斗。属阳之体得气则容易外发，男子若被七情所伤，易产生气的发泄，而出现烦躁易怒。

生理上，“男子主气”，“男子以气为主”（《血证论·卷一》），阳气代表功能，故脏腑功能一般较女性旺盛，气多血少，阳多阴少。因此，壮年期男性阳盛质或阴虚质较女子为多，即热底者较多，基于此体质特点，在发病上，壮年期的男性易患阳证、热证，如高血压、心脏病、秃发等，病情反应也较为剧烈。但男子以气为用，气用得多则易耗损，且男子以肾精为本，有排精的生理特点，精可化气、精气可化生肾阴肾阳，若中年之后不注意节欲，精气易泄、易亏，在精亏之余，亦易导致气虚、阳虚或阴虚之质。因此，中年之后，男子养生贵在节制房事以葆其精，减少劳倦以养其气。

三、心理与生理源源交织

“人有五脏化五气，以生喜怒悲忧恐。”（《黄帝内经·素问·阴阳应象大论》）

在第一章我们就了解过，体质的构成要素有三点：即形态结构、生理功能和心理状态，这三者密切相关，尤其是生理与心理之间关系更为密切。心理活动、个性心理特征以内脏的生理活动为基础。反过来，心理活动又调节影响着人体生理功能活动。中医学早就有“形神合一”的观点，《类经·针刺类》就有“形者神之体，神者形之用”之说。

就生理对心理的影响而言，《黄帝内经·素问·阴阳应象大论》说：“人有五脏化五气，以生喜怒悲忧恐。”前已述及，中医的“气”经常指代的是功能，这条经文的意思是，喜怒悲忧恐这类情绪性变化与人体脏腑功能相关。中医情志学说将人的七情和五志与五脏功能相联系，如心在志为喜、肝在志为怒、脾在志为思、肺在志为悲、肾在志为恐等，首先说明了人的情志变化是以内脏生理活动为基础。心在志为喜，意谓“喜”这种情志与心之气（功能）有关，正如《黄帝内经·灵枢·本神》所说：“心气虚则悲，实则笑不休。”其余情志与相应内脏的关系可以此类推。

就心理对生理的影响而言：情志变化也可以影响五脏或气血的生理活动。《黄帝内经·素问·举痛论》说：“喜则气和志达，荣卫通利”。意谓，人逢喜事精神爽，此时心气平和，志意通达，荣卫（气血）通利流畅。如果情志太过，可以影响气血与损伤五脏。“喜则气缓”、“怒则气上”、“思则气结”、“悲则气消”、“恐则气下”表达的是五志太过各自造成的气机失调逆乱情形；而“喜伤心”、“怒伤肝”、“思伤脾”、“悲伤肺”、“恐伤肾”则是五志太过各自影响内脏功能。具体而言：喜怒悲思恐五种情志虽均由心发出，但却有各自的伤脏及伤气倾向，如大喜过望或意外之喜易致心气（缓）涣散，收敛不住心神，常见的是语无伦次，举止失常；大怒则肝气上逆而出现面红目赤，头晕头胀，甚至晕厥；忧思过度则脾气郁结，表现为茶不思、饭不想；过悲则耗伤肺气，表现为神色惨淡，神疲乏力，少气懒言；过恐则肾气下逼，常见两脚发软，甚者二便失禁。

就体质的分类而言，个体的体质特征，主要体现在脏腑阴阳气血的功能表现上，而脏腑阴阳气血功能往往也通过心理状态反映出来，这种心理状态又可以影响脏腑阴阳气血功能。

如阳盛体质，在其热、动、功能偏亢的机能特征基础上，易见性格外向、喜动好强、急躁易怒的性格特征；而这种性格特征又往往对其功能倾向产生强化作用。阴虚之质与阳盛质有相似之处，在热、燥、功能虚性偏亢的机能特征基础上，易见急躁易怒的性格特征；易怒本身就可以生火而加重其功能倾向。阳虚质则与前两者刚好相反，以寒、静、功能减退为机能特征，性格则多为内向，喜静少动；由于阳主动，动则生阳，因此喜静少动不利于阳气的化生，又可加重阳虚的偏差。气属阳，气虚质的生理与心理相互影响的情况与阳虚质相仿。气郁质对心理性格的影响最为明显，气有舒畅情志的作用，气不和则心不平，在气郁的功能条件下，易见精神忧郁，闷闷不乐，情绪低沉，多愁善感，容易精神紧张，焦虑不安，敏感多疑，气量较狭小，胆怯，易受惊，常无缘无故地叹气，急躁易怒等情绪反应或性格特征；反之心不平则气不和，在这些负性的心理因素影响下，又会加重气郁的程度。我们不妨回想一下，当我们生气，不开心，感觉郁闷时，是不是往往出现两侧腹、两胁或乳房等部位的胀痛或胀闷感？这就是气郁的表现。气滞则血瘀，因此，瘀血质的生理与心理状态的互相影响与气郁质有相似之处，但表现不一定有那么明显。痰湿质的人由于“湿性黏滞”一般都是慢性子；对于“气质”二字，我们可以顾名思义，慢性子的人其气行也慢，慢则易致水液停滞而加重痰湿的偏颇。

血虚质往往对精神状态产生一定的影响，如出现睡眠欠佳、多梦、健忘等，但性格内外倾向一般没有明确定论。湿热质的性格倾向也不明显。过敏体质基本属于病态，其性格特征较为复杂，难以一概而论。而平和质则属于生理与心理状态俱佳者，两者之间产生的是良性互动，可见形神和谐是健康的基础。

印象归纳：本章扼要如下：在不同的生理或心理状态下，人体可呈现出不同的体质特征或类型。个体的体质与生命过程同步，“纯阳之体”、“稚阴稚阳”、“五脏有余不足”均是对小儿体质的不同角度描述；由小儿至青年，体质渐强；中年之后，体质由盛转衰；老年则脏腑功能、阴阳气血俱衰，并至气血津液运行不畅，呈现虚实夹杂体质。体质又因性别而异，女体阴柔，以血为用，血常不足，以肝为先天，以冲任二脉为用，其气易郁；男体阳刚，以精为本，以气为用，青壮年阳旺者多；中老年，精气易衰，受气则易怒。不同体质的形态结构、生理功能、心理状态有异，三者互动常相互影响。明其要点，有助于我们辨明不同体质与不同特征因人而调理。

第五章

体质偏颇　疾病敲门

体质的偏颇影响着疾病的发生、发展与变化

及早地辨识与调理体质

就可以防止疾病的发生及演变于未然

体质与形体容貌气质存在着配套性关系

据体质而美容

正是把握住了美容的真髓

“人身本无病也，凡有所病皆自取也。或耗其精，或劳其神，或夺其气，种种皆致病之由。”（《医学真传·原病》）

在第一章我们知道，除特禀质外，体质偏颇一般属生理性居多，而疾病则为病理。二者的关系除偏颇的程度不同外，更重要的是体质偏颇同时也在疾病的发生、发展与变化过程中扮演着重要角色。

一、体质与正邪的“爱恨情仇”

“正气与邪气，原非二物。正气者，中道也；过，不及则为病气，名之曰邪矣。”（《伤寒论本义·厥阴全篇》）

疾病的发生可说是一个复杂的过程，但我们可以简明扼要地归纳其要旨，总括起来不外乎病邪作用于人体所致的损害和正气抗损害这两个方面的矛盾斗争过程。要了解这一过程，我们就有必要对邪气与正气的内涵作一探究。

（一）正气与邪气

1. 正气

正气之“正”，是与邪气（致病因素）之“邪”相对的称谓，寓意为可与邪气对抗的因素；正气之“气”，属中医学中广义之气，泛指人体内精、气、血、津液等正常的生命物质，其中以具防御作用的狭义之气尤为重要。以这些物质为基础产生的人体自我调节、适应环境、抗病祛邪和康复自愈等能力的总和，就是中医所说的“正气”。

可见，正气的旺衰取决于两个基本条件，一是精气血津液等精微物质的盈亏。二是以精气血津液等精微物质为基础产生的脏腑经络生理功能的正常协调或失调。

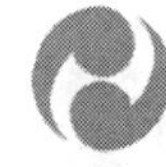

因此，当精气血津液等精微物质的充盛、脏腑经络生理功能的正常协调而呈现出人体自我调节、适应环境、抗病祛邪和康复自愈能力强时，我们称之为正气充沛。反之，若任何一种物质的亏耗及脏腑经络功能减弱，并由此带来人体自我调节、适应环境、抗病祛邪和康复自愈等能力的低下称之为正气不足。

由此可见，正气实质上是人体精气血津液等物质和脏腑经络功能状况的综合体现。

2. 邪气

邪气，泛指各种致病因素，在中医学中，致病因素并不用细菌、病毒等来归纳。中医学产生于自然，其病因学的概念更多的是源于自然，如中医常说的伤风、感寒、感湿等，实际上就是对我们熟知的自然界气候的模拟。我们知道，自然界在不同的季节有风、寒、暑、湿、燥、热的气候变化，这称之为六气。

若自然气候变化在当季呈现太过或不及，如夏天该热却比常年热，称为太过，反之则为不及；又或非其时而有其气，如秋季气候该燥却反潮湿，这时若人体的正气调节不过来，就容易产生疾病，中医就称之为外感六淫。淫有不正当的侵入或太过的意思，也有不正之气的意思。您看，当与正气概念相对，不正之气不命名为邪气还能命名为什么呢？

六淫其实还有更深的意思，这里隐藏着中医认识疾病的方法学，以湿邪为例，中医学先把自然界湿的特征抽象出来，湿具有黏滞、重浊、趋下的特性，当人体出现一些具有湿的特征的症状，中医就以湿来命其邪（病因），如带下多（水多而呈黏滞状态，趋下）——湿；小便浑浊（浊）——湿；身体或关节有困重的感觉（重）——湿；如此类推。其他的风、寒、暑、燥、热等也是沿用这一方法，先将其特性抽象出来，碰到临床症状，与这些特性相比较，具有哪些特征，就归为哪种病邪。比如我们常说的“风湿”实际上就是该病的症状表现既有风的特征，也有湿的特征。中医把这种方法称作“取象比类”，即取观察对象所表现的形象、征象，再与归类参照体系（如五行、六气、六淫等）做比照，像哪一类的特性，就归入哪一类。

此外，中医的病因还有内伤七情、饮食不当、劳逸失调、痰饮、瘀血、结石、药邪、先天因素等，它们在前面的内容中或多或少地出现过，在此不再一一叙述了。

学到这里我们可能会有一种感觉，中医看上去其实不算太难懂，确实如此。现代人之所以更容易认同西医之理，皆因我们从小到大一直所受的教育，尤其是理科的教育，已为我们接受西医之理做好了充分的铺垫。反观之，我们对中华文化传统的观念与知识又有多少认识？试想想，假如我们从小就有一点阴阳、五行、六气之类的观念或知识，当我们听到阳盛、阳虚、气虚、气滞、湿重之类的名称时，心中难道就不会产生种种相关的联想吗？这些联想会比诸如“甲状腺功能亢进”、“肺结核”之类给您带来的联想更难理解吗？

可以说体质强者，其正气也足，其抗邪、驱邪、调节、修复能力强，不易感邪发病；体质弱者，其正气也虚，其御邪抗病修复能力差，易感邪发病。可以这样说：体质或正气的强弱是人体健康与否的决定因素。

（二）体质与正气的关系

我们现在复习一下体质的三个要素：形态结构、生理功能和心理活动。其中的生理功能主要就是脏腑经络功能，而功能活动的物质基础就是精气血津液。我们对比一下：正气的旺衰取决于两个基本条件，一是精气血津液等精微物质的盈亏，二是以精气血津液等精微物质为基础产生的脏腑经络生理功能的正常协调或失调。因此可见，体质与正气均是精气血津液盛衰和脏腑经络结构与功能的反映。因此，体质实质上就是因脏腑经络、精气血津液的偏颇而形成的个体特征。

我们可以看出，体质与正气两者的内涵几乎一致，因此，平和体质我们可以理解为正气充沛，偏颇体质我们也可以理解为正气的功能有偏颇。

我们平时有一种习惯，就是常常将体质与正气相提并论，当一个人的正气充沛时，我们更习惯地说这人体质好，而当一个人正气不足时，我们更习惯地说这人体质虚。这种表达大体是靠谱的。

然而细究起来，体质与正气还是有所区别：作为对整个人体生命物质及其功能的高度概括，正气重在“能力”的差别，一般只有强弱之分，理论上较少出现类型之别；而体质是对人体形态结构、生理功能和心理活动整体表现特征的概括，强调个体差异，重在“质”的差别，既有强弱之分，又有不同类型的划分，因此，可以说体质不但反映了正气的盛衰，也反映了正气的偏颇。因此，从严格意义上说，体质的划分比正气理论有着更好更细的指导意义：体质不但作为正气的背景决定了发病与否和修复、调节能力的强弱，还决定了发病的倾向性及疾病的病性（寒热虚实）、病位和病势。

（三）体质与邪气的关系

疾病的发生、发展与变化均是邪气与正气相争的结果，而体质是正气的背景，那么从一定意义上来说，疾病的发生、发展与变化就是体质偏颇倾向与邪气性质之间的互动关系，关于这一点，我们将在之后的“有何底子发何

病”中展开。

二、体质与病证的“风花雪月”

“苟不明其源则流不得而清也，不辨其类则治不得其当也。”（《温热逢源》）

辨证和辨病是中医认识和治疗疾病的重要手段。正确理解辨体与辨病、辨证三者的关系，对提高养生质量与临床疗效均具重要意义。

（一）体质与“证”的关系

体质是个体相对稳定的生理特性，是正气在个体的特殊表现形式。体质与疾病证候有着密切的关系。这里要引入中医学的一个概念——“证”，又可称“证候”。证与病的概念不同，我们可以这样大略理解：一种疾病，由于每个人的体质背景不同，在病因与体质背景的互动下其产生的临床表现也不尽相同，各有一定的倾向性，如寒、热、虚、实等，因此，一个病就可以分出寒证、热证、虚证、实证等。当然，在中医学中还有更细的分类，如虚证，就可以分阴、阳、气、血、精等不同的虚，若再细分，气虚可以分为心气虚、脾气虚、肾气虚等证。可见，证若与疾病结合，则类似于将一个病据其临床症状的组合类型或倾向分成很多个亚型。

从体质学的意义来说，“证”实际上是致病因子作用于人体体质以后，以体质为背景形成的临床类型。

（二）体质与证的区别

由于体质与证候均是应用阴虚、瘀血、痰湿等类同的中医的基本术语，如阴虚质与阴虚证、痰湿质与痰湿证等，两者容易产生混淆。但细析之，两者在内涵是既有区别又有联系的。其一，体质偏于生理状态，偏颇程度较轻；证候偏于病理状态，偏颇程度较重，证候实际是致病因素作用于以体质为背景的机体后，两者互动产生一种反应状态。其二，体质的表现有显候，亦有隐候。显候如舌红；隐候如易上火，实际上当时未必有上火；易感冒，实际上当时并没有感冒。而证候则基本上为显候，如已上火，已感冒时的表现。其三，体质的形成也渐，表现也稳，变化也微；而证候则是一个随时流动演变过程。其四，调体质的目的是治未病，让人处在或回复到平和健康状态，以养生防病；治疗证候的目的是治已病，以求恢复到未病前的状态。

可见，体质与证候既有联系，也有区别。若能将辨体与辨证相结合，将有助于养生防病及更准确地指导临床治疗。

三、体质与发病的“前因后果”

“邪之所凑，其气必虚。”（《黄帝内经·素问·评热病论》）

（一）体质与疾病的发生

疾病的发生就是发病，病邪作用于人体是否一定发病还很难说，这还得看正气的强弱与反应状态。中医发病学认为，正气不足是发病的内在依据，邪气是发病的重要条件。《黄帝内经·灵枢·百病始生》说到：“风雨寒热，不得虚邪，不能独伤人，卒然逢疾风暴雨而不病者，盖无虚，故邪不能独伤人。此必因虚邪之风，与其身形，两虚相得，乃客其形。”《黄帝内经·素问·刺法论》说：“正气存内，邪不可干。”均强调正气的重要性。说明在多数情况下，正气（体质）决定发病与否。证之临床，常见体质虚弱之人，一遇气候变化、环境改变，或情志刺激，或饮食不调，或劳倦内伤等，即易患病。而体质正常之人则往往安然。

故而，一般情况下，病邪对发病所起仅是诱发、激化作用，而机体正气强弱则起着主导作用。发病与否，取决于邪正双方的力量对比与进退。邪正相搏，邪气强盛而正气亏虚，正气不足以抗邪，邪气侵害人体则发病，反之，正胜邪退则不发病。

体质作为正气的背景或主要内容，必然成为影响疾病发生、发展与变化的基本因素。体质与疾病的关系，犹如画面的背景与主像之间的关系，我们可将体质视作画面上的“背景”，将疾病视作画面上的“主像”，疾病总是发生在体质这一“背景”之上，个体体质偏颇实际上如同“背景”中的不同“底色”，由此映衬出的主像就有着强烈的底色色彩，进而影响或决定着整幅画的表达基调与画面效果。

不同体质倾向实际上通过与不同病邪的互动进退而影响着疾病发生与否或疾病过程。体质的偏颇不但决定着对某些病邪的易感性，也影响感邪后发病与否和发病的倾向性。

（二）体质与病邪易感性

我们通过前面的体质分类知道，不同的人有不同的阴阳气血等体质偏颇，而病邪通常也分阴阳，如寒邪、湿邪、痰饮等属于阴邪；热邪、暑邪、

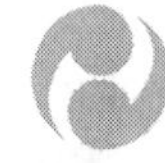

风邪等属阳邪。这样体质（正气）分阴阳，病邪也分阴阳，正气的阴阳与邪气的阴阳在相争互动中就有不同的反应性，即不同的体质偏颇导致了对各种致病因素的反应性、亲和性、耐受性不同。

如何把握这种体质与病邪之间互动反应规律呢？中医学有一个简单的判断原则，叫“同气相求”。何谓同气？体质热与热邪同气、体质寒与寒邪同气，如此类推。即热底（阳盛质或阴虚质）的人怕热邪、燥邪；寒底（阳虚质）的人怕寒邪、湿邪。怕，即对之敏感，换一种说法就是热底的人对热邪敏感，容易招引热邪，这从热底的人夏天难过、怕吃上火的东西就可知；而寒底的人则对寒邪敏感，容易招来寒邪，从寒底的人特别怕冷，冬天难过，怕吃西瓜、冰水等就可印证。如此类推，痰湿质者易感湿邪；湿热质者既易感热邪，也易感湿邪；气虚质者易感风邪，因气有防御功能，气虚则此功能减退，碰上其性开泄，无孔不入的风，当然容易中招；过敏体质患者往往对风寒、花粉、油漆、鱼腥虾蟹等因素和食物易感。清代医家吴德汉《医理辑要·锦囊觉后篇》对此有所归纳：“要知易风为病者，表气素虚；易寒为病者，阳气素弱；易热为病者，阴气素衰；易伤食者，脾胃必亏；易劳伤者，中气必损。须知发病之日，即正气不足之时。”明确指出了不同的体质类型，容易感受相应的邪气，易患某类特定的疾病。

在外感病的发生中，若体质虚弱，则正气虚而易感邪发病；体质强，则正气旺盛，抗病能力强，病邪难以侵犯人体。同时，体质强、正气足还有一个意义：即使病邪侵入，亦能调节修复，驱邪外出，疾病也就无从发生。

在内伤病的发生中，体质同样具有较大影响，《黄帝内经·素问·经脉别论》指出：“勇者气行则已，怯者则着而为病。”吴谦在《医宗金鉴·杂病心法要诀》说：“凡此九气（怒、喜、悲、恐、寒、炅、惊、劳、思）丛生之病，壮者得之气行而愈；弱者得之气著为病也。”证之临床，气郁体质者容易情绪波动而加重气郁；气虚质亦易为劳倦所伤，因为“劳则气耗”；痰湿体质者易被肥腻食物（湿）所伤。

基于正气不足是发病的主导因素，人体的体质强弱与偏颇就是邪气能否致病或致何病的前提。

（三）体质与发病倾向

刚才讲的是不同体质对不同病邪有着不同的易感性，现在要说的是既病之后的发病倾向也与体质密切相关。因为个体体质有阴阳气血等方面偏颇的

差异，因此，即使感的是同一种病邪，其在发病的类型上可能也有不同。《黄帝内经·素问·风论》说："风之伤人也，或为寒热，或为热中，或为寒中，或为疠风，或为偏枯，或为风也，其病各异。"同是风邪伤人，为什么会产生寒热、热中、寒中、疠风、偏枯等不同病症？我们可以前述体质分类分析之。气虚体质者由于防御功能减退，最畏无孔不入的风，这时会加重风的致病程度；阳盛或阴虚体质，本身有热，若再感风，可能就成风热；阳虚体质，本就有寒，可能就成风寒；痰湿体质，若再加风，可能就成风湿；湿热体质，若再感风，可能就成风湿热。

证之临床，确实如此，如"肥人多痰"，痰湿体质者易患各种痰证、饮证、水肿证、高脂血症、高血压、中风、痛风、糖尿病等；"瘦人多火"，阴虚之体，易患肺结核、甲亢、习惯性便秘或出血诸疾；阳虚之质，阴寒内盛，外卫不固，气化无力，易患寒性的感冒、咳喘、腹泻、遗尿等；气郁体质、瘀血体质，气机郁滞，血行不畅，易患肿瘤、抑郁症、月经不调、各类痛证等；阳盛体质，易生疔疮疖肿；气虚体质，易患感冒、鼻炎、哮喘等；湿热体质易患各种渗液性皮肤病、带下等；小儿脏腑娇嫩，体质未壮，易患外感、哮喘、腹泻、食积等；年高之人，精气多虚，体质转弱，易患痰饮、咳喘、眩晕、心悸、糖尿病、颈椎病、腰颈病、痴呆等。

我们可以看出，这里偏颇的体质在疾病中起着类似于"杠杆"的作用。由此，体质的差异在一定程度上决定了发病的倾向性。因此，若能调节体质这一杠杆，治疗疾病就能事半功倍了。

（四）体质与适应能力

疾病的发生、发展与变化，从本质上来说，牵涉到人对环境的适应能力问题，从正气的内涵我们知道，适应能力是正气的功能之一，而体质则为正气的基础，换言之，适应能力也是体质好坏与偏颇的具体体现。体质的适应能力主要包括对自然环境与社会环境的适应力。

1. 适应自然的能力

人生活在自然界中，与自然环境息息相关。自然环境的变化直接或间接地影响着人类的生命活动，人类要维持健康，减少疾病就必须随自然条件的变迁而不断自我调节，以顺应其生存环境的变化规律，保持人体生理活动正常。故《黄帝内经·灵枢·岁露论》云："人与天地相参也，与日月相应也。"

这种适应最常表现在时间与空间方面。时间方面，如《黄帝内经·素问·

阴阳应象大论》指出阳盛之人“能冬不能夏”，阴盛之人“能夏不能冬”。而阴虚体质者，与阳盛相仿，均是热底，也是冬天好过而夏天难熬，同时由于阴液亏少，也不耐秋燥，易感温邪或燥邪。阳虚体质属寒底，则是夏天好过而冬天难熬，易得寒病。气虚体质者，既不耐寒，又不耐暑，易感外之邪，以致经常感冒。痰湿与湿热体质之人，最惧梅雨时节，此时易感湿邪为病。

地理方面，我国地域辽阔，东南西北，气候条件、地质结构、水土性质大不一样，随之而形成各区域不同的生活习惯、饮食结构。这些相关因素影响着各方人群的体质。使得不同地理区域的人群，体质有明显差异，所谓一方水土养一方人。正如《医学源流·五方导异论》指出：“人禀天地之气以生，故其气体随地不同。”如我国北方多寒燥，其中多外寒而里热；南方则气候湿热，故湿热体质较多见，外热里寒者亦不乏其人。因此，体质的偏颇既会造成对不同时段的适应能力高低进而影响发病，也会因不同的地理环境而形成某一地区的常见病与多发病异于其他地区。

2. 适应社会的能力

我们在前面已经推论过，心理状态是如何影响人的生理，进而影响体质的。这里强调的是体质的偏颇也会直接或间接地影响其对社会环境的适应能力。

社会环境包括的因素诸如居住环境、工作环境、家庭因素、人际关系、生活压力、经济问题、社会动荡、噪声、事故、战争等，各人境遇不同，但均需要面对与适应。一般而言，平和质的人，由于平素性格平和开朗，所以遇到不良事件时，往往较能随遇而安，可以较好或较快地调整自己的心态，不至于引起明显的身心失调而影响健康。但体质有偏颇之人，或外向热烈，情绪激动，反应过剧；或性格较脆弱，产生紧张、烦躁、焦虑、抑郁、苦恼、悲哀等适应不良的情绪，进而导致或诱发抑郁证、神经衰弱等心理性疾病或胃及十二指肠溃疡、高血压、冠心病、糖尿病、偏头痛、神经性厌食、支气管哮喘心身性疾病。其中气郁体质、瘀血体质、诸虚体质对社会环境的适应能力较差。

现代社会，变迁较大，竞争激烈，疾病谱在改变，心理性或心身性疾病的比例大幅上升，如果不注意调适体质，就有可能影响个人对社会环境的适应能力，甚至致病。

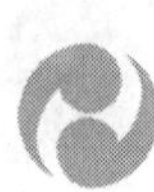

四、体质几何？病情几多？

“邪之阴阳，随人身之阴阳而变也。”（《医门棒喝·六气阴阳论》）

疾病发生后，还有后续，即疾病的发展、变化和转归。体质的偏颇不但影响或决定着疾病的发生与否，如果发病，还可因体质底子的不同而呈现出不同的演变态势。

（一）体质与病证的从化

“从化”，即言病证的演进常顺从体质底子而转化。

我们知道，体质是疾病发生与形成的背景或底色。不同的体质偏颇有其潜在的、相对稳定的倾向性或趋势性，这是“质势”；而病亦有寒热虚实、气郁、痰湿、瘀血等偏差，可视之为“病势”。一旦“质势”与“病势”相合，常相互影响，当“质势”较强时，就可影响“病势”，使疾病的性质往体质偏颇的方向演进，此时，就称为“从化”。《医门棒喝·六气阴阳论》所说的：“邪之阴阳，随人身之阴阳而变也。”此之谓也！比如同为湿邪，阳盛质得之，则湿易从阳化热，而为湿热之候；阳虚质得之，则湿易从阴化寒，而为寒湿或痰湿之证；气虚质得之，则为气虚挟湿。《医宗金鉴·订正伤寒论注》对此解说更为透彻，即“六气之邪，感人虽同，人受之而生病各异者，何也？盖以人之形有厚薄，气有盛衰，脏有寒热，所受之邪，每从其人之脏气而化，故生病各异也，是以或从虚化，或从实化，或从寒化，或从热化，譬诸水火，水盛则火灭，火盛则水耗。物盛从化，理固然也”。

因体质有阴阳，病邪亦有阴阳，故病邪作用到不同的体质就有化寒、化热、化湿、化燥等倾向。从化的一般规律是：阳盛质者，受邪后多从热化；阳虚质者，受邪后多从寒化；阴虚质者因素体阴液不足兼内热，受邪则易从燥化、热化；素体痰湿偏盛者，受邪后多从湿化、寒化。

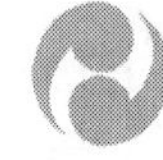

（二）体质与病证性质

1．体质与寒热

关于“证”我们在前面的章节已理解到：一种疾病，由于每个人的体质背景不同，在病因与体质背景的互动下其产生的临床表现也不尽相同，各有一定的倾向性，如寒、热、虚、实等，因此，一个病就可以分出寒证、热证、虚证、实证等。可见，证若与疾病结合，则类似于将一个病据其临床症状的组合类型或倾向分成很多个亚型。

中医治疗疾病，实际上更多地将关注点集中在这些亚型（证）上，因为这更符合每个病人自身当时的特定情况，讲白了就是不穿统一规格的服装，而是据每人精确的身材尺寸来“量体裁衣”。这就是中医所讲的“辨证论治”。

上面所说的“从化”过程最终是以“证”的形式表现出来。不同的病因作用于相同类型的体质，可以出现相同的证候。例如，温热、燥热邪气作用于阳盛质，可以出现热证。而寒邪作用于阳盛体质，也可以转化为热证。另一方面，相同致病因子作用于不同类型的体质可以出现不同的证候。如同为寒邪，若作用于阳虚体质，则出现寒证；但如果作用于阳盛体质，若“质势”较强，则寒邪可随阳热之“质势”而转化为热证。

因此，体质的寒底、热底往往是影响着病后病理变化的内在因素，一旦发病，它就会表现出来。阳盛（热底）之人则多从热化，而阳虚（寒底）之人则多从寒化。

2. 体质虚实

这里的虚实，讲的仍是“证”的性质。何谓虚？何谓实？简而言之，有余者为实，不足者为虚。有余是指病邪有余，不足是指阴、阳、气、血等亏虚。《黄帝内经·素问·通评虚实论》曰：“邪气盛则实，精气夺则虚。”就是说当病邪（六淫、痰饮、瘀血、食积等）影响人体时，若人体质壮实，此时邪气亢盛，正气未衰，则邪盛正实，正邪交争激烈，机体反应明显，则表现为有余、亢奋、停聚的实证。若人体质虚弱，阴、阳、气、血等亏虚，则表现为不足、衰退的虚证。

就体质类型而言，阳盛质、湿热质、气郁质、瘀血质多属实；阳虚质、阴虚质、气虚质、血虚质则属虚。

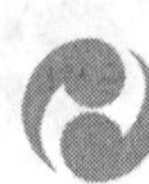

“证”既然是以体质为背景形成的临床类型。因此，“证”的虚实与个体体质的强弱就有着密切的关系。体质强，则正气盛，御邪有力，多表现为实证；体质弱，则正气弱，多表现为虚证。

尚需注意的是，在体质分类中我们知道有混合体质，若虚性体质如气虚质与实性体质如瘀血质出现混搭，则可称为虚实错杂体质，按此道理，中医的“证”也同样可以有虚实错杂之证。

（三）体质与疾病转归

所谓转归，是指疾病是向好的方向发展还是向坏的方向发展。疾病的过程是邪正斗争的过程，必然会出现正邪盛衰的消长变化。由于体质有虚实，正气有强弱，体质强则正气强，正气充足，抗邪能力强，不易感邪发病，即使发病，也多为实证，病势虽急，但病程也较短暂，易好转，易治疗。体质虚弱者，不但易于感邪，此时不足之正气与邪相争，邪易深入，病情多变，易发生重证或危证。亦有正虚邪退的疾病后期，精气阴阳大量消耗，身体不易康复；或罹患某些慢性病，则正邪相持，或正虚邪恋，呈胶着状态，则病势较缓，病程缠绵，难以康复。

可见，有转归就有预后的好坏，疾病的预后虽然与感邪轻重、治疗得当及时有关，但在相当程度上是由体质因素所决定的。因此，在患病时，体质亦成为预测疾病预后凶吉的重要依据。《黄帝内经·灵枢·论痛》说：“同时而伤，其病多热者易已，多寒者难已。”多热说明阳气较盛，阳气有抗病能力，易已即易好转，易治疗；多寒即阳气虚，阳虚则抗病力低下，病则难已，难已即难以治愈。

五、体质与容貌，“一荣俱荣，一损俱损”

“有诸内者，必形诸外。”（《丹溪心法·能合脉色可以万全》）

（一）体佳内荣颜自华

这里要讨论一个时髦的话题——体质与美容，天使面容和魔鬼身材是女性梦寐以求的，除了有副作用的快速整形术外，能达此目的的就是中医学的顺体调养、内荣外华美容法了。

中医美容是广义的美容，包括颜面、须发、躯体、四肢、气质等全身心的美化，其要旨是健而美，即在体质无明显偏颇基础上的健康美。我们都知道，健康的身体，是人体外形美的基础。身体健康，表明人体阴阳气血充足而无偏，各组织器官的发育良好及功能正常。在中医看来，人的形体肢节、肌肤毛发、五官爪甲等无不与机体内脏腑经络气血紧密联系，脾主肌肉、肺主皮毛、肝主筋、主心脉、肾主骨。只有脏腑经络气血功能健旺，元气充沛，才能“有诸内必形诸外”。内在气血外发而营养肌肤、毛发。内荣则外华，呈现为红润光泽的皮肤、富有弹性的肌肉、强劲的筋骨，挺直的身躯、敏捷的动作，从而给人以形体姿态上的美感。气和则心平，良好的内在功能，带出良好的心理状态，表现为精神爽快，风度迷人，大家风范，平添一种气质的美，同时，良好的心境，亦能延缓人的衰老。

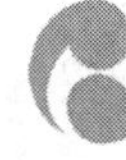

> **要想真正养颜，首先应对体质偏颇造成的相应容颜损害有一个大体的了解，才能对症立法，据法操作，达到理想的美容效果。**

美容与体质有何关系？我们只要对照一下体质的要素及美容的目的就可明白：体质三要素：形态结构、生理功能和心理状态。其中良好的身体形态结构，是美容追求的形体或形态美的基础；正常的生理功能，阴阳气血充足而无偏，正是美容中内荣的内涵；良好心理状态，是美容企盼的优美气质的基础。因此，据体质而美容，正是把握住了美容的真髓。

再进一步看，体格上的高矮肥瘦、肌肉的健壮松软，皮肤的干燥油腻、毛发疏密黑白、气质温婉豪爽，无不是产生在不同的体质基础之上的。也就是说，体质与形体容貌气质存在一定的配套性或规律性关系。因此，有些人"油浸也不肥"，有些人"喝口水也会胖"也就不足为奇了。俗话所说的："一样米养出百样人"，体质使然而已。

因此，美容的追求从本质上来说实际上是对平和体质的追求。这是最健康的一种体质，也是最符合人类审美标准的一种类型，表现为体形匀称，毛发茂盛，皮肤健康有光泽，口唇红润丰盈，口气清新，神采飞扬，气质优雅，自信大度。

（二）体质出偏容颜损

不少女性面色无华或晦暗、或容颜憔悴、肌肤粗糙、斑点丛生或皱纹累累，或毛发易白易脱，或体型不佳，或未老先衰，往往缘于体质偏颇，脏腑经络阴阳气血失调。此时，再高明的美容师，恐怕也难以用外在的方法掩其悴态。要知道，所有的美容问题，实际上都是内脏阴阳气血偏颇的外现。

大体而言，气虚体质、血虚体质、阴虚体质、阳虚体质均属于虚性体质，某种物质的亏虚必然带来依赖这类物质充养的形态容颜的非良性变化；气郁质、瘀血质和痰湿质是由于体内停积了许多有害废物而形成，这些有害物质也必然影响容貌；阳盛质是由人体新陈代谢过于亢进，内热外蒸，亦会损及容貌；过敏体质不消说，最易出现过敏性的皮肤疾病，且过敏体质或多或少都兼有其他的偏颇体质。

在此我们可用学过的体质分类，从各种体质的总体特征、形态容貌特征、气质特征、易出现的美容问题、美容问题分析等多角度逐一分析其对容颜的影响，而与美容无关的特征，我们会有所省略。

1. 阳虚质对容颜的影响

总的体质特征："寒"、"虚"，俗称为"寒底"。

形态容貌特征：胖瘦体形均可见，中年后常发虚胖，肌肉松弛，女性乳房发育不佳，毛发不茂盛或易于脱落，面色多白而无华或晦暗，或有黄褐斑，皮肤松弛，干性油性皮肤均可见，目光清澈，口唇色淡。

气质特征：性格多沉静，内向，不事张扬；有时神疲倦怠，消沉、悲观；不喜运动，性欲淡漠。

其他表现：平素怕冷，或胃部、背部、腰膝部有冷感，手足发凉，喜温热饮食，耐受温热药物，精神不振，睡眠偏多，口淡，稍一活动或不活动即容易出虚汗，大便稀，小便清长，舌淡白而胖大，有齿印。

易出现的美容问题：肥胖或虚胖，肌肉松弛，乳房发育不佳，脱发，黑眼圈，面色暗，黄褐斑。

美容问题分析：阳气不足，气化功能减退，以现代术语表达即新陈代谢功能减退，则水湿痰饮易生，"肥人多痰"，故易见虚胖。脾主肌肉，若脾阳虚，脾运化水谷，化生气血，营养全身功能减退，可见肌肉松弛。阳虚，尤其是肾阳虚时，生长发育功能受影响，此点颇类现代医学所说是性激素分泌不足或失调，致第二性征发育不良，易见乳房发育不佳。肾其华在发，即肾精气阴阳的充裕与否可以头发的生长状况作衡量，而阳虚一般多以肾为主，因此，易见脱发。黑为水色，肾五行属水，肾阳虚则本脏之色外显而见黑，同时，肾主水，肾虚不能主水，水泛为病，则见水色，五行中水之色为黑，故易见黑眼圈；阳气虚，推动无力，易见血行不畅，阳虚则寒，寒性凝滞，血行更慢而易成瘀，故见面色暗黑，黄褐斑，暗是瘀的本色。

在这里，我们看出，阳虚质往往因为影响代谢而多兼痰湿或瘀血质。

2. 阴虚质对容颜的影响

总的体质特征：热、燥、功能虚性亢奋，即为"虚热底"。

形态容貌特征：体形多瘦小或瘦长，皮肤干性为主，两颧常红，易生眼睛巩膜红丝较多，唇红微干，口臭，口疮，易有习惯性便秘，毛发干枯无华或易脱。

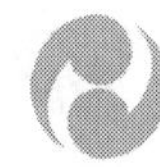

气质特征：性格急躁易怒，情绪波动，睡眠时间短，时有熬夜。

其他表现：比常人怕热，较耐寒；手足心热，易口干、渴喜冷饮，进食干燥或煎炸之品则不适，易上火，大便干燥，午后面红，面部有烘热感，目干涩，视物不清，小便黄，舌体偏红，舌上少苔或少水分，入睡后易出汗。

易出现的美容问题：消瘦，痤疮，干性皮肤，毛发干，黄褐斑，黑眼圈，便秘，失眠，口臭。

美容问题分析：阴液不足，形体失充，故易见干瘦，虽然现代社会崇尚以瘦为美，但前提是瘦而健康，过于消瘦，或会影响形体曲线，反为不美。阴液不足，肌肤毛发失于滋润，则易见干性皮肤、毛发干而无华。阴液不足，肠道失润则易见便干便秘。阴虚不能制约阳，阳相对偏亢则为火，火性炎于面，则为痤疮，其痤疮特征为颜色较红，分界明显，散发性分布，痊愈后不留疤痕；火炎于胃，胃中浊气上逆则为口臭。火属阳，阳主动，热扰心则易兴奋而失眠。阴虚亦每易及肾，肾阴虚其本色——黑色外显则见黑眼圈。至于阴虚之黄褐斑多伴干燥感，仍为阴虚失润之故。

当病影响及中医的肾阴及肾阳，多与西医所说的内分泌失调相关。

3. 气虚质对容颜的影响

总的体质特征：易疲倦、感冒及脏腑功能减弱。

形态容貌特征：胖瘦均可见，肌肉松软，面色不华，口唇色淡，干性、中性、敏感性皮肤均可见。

气质特征：多性情柔和，喜静懒言，精神不振，目光少神。

其他表现：胃纳欠佳，语音低弱无力，懒得说话，气短，易疲乏无力，稍一活动或不活动即容易出虚汗，易患外感，口淡，口唇色淡，舌体淡白，头晕眼花，特别是下蹲起立时。

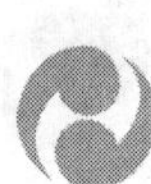

易出现的美容问题：虚胖或消瘦，肌肉松弛，面色无华，黄褐斑，眼袋，干性皮肤，敏感性皮肤，精神不振。

美容问题分析：气虚则气化功能减退，即新陈代谢功能减退，水湿痰饮易生，“肥人多痰”，故易见虚胖。脾主肌肉，若脾气虚，脾运化水谷，化生气血，营养全身功能减退，或可见消瘦、肌肉松弛及眼袋。即影响水液代谢者多见虚胖，而影响气血化生者则多见消瘦，两者并无矛盾。气虚不能化生血液，或气不行血，血不上荣，则见面色无华。气虚，推动无力，易见血行不畅，而成瘀，故易见黄褐斑，暗褐色是瘀的表现。气虚不能布津于体表则易见干性皮肤；气虚不能宣发卫外之气到体表，则易对外邪敏感，而易见敏感性皮肤。气代表功能，气虚，则鼓动振奋功能减弱而见精神不振。

4. 血虚质对容颜的影响

总的体质特征：苍白而虚。

形态容貌特征：形体多瘦弱，面色苍白或黄而无光泽，多干性皮肤，口唇色淡，指甲颜色淡白、甲软或甲脆易折，易脱发或毛发易断，易见黑眼圈。

气质特征：精神不振，睡眠欠佳、多梦，健忘，恍惚。

其他表现：头晕眼花，特别是下蹲起立时，目干涩，视物不清，舌体淡白，肢体易麻木，月经色淡而量少，脉细。

易出现的美容问题：形体多瘦弱，外观色苍白或黄而无光泽，干性皮肤，指甲颜色淡白、甲软或甲脆易折，易脱发或毛发易断，易见黑眼圈，精神不振，失眠。

美容问题分析：血虚而形体失养，则易见形体瘦弱。血虚肌肤失养、失润，血色不显，则见面色苍白或黄而无光泽。肝藏血、主筋，“爪为筋之余”，爪甲的荣润，主要依赖肝血，今肝血不足，失于荣润，则见指甲颜色淡白、甲软或甲脆易折。“发为血之余”依赖血养，今血虚而毛发失养、则易见脱发或毛发易断。血虚而不养心，心神失养则易失眠。白天精神不振一是源于夜间失眠，二是因为血不养脑。黑眼圈也多源于失眠所致。

5. 阳盛质对容颜的影响

总的体质特征：易上火、功能偏亢，即为“实热底”。

形态容貌特征：形体壮实，易生粉刺、疮疖，面色红，口唇色红，皮肤干性或油性，口臭。

气质特征：有烦热感，性格外向，喜动好强，急躁易怒，性欲较强。

其他表现：比常人怕热，较耐寒，喜寒凉饮食，耐受寒凉药物，声音洪亮，易口干，渴喜冷饮，口苦，食量较大，易上火，大便干燥，小便黄，舌体偏红，舌苔黄，精力旺盛。

易出现的美容问题：易上火，易生痤疮、粉刺、疮疖，干性或油性皮肤，口臭，大便干燥。

美容问题分析：阳盛则热，火热之势有向上的特点，因此“上火”这两个字形容得很到位，上火的表现常见是口、咽、牙痛，口腔溃疡，常长粉

美容讲究的是形神俱佳，而气郁质的美容问题主要出现在气质方面，气质抑郁，心情灰暗，神情颓废，这样即使原有十分容颜也只能显示出三分，可谓有色无神，有姿无态。

刺、疮疖，面色红，口唇颜色红，舌体偏红，舌苔黄等。胃火上逆则口臭。火热伤津，肠道失润则易见便秘。若热伤津液为主，则易见干性皮肤；若热迫汗出为主，则易见油性皮肤。

6. 气郁质对容颜的影响

总的体质特征：性格忧郁，出现局部胀闷感。

形态容貌特征：体态上无明显特征，易见黄褐斑或肝斑，经前易生痤疮、粉刺、疮疖。

气质特征：精神忧郁，闷闷不乐，情绪低沉，多愁善感，容易精神紧张、焦虑不安，常无缘无故地叹气，敏感多疑，气量较狭小，睡眠欠佳、多梦，胆怯、易受惊，健忘，急躁易怒。

其他表现：易胁肋、胸部、乳房胀闷，或走窜疼痛，胸腹满闷，嗳气或呃逆，咽间有异物感，胃口不好，痰多。

易出现的美容问题：精神忧郁，闷闷不乐，情绪低沉，多愁善感，容易精神紧张、焦虑不安，常无缘无故地叹气，敏感多疑，气量较狭小，睡眠欠佳、多梦，胆怯、易受惊，健忘，急躁易怒，黄褐斑或肝斑，经前易生痤疮、粉刺、疮疖。

美容问题分析气郁为什么会影响心情呢？气郁就是“气不顺”，气不顺，心情还会好吗？因此常常出现情绪低沉，多愁善感，容易精神紧张、焦虑不安，敏感多疑，气量较狭小。当气闷时，叹一口气会觉得气有出路，略为舒展一点，因此，常会无缘无故地叹气。在中医学中胆主决断，有点接近民间所说的“胆大”、“胆小”，气郁常见在肝胆，若胆气郁滞，胆小而影响决断功能，故可表现为胆怯，睡眠欠佳，多梦，健忘，易受惊。气郁化火则出现急躁易怒。气滞则血瘀而易见黄褐斑，气滞多见于肝胆，而面之颊部属肝胆所统，颊部见暗斑俗称为“肝斑”，多为肝郁血瘀所致，因瘀色为暗。经前蓄血未泄而滞于内，有加重气郁的倾向，气郁可以化火，火性炎上，则经前易生粉刺、疮疖，其色较红。

7. 瘀血质对容颜的影响

总的体质特点：色暗，或常见疼痛。

形态容貌特征：面色晦暗，皮肤偏暗或色素沉着，或见黄褐色斑块，体表易出现青紫瘀斑（皮下出血），口唇色暗或紫，皮肤偏干、易脱屑、瘙痒，头发易于脱落，易生痤疮、其色较暗，易生黑眼圈。

气质特征：表情抑郁。

其他表现：易患疼痛，舌偏暗或有瘀斑，妇女月经色紫暗，或常挟血块，脉涩。

易出现的美容问题：面色晦暗，皮肤偏暗或色素沉着，或见黄褐色斑块，皮肤偏干、易脱屑，瘙痒，头发易于脱落，易生痤疮，易生肝斑，易生黑眼圈。

美容问题分析："暗"为瘀血之色，因此，不管人体的何处出现了色紫、发暗、发黑之色，多半是有了瘀的倾向，美容学上易见的有：面色晦暗，皮肤偏暗或色素沉着，或见黄褐色斑块，易生痤疮、其色较暗，颊部易见肝斑，易生黑眼圈。瘀血内阻，新血不生，或瘀血内阻，血不达于肌表，肌肤失于润养，则见皮肤偏干、易脱屑，瘙痒。毛发失于润养则见头发易于脱落。

8. 痰湿质对容颜的影响

总的体质特征："肥"、"腻"、"重"。

形态容貌特征：体形肥胖者较多见，腹部肥满松软，眼泡浮肿，油性皮肤，黄褐斑，痤疮，或见黑眼圈。

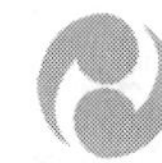

气质特征：经常神昏，头重，精神不振，反应较慢，嗜睡，喜静。

其他表现：胸腹满闷，平素痰多，口中有黏黏或发腻的感觉，头、身沉重而困倦，不轻松，不爽快；大便稀，舌淡白而胖大，有齿印，舌苔腻；妇女带下量多而色白。

易出现的美容问题：肥胖，腹部肥满松软，眼泡浮肿或眼袋，黑眼圈，油性皮肤，痤疮，黄褐斑，精神不振。

美容问题分析：痰湿为水液代谢障碍形成的病理产物，痰湿的某些内涵近似于现代医学所言的血三脂、胆固醇过高，故中医有"肥人多痰"之说。此类体质易见肥胖，腹部肥满松软，眼泡浮肿或眼袋。其黑眼圈的特征是上下眼睑出现浮肿，颜色呈褐色带蓝色或是上眼睑肤色不加深，只是下眼睑出现蓝色，浮肿仍为痰湿所致，黑为水之色，水湿过盛，其色自显。湿性黏滞，痰湿盛，皮肤则呈油性之黏。其痤疮特征是颜色暗红，分界不明显，多连成片状，涉及的面积较大，痊愈后有疤痕。此疮非热所致，故颜色不甚红；痰之为病，常见软性块状物甚至包块，其质类痰，故痤疮多连成片状，愈后有疤痕。痰停则血行受阻而有瘀象，故易见黄褐斑。痰蒙清窍则精神不振。

9. 湿热质对容颜的影响

总的体质特征：热象与湿象并见。

形态容貌特征：肤色偏黄，油性皮肤居多，易生痤疮、粉刺、疮疖；目眵（眼屎）多，多汗且黏，口臭，体味重。

气质特征：湿偏重者神昏、头重，精神不振，嗜睡，懈怠；热偏重者性情多急躁易怒，烦闷。

其他表现：口中有黏黏或发腻的感觉，口甜，口苦，比常人怕热，较耐寒；头、身沉重而困倦，不轻松，不爽快；常大便黏，有解不尽的感觉，或不易揩干净；小便黄，舌体偏红，舌苔黄腻；女子带下色黄，男子阴囊潮湿而臊味重。

易出现的美容问题：肤色黄，油性皮肤，痤疮、粉刺、疮疖；目眵多，多汗且黏，黄褐斑，体臭，口臭。

美容问题分析：湿五行属土，本色为黄色，现热蒸湿动，其色外显而见肤色黄。湿性黏滞，油性皮肤为湿黏滞之性显。热重于湿者，火性炎上，而见痤疮、粉刺、疮疖色较红；若湿重于热者则见痤疮、粉刺、疮疖色不甚红而略暗，且有湿黏之感。目眵多，多汗且黏为湿之黏性外现。热蒸则湿与热齐外发，而见体臭，甚则狐臭；热蕴于胃，胃浊上泛则口臭；湿停则血行受阻而有瘀象，故易见黄褐斑。

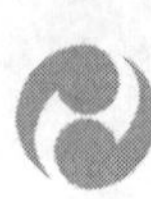

10. 特禀质对容颜的影响

总的体质特征：有过敏性疾病、遗传性疾病或生理性缺陷。

形态容貌特征：若病影响及形体姿态，则可见特殊体态，兼虚性体质者或显体弱，干性皮肤与油性皮肤均可见，皮肤容易起荨麻疹（风团、风疹块、风疙瘩），皮肤因过敏出现过紫癜（紫红色瘀点、瘀斑），皮肤会一抓就红，并出现抓痕。

其他表现：容易过敏（药物、食物、气味、药粉、季节变化），不感冒

> 体质一旦出现明显偏颇时，就会在体形、神态、皮肤、毛发等方面，出现一系列损美性改变。

也会鼻塞、打喷嚏、流鼻涕，容易哮喘，或有遗传性疾病或生理性缺陷。

气质特征：无特殊性。

易出现的美容问题：皮肤过敏性斑疹或紫癜，干性或油性皮肤。

美容问题分析：特禀质者往往不是单一的体质，而多兼其他偏颇体质，因此，其过敏性皮肤斑疹或紫癜往往因所兼体质不同而有不同的特征：如斑疹色红或紫癜，见干性皮肤，多兼阳盛或阴虚体质，热入血分所致。如斑疹色红，或有渗液，或见油性皮肤，多为湿热质，蕴于体内的湿热外发所致。如见斑疹或紫癜同时，有神疲乏力之感，多为气虚质，气不摄血所致。如斑疹而兼干性皮肤，甚则起皮脱屑，多为阴血两虚体质，血燥生风所致。此外，凡见瘙痒，必有兼风，因风性善行，痒有游走之感，与之相似。

当然，现实生活中个体体质差异千差万别，事实上混合体质更多。以上只是列举主要的体质倾向，当混合体质不太复杂时，抓住主要的体质倾向对于一个人的保健美容是较具指导意义的。

印象归纳：证是以体质为基础，随体质而变化的，证的特征中包含着体质的特征。体质的偏颇不仅是疾病发生的内因，而且往往是决定疾病发展过程与证候类型演变的重要因素。根据上述“从化”原理，在临证时如能尽早辨识患者的体质类型，就可以预见其发病之倾向性，预知可能产生的结局，及时采取相应的治疗措施，防疾病发展传变于未然。

体质有形态结构、生理功能和心理状态三要素。其中良好的身体形态结构，是美容追求的形体或形态美的基础；正常的生理功能，阴阳气血充足而无偏，正是美容中内荣的内涵；良好心理状态，是美容企盼的优美气质的基础。据此而推，体格上的高矮肥瘦、肌肉的健壮松软，皮肤的干燥油腻、毛发疏密黑白、气质温婉豪爽，无不是产生在不同的体质基础之上的。也就是说，体质与形体容貌气质存在一定的配套性或规律性关系。因此，据体质而美容，正是把握住了美容的真髓。

第六章

调体质是防病治病的最上游

中医的“上工治未病”的核心

就是调体质

调体质是真正抓住了疾病治疗的最上游

如果治病要花100元

调体质可能只需花1元

而其效果则是最佳的

“良医者，常医无病之病，故无病；圣人者，常治无患之患，故无患。”（《淮南子·说山训》）

这里的无病之病，可视作体质的偏颇；无患之患，小则家事，大则国事，有智慧的人都是采取防患于未然的态度，愿阅读本书的人都成为智者！

一、调体质——不治已病，治未病

“是故圣人不治已病，治未病，不治已乱，治未乱，此之谓也。夫病已成而后药之，乱已成而后治之，譬犹渴而穿井，斗而铸兵，不亦晚乎?”（《黄帝内经·素问·四气调神大论》）

此条文说的是好医生治病，应尽早把握情况，在病将萌或刚萌之时就应消除于无形，预防病情的发展。如果等疾病已经形成才去治疗，就像渴了才去打井，战争起来后才想到去打造兵器，不是太晚了吗？这就是“上工治未病”的理念。

第一章中扁鹊三兄弟的故事大家还记得吗？这则故事形象地说出了中医追求的最高境界——“治未病”，所谓“上医医未病之病，中医医欲起之病，下医医已病之病”。

未病之人，若作细致划分，大致可有两类：一是身体健康，属平和体质，二是体质有偏颇，但程度上未属病态。在此，不难看出，未病，实际上就是体质状态。因此，“治未病”本质上是围绕体质来进行的，那么，“治未病”的操作有几种境界呢？

“治未病”的第一要义是“未病先防”，即着眼于未雨绸缪，保身长全。平和质者，随着年龄的增长，环境的变化不见得能一直保持平和，因此，通过恰当的养生保健方法使其继续保持在平和健康状态，以达延年益寿的目的；体质有偏者，及早干预，防止其往疾病的方向发展。均属此意。

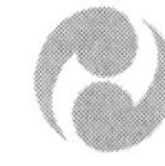

“治未病”的内涵进一步外延，则“既病防变”为其第二要义。疾病发生后，必须认识疾病的起因和机理，掌握疾病由表入里，由浅入深，由简单到复杂的发展变化规律，争取治疗的主动权，以防止其转变。因此，“既病防变”即着力于料病先机，阻截传变，防止疾病进一步发展。如何才能做到这一点呢？我们在上一章刚学过，病证是以体质为基础的，病证的特征中包含着体质的特征。体质的偏颇不仅是决定疾病发生的内因，而且往往是决定疾病发展过程与证候类型演变与转归的重要因素。因此，既病防变的本质性操作，仍是调体质。已病之体，通过调其体质，改善体质背景，减少整体的偏颇，可以防止疾病的发展及不良转归，其思路是通过调人以治病，调人则病自治。

“治未病”的第三要义为“愈后防复”。即疾病初愈，立足于扶助正气，强身健体，防止疾病复发。何谓复发？复发即疾病初愈，正气未复，余邪未清，在诱因的作用下，疾病又重新发作。如慢性咽炎、慢性结肠炎、哮喘等病常有复发。我们都有生过病的体会，即使病好了，但身体仍未复原，何谓“未复原”，即复发要素中的正气未复，其要旨实际上就是体质受损，疾病已造成体质之偏，如热性病易伤阴而易致阴虚体质；寒性病易伤阳而致阳虚体质；慢性病消磨正气，病后更虚；药物攻邪，不论中药西药，亦多会伤正。基于“正气存内，邪不可干”的发病学原理，我们的处理就应该是扶助恢复正气，而正气的基础正是体质，因此，恢复正气无非就是调整因病或因治而致的体质偏颇，使之向平衡的方向回归，正气充盛，自能防邪或驱邪，疾病就不会再复发，或即有复发其来也轻。其核心就是“调体以防病”。

“治未病”实际上是教人不生病的宗旨，配合这种理念，中医有着一整套完整的养生防病、健康长寿的方法和理论。从古代马王堆的导引图、华佗的五禽戏，到后世太极拳、八段锦、各种功法、饮食、心理、冬病夏治的敷贴方法、体质辨识及干预等等系列养生方法，已形成了“治未病”的理论和实践体系。英国学者李约瑟说：“在世界文化当中，唯独中国人的养生学是其他民族所没有的。”

当现代医学从生物医学模式向生物——社会——心理——环境模式、从以疾病为中心向以人的健康为中心转变时，正契合了重在预防的中医“治未病”理念。这是一种健康观念的进步。

二、调体质——省钱的经济学

“与其求疗于有病之后，不若摄养于无疾之先；盖疾成而后药者，徒劳而已，是故已病而不治，所以为医家之怯；未病而先治，所以明摄生之理。”（《格致余论》）

关于神医扁鹊及其兄弟的故事，另有近似的版本：当他治好了大王的病。大王问他：“谁是当今杏林第一人？”扁鹊回答：“我兄长扁鸦”。皇帝又问：“扁鸦的医术比你高明在何处？”扁鹊说：“当年我父亲临终前传下两本医学秘籍，一本《治道》传给了我，所以我能治已患之症；一本《防道》传给了我兄长扁鸦，因此他能治疗未患之病症。当今之人对能治已患之病症的我顶礼膜拜，却对比我高明能治未患之症的扁鸦弃之不理，真是不可思议。”

扁鹊的时代离我们已久远，但“重治疗轻预防”的观念始终根深蒂固。时至今日，人们往往只重视治疗已患之病，而忽视预防疾病的发生。看看今天，人们一直备受“看病难、看病贵”困扰，但困扰之余，又有多少人认识到防病比治病更重要呢。有资料显示：高端人群的健康令人担忧，知识分子平均寿命与国人平均寿命相比要低 10 岁左右；专家、教授、企业经理、文艺界人士、领导干部疲劳综合征的发病率高达 50%。来自哈佛卫生学院的研究报告称，50% 的肿瘤、80% 的糖尿病和中风、70% 的冠心病都是由不健康的生活方式人为引起的。人们对防病保健往往是“说起来重要，做起来次要，忙起来不要”，仍是舍得大把花钱去治病，却不愿意对健康进行微薄投资。前半辈子用命换钱，后半辈子用钱换命。健康的人很少珍惜健康，没有健康的人向往健康，失去了健康的人备感健康的宝贵。这是当今人们对疾病与健康认识的一个误区。

以冠心病为例，冠心病是在先后天诸多因素作用下起病而呈渐进式发展的，目前我们用过多的力量去针对疾病下游，如介入治疗及搭桥等技术是十分必要的，但它只能针对已到晚期或有严重后果的情况。其实，医师们都知道，在人类疾病谱中，真正能治好的疾病只占可怜的百分之十几，相当大比例的病实际上只能控制，而无法治愈，有些病甚至连控制住不发展也是一种奢望。得病后再找医生，医生能给的帮助实际已经很有限，即使治好，也不一定能恢复到和病前完全一样的状态了。

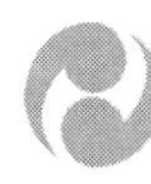

因此，我们应把更多的精力投入到疾病的上游，强调预防。仍回到冠心病的讨论，其实冠心病是可以预防的，其所干预的内容实际上也是体质形成的主要因素，如生活习惯、饮食、运动等。若从中医体质的角度考量，冠心病者多有气虚质、瘀血质、痰湿质相混合的体质背景，所注意的无非就是生活起居有规律；饮食要维持平衡均匀，多食海洋鱼类、蔬菜、水果、豆类、橄榄油等；运动处方视患者个人状况而定，适当的锻炼或运动能改善心脏血液灌注，增加冠状动脉的侧支循环，起到保护和改善心脏功能的作用；同时，药物预防也十分重要。这些都可以有效地预防冠心病。

相当多的慢性病如高血压、糖尿病、痛风等，其第一条防线是防发病，即做好一级预防。它的核心内容是对多种危险因素的综合控制。而多种危险因素在早期并不是一下就以病态的形式表现出来，而是以体质偏颇的形式表现出来。

因此说，调体质并不仅是针对某一疾病，而是在此体质背景下所有可能出现的疾病都会有效，这是真正地抓住了各种病的上游，操作起来自然就事半功倍了。谁都知道，树木歪了，若在小树苗阶段，容易扶正，若已长成了参天大树，还如何纠偏？

上段讲的是治疗效果，这里我们再讨论一下经济问题。对疾病与健康观念的不正确，让人们付出的不仅仅是健康的代价，经济上的代价同样沉重。不消说，一个老病号与一个健康者相比，其每年花在医疗方面的费用肯定要高出十几倍甚至几十倍。美国一个调查发现更令人惊讶，人一生的医疗支出的27%是用于生命最后一年，我国可能还要高于美国。

对此，我们需要一种反思或逆向思维：既然大多数病是渐起渐进，从无到有，从轻到重的，我们为什么到有病之时，重病之时，难治之时，花钱多时才找医生？这不是花钱费力不讨好的事吗？为了维系健康，我们能不能少付出些代价？有没有更省力效果更好的方法，治病买健康的钱能不能提前用？回答当然是肯定的。世界卫生组织的研究表明，人体健康有15%取决于遗传，10%取决于社会条件，8%取决于医疗条件，7%取决于自然环境，而60%取决于人们日常的生活方式。科学家已经发现，80%的心血管疾病和90%的Ⅱ型糖尿病是可以预防的。有人可能觉得，无病调体质，是麻烦的事，也要花钱，事实正好相反。仍以冠心病为例，冠脉搭桥术一般从3万元起，因应病人不同的情况，兼做不同的项目就得加价，更不用说冠脉搭桥术之前一直所用的药物治疗费用了。而体质调理呢？我们看看前面所列的措施：生活起居、运动是不花钱的；饮食只是吃得有选择，不是吃得贵，所费不见得比日常所吃要多。剩下的就是药物调理，中医的药物调理，常用的是食疗，食疗所用的多是日常食物，所添加的一些适合食疗的药物多半也不贵，且食疗并不需要每天每餐吃，隔三岔五地吃也可以；至于中成药，由于不是治病，而是调整体质的偏颇，因此其量可减，次数亦可减，所费也微。

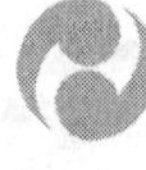

因此，从治已病到治将病未病的亚健康状态，这是阵线前移的第一步；从治疗亚健康状态到调理体质，这是阵线前移的第二步。而第二步，实际上是花最少的钱，办最大的事，得最佳效果的一步，也是最关键的一步。

再有就是经络调理，学会之后，也是自己调理，无需花钱。可以这么说，如果治病要花100块钱，则调体质可能只需要花1块钱，而其效果是对体质背景下所有可能出现的疾病都会有效。即使在已病状态下，也可以由于体质背景的改变，使得病容易治得多。治病？调体质？如何划算？我想读者诸君都是明白人。

调体质同时还有一个潜在的作用，就是观念转变的问题，这实际上是一种正确的健康观念的教育。有资料表明，健康教育投入1元，医疗费可节约8.9元。世界卫生组织把健康教育和健康促进定为解决人人享有保健目标的首选策略，可见其重要性。

从“浙大36岁博导过劳死”到“著名演员古月和高秀敏心肌梗塞突然辞世”，这些消息给关注健康的人们带来了诸多警示和思考，不少人也开始有所觉悟，看看身边，推拿、按摩、针灸、拔火罐等慢慢成为人们的生活方式，一些中医保健书籍的流行，实际上是今人“治未病”理念的觉醒，自主健康意识的提高。但是，要自主健康，要治未病，光是学一招半式或者能顶一时之用，终究不是方法，如何才能更好？一是明白自己的体质类型，从调理体质入手；二是明白初步医理，在明白的状态下自我调理，知其然也知其所以然，自然效果倍佳，这也是我们写这本书的宗旨之一；三是找掌握了“防道”，能教自己不生病的“扁鸦”吧。

三、调体质——治病求本，根壮叶茂

“凡论病，先论体质、形、色、脉象，以病乃外加于身也。”（《临证指南医案·卷一》）

前面主要说的是未病状态下出现体质偏颇的调理理念，但可能很多人关心，我是已病之体，甚至是多种疾病缠身，此时调体质还有用吗？回答是肯定的，不单有用，而且有大用，可以说，中医学常说的“治病求本”实际上大部分是本于体质。

（一）确定治则参体质

体质底子在治疗学上的意义，主要就是体现在“治病求本”的治疗原则上。治则是针对疾病发生的根本机理而确定的治疗法则。这里的根本机理就在疾病之“本”。“治病求本”就是在治疗疾病时抓住疾病的本质进行治疗。何谓本？标和本是一个相对概念，有多种含义，可用以说明病变过程中各种矛盾的主次关系，其中起主导作为的为本。如从正邪关系来说，正气是本（正气又以体质为本），邪气是标；从体质与病证的关系来说，体质是本，病证是标。正如清·喻昌在《医门法律·卷一》所言：“故凡治病者，在必求于本，或本于阴，或本于阳，知病之所由繇生而直取之，乃为善治。”说明治本即是求其阴阳气血偏颇的倾向性而治，而阴阳气血偏颇可见于体质，亦可见于证候。但证候却是致病因素作用于以体质为本的机体后所产生的疾病状态，我们在前面的章节已知道，体质决定着机体对疾病因素的易感性而影响证的形成；并制约着证的发展、变化、转变与转归。因此，病证性质很大程度上受体质底子的制约。故治病求本，本于体质。方药或针灸的治疗作用往往是通过对不同体质状态进行调治而获得。在操作上主要体现在“因质施治”、“因人制宜”与“辨质”、“辨证”、“辨病”相结合的治疗上。

（二）因质施治求其本

古人诊治疾病常考虑体质分类，常以人之体型、面色、肌肤、脉象等作为疾病的主要参考背景，为立法处方提供依据。清·叶天士在《临证指南医案·卷一》中说到：“凡论病，先论体质、形、色、脉象，以病乃外加于身也。”明确指出了病是发生在体质背景之上的，因此，论病之治，当先论体质，并有不少可操作的经验。如章虚谷在《医门棒喝》说：“面白阳虚之人，其体丰者，本多痰湿，若受寒湿之邪，非姜附参苓不能去，若湿热亦必黏滞难解，须通阳气以化湿，若过凉则湿闭而阳更困矣。面苍阴虚之人，其形瘦者，内火易动，湿从热化反伤津液，与阳虚治法正相反也。”在这里我们可以分析其中几句话的意思，以了解因质施治的重要性。湿热者一般的治法是清其湿热即可，但当湿热出现在面白阳虚之体中就当考虑体质因素了，因为清湿热之品多为寒凉，而寒凉之品容易伤阳而加重体质的偏颇，阳虚加重，则气化功能减弱，湿更难化，湿为阴邪，又易伤阳，从而形成恶性循环，因此“须通阳气以化湿”。清·叶天士在《临证指南医案·卷一》中细

分体质而治："夫肌肉柔白属气虚，外似丰溢，里真大怯，盖阳虚之体，为多湿多痰……所谓肥人之病，虚虚其阳，参拟一方，乃候明眼采择。人参，生白术，枳实，茯苓，生姜。""色苍形瘦，木火体质，身心过动，皆主火化……解郁和中，两调肝胃，节劳戒怒，使内风勿动为上。枸杞子，酸枣仁，炒柏子仁，金石斛，半夏曲，橘红，茯苓，黄菊花香丸。""形躯丰溢，脉来微小，乃阳气不足体质。理烦治剧，曲运神机，都是伤阳之助，温养有情，栽培生气，即古圣春夜养阳，不与逐邪攻病同例，用青囊斑龙丸。""壮年肌柔色黯，脉小濡涩，每食过不肯运化，食冷物脐上即痛，色脉参合病象，是肾阳不旺，浊阴易聚，医知腑阳宜通，自有效验。良姜，草果，红豆蔻，厚朴，生香附，乌药。"这里在临床见症基础上，参合"肌柔色白"、"色苍形瘦"、"形体丰溢"、"肌柔色黯"等形态特征来推体质偏颇，再结合其病机，从而确立诊断和治疗法则及其用药，不但发因质施治之精蕴，并作出垂范。

（三）因人制宜本体质

中医治病讲究量体裁衣、因人制宜。因人制宜是指在疾病的防治过程中要因人的体质、年龄、性别、生活习惯不同而确定相应的治疗法则。分析一下这个概念，之中除了"体质"二字之外，其余年龄、性别、生活习惯等实际上均是形成或影响体质的重要因素，因此不妨说：因人制宜的核心思想就是因体质制宜。

1．病同人异治不同

徐大椿在《医学源流论·卷上》中指出："天下有同此一病，而治此则效，治彼则不效，且不唯无效，而反有大害者，何也？则以病同而人异也。夫七情、六淫之感不殊，而受感之人各殊，或气体有强弱，质性有阴阳，生长有南北，性情有刚柔，筋骨有坚脆，肢体有劳逸，年力有老少，奉养有膏粱藜藿之殊，心境有忧劳和乐之别，更加天时有寒暖之不同，受病有深浅之各异。"说明即使病相同，但因人（体质偏颇）之异，治当分别，有宜于此而不宜于彼者，应因人而施治。可见，因人施治本质上是强调个体化治疗方法的体现。

以临床例之，邪盛而体实者则泻法无碍，如阳盛之体感热邪，直清其热可也。若邪盛而体弱者，则当祛邪兼扶正。如虚人感冒，若按一般感冒治法，宜解表祛邪，但虚人感冒时，体质虚是本，感新邪是标。若纯扶正则易

留邪，若纯祛邪则伤正，邪必不除。故当治扶正解表，标本兼顾。

此外，我们尚应注意到脑力劳动与体力劳动不同的体质特点而予以施治。脑力劳动者，多思虑而少活动，易精血暗耗，且脾胃消化吸收功能较差致气血化源不足，多致里虚，治疗时宜偏于补法而不可轻伐其正气。其情志致病也多，气郁质者不在少数，故宜调其气。体力劳动者，多形体强而正气盛，患病多见实证，治多偏攻泻之法而速去邪气。

2. 年龄长幼当考量

年龄是影响体质的生理因素之一，因此，因质施治就必然涉及年龄问题。

小儿：为“稚阴稚阳”之体，稚阳未充，则肌肤疏薄，卫外不固，易于感邪而致病；稚阴未长，则脏腑柔嫩，发病则易于传变，易寒易热，易虚易实，病情变化较快，且出现肝常有余、脾常不足、肾常亏虚、心火有余、肺脏娇嫩等特点。在治疗中，为护稚阳，勿过用苦寒之药，因苦寒易损人体生生之气；为护稚阴，勿过用温燥之品，因温燥易于伤阴；在祛邪同时不忘略施扶正。但小儿“纯阳之体”又有一个好处：其生机旺盛，脏气清灵，随拨随应，易于见效。故治小儿病，复诊时间宜短，用药量宜轻，忌用峻剂，中病即止。

青年：青年气血旺盛，脏腑充实，病发则由于邪正相争剧烈而多表现为实证，可侧重于攻邪泻实，药量亦可稍重。

中年：体质变化是由盛转衰的转折时期，因此，对中年调治应以振元固本、避免早衰、预防老年病为原则。振元固本即抓住中年时期阴阳精气血尚未大虚之机，加以调补，使人身之根本得固。本固则邪难犯。此时当视阴阳气血的偏颇而调之。

老年：年高之人生机减退，气血日衰，脏腑功能衰减，既易受邪致病，又易内生邪气，多见虚证，或虚中夹实，调治用药尤须审慎。虚证宜补，攻邪要慎，或以攻补兼施。《温疫论·老少异治》曰：“凡年高之人，最忌剥削。设投承气，以一当十；设用参术，十不抵一。盖老年荣卫枯涩，几微之气血易耗而难复也，不比少年气血生机甚捷，其势勃然，但得邪气一除，正气随复。所以老年慎泻，少年慎补。”故治疗老年病，药量宜小，多用补益，少用泻药。补益之品能振奋脏腑功能，利于延寿祛病，但年高之人吸收能力有限，所以不宜峻补，当以缓补为主，而泻药则应中病即止。但补与泻二者关系是辩证的，应灵活看待。对老年病治疗的总则是：审体质，保真元，慎劫夺。

3. 男女有别宜分清

由于男女体质、生理特点有所不同，因人施治时也要考虑到男女体质上的差别。

女性：女子属阴，生理上以血为本，以肝为先天，解剖上有胞宫，生理上有经、孕、产、乳等特点。病理上则有经、带、胎、产诸疾及乳房、胞宫之病。月经期、妊娠期用药时当慎用或禁用峻下、破血、重坠、开窍、滑利、走窜及有毒药物；带下以祛湿为主，产后诸疾则应考虑是否有恶露不尽或气血亏虚，从而采用适宜的治法。

男性：男子属阳，生理上以气为主，以肾为先天。青年期多阳旺，要慎用大辛太热之品，以免助阳生火；中老年则精气日亏而有精室疾患及性功能障碍等特有病症。如阳痿、阳强、早泄、遗精、滑精，以及精液异常等，宜在调肾基础上结合具体病机而治。

（四）病证体质相合参

中医有“辨证论治”之说，现代的中医在“辨证论治”的基础上亦强调“辨病论治”，本书谈论的是体质，这里就牵涉到辨体与辨证、辨病三者之间的关系问题。可以说三者间既有区别，又有联系。

体质类型所指向目标主要是“人”在生理上的偏颇；而证的指向目标是“病的人”，即疾病过程中以体质为背景的某一阶段的病理状态的概括，可以说证的产生是以个体体质的偏颇为基础的；病的研究指向目标则是“人的病”，即疾病全过程。

辨体，即通过辨体格形态、生理功能、心理状态等内容以分别体质类型，主要诊察不同体质偏颇的人对某类疾病的易罹性，患病后体质对疾病发展的倾向性，对药物的耐受性的影响等。

辨证则重在对疾病当前普通的症状、体征等病情资料的综合分析，判断病因（六淫、七情、痰饮、瘀血等）、病位（脏、腑、经络、表、里等）、病性（寒热）、邪正关系（虚实）等，然后概括为某一证，如肾阳虚证。且着重的是某病在当下机体的反应状态，具有阶段性的特征。

辨病则注重从贯穿疾病始终的根本矛盾上认识病情。如糖尿病中医古代多以消渴称之，消渴总的病机特征就是：阴阳两虚为本，燥热为标。

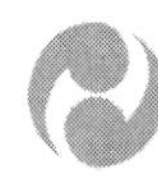

> **当同一种疾病发生在不同个体身上，为不同个体体质所左右时，就会产生不同的病理变化，表现为不同的证。根据不同的证，采取不同的治法，谓之“同病异治”。**

三者的关系可以这样看：若某人患某病，则其看病当时的表现实际上就是现阶段症状、体征的组合，这种现阶段症状、体征的组合可以用中医理论为指导而判断为某种证。而证的类型、性质，病机发展的趋向和预后则取决于邪气（病因）与正气（以体质为本）两个方面，其中正气（体质）是内因，占主导地位，因此，病与证候的表达方式和变化趋向始终受体质因素的制约。由此可见，体质和证、病分别侧重于从人体与疾病的不同的角度，说明机体的生理或病理状态。

可见，体质与病证既有联系，也有区别。将“辨体”、“辨病”、“辨证”相结合，则中医常说的“同病异治”、“异病同治”的问题在此也可以得到解答。

如同为感冒，若阳盛质之人感邪，易出现发热，咳嗽，痰黄，鼻塞，流黄涕，口渴，咽痛，舌偏红，苔薄黄，脉浮数等症状，则辨为外感风热证，治宜疏风清热；若阳虚之人感邪，则易见恶寒，咳嗽，痰清稀、鼻塞，流清涕，口不渴、苔薄白、脉浮等症状；则辨为外感风寒证，治宜疏风散寒；即同一感冒病，因患者体质不同，其机体对病邪的反应性不同，此时为“证”随体质而化，而表现出不同的证候，故在治疗时采用不同的治法，故有“同病异治”之法。

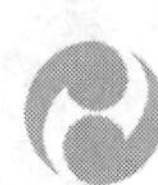

另有一种情况是不同的疾病在某一阶段为体质共性所影响时，就会表现为相同的证，在治疗上则采用相同的方法进行治疗，谓之“异病同治”。如肝下垂、肾下垂、子宫脱垂属不同的病，但都见于气虚体质，其共同点是内脏下垂，中医称之为中气下陷证，治宜补中益气升阳，证相同，故治法也相同。

从体质角度看：不同的人、不同的病，若体质相同，其证候可能相同；反过来若不同的人、得相同的病，若体质不同，其证候可能不相同；换言之，同病异证的本质是同病异质，而异病同证的本质是异病同质，关键点就在体质的异或同，这样就把握住了复杂事物的共性，起到执简驭繁的作用。

正由于“体质”、“证候”、“疾病”对个体所患疾病本质反映的侧重面有所不同，所以中医学强调要“辨体”、“辨证”、“辨病”相结合，这就形成了研究疾病与人体间的多角度、多层次的关系。从而有利于对疾病本质的全面认识及调治。

四、调体质——体质强一分，疾病去三分

“三分医治，七分调养。”（民间谚语）

这里的康复，指的是疾病将愈或已愈，但由于病邪的作用，或治疗的影响而造成的正气受损，体质已偏，功能未完全恢复的状态。

不论是急性病或慢性病的恢复期均存在这种状态，如外感发热，经治疗后，往往感冒已好，热邪易退，但由于热邪易至气阴受损，所造成的气阴两伤状态仍难同时恢复，此时常见疲倦乏力、口渴、便干等症，这可以说是正气中的气与阴均受损，亦可以说是造成了气虚质与阴虚质的体质偏颇。此时仍需继续调理，这种调理过程，就是康复。

那么康复所据的又是什么呢？当然还是体质。既然体质是疾病发生、发展、变化、转归的背景，那么疾病的病理方面的痊愈实际上只是第一层次的痊愈，因为偏颇的体质背景仍在，它随时可以成为第二次得病或疾病复发的动因，从这个意义上来说，体质回复到平和状态才是真正意义上的恢复。

中医康复医学是以中医为理论基础的，在整体观念的指导下，辨明恢复者体质的阴阳、气血、虚实等偏颇，而施以不同的康复措施。

中医常见的康复措施主要有：适度运动、起居有常、精神调理、饮食有节、食疗、经络调理、气功、药物调理等。

因为个体原来的病以及体质存在着差异，每个个体都有其自身特性，而每种康复疗法又都有其自身的主治范围和功效特点。因此，针对原有病及偏颇体质的康复又有特定的目的、原则与方法。

以运动为例：医生要按照病人原有病恢复状态、心血管及运动器官的功能状态、年龄、性别、季节、对运动的爱好等选择对病人最恰当的运动方式、运动量、运动时间等。如年轻、体质较强者则宜选择强度较大，持续时间较短的方案；而中老年人体质较差者则宜用小强度而持续时间较长的方案。不同的疾病也影响着运动种类的选择和运动量的确定。而食疗、经络调

以中医的角度看，即使原有病的病理已改善甚至消除，但只要病人存在不适的表现，就需继续调理。康复的意义就在于：一者可完全消除不舒服的表现，二者可让正气得以恢复，三者可将已偏的体质纠正，四者可巩固疗效，五者可防止疾病的复发。

理、中成药等则在患者体质的基础上，按照中医寒者热之、热者寒之、虚则补之、实则泻之的原则来调理。

再以气郁质为例：其人劳心，多忧于事。心病还须心药医，首先要清楚其所忧之事，为其分忧，多注意情感上的疏导，使肝气条达，疏泄有权；因春夏自然界阳气升泄，有助于郁滞之气的疏泄，秋冬则自然界阳气收敛内藏，有加重气郁的可能，因此这种人耐春夏，不耐秋冬，故在秋冬最好有适当的运动，以促进体内气的流通，减轻郁滞；因肝主疏泄，调畅气机，调畅情志，而肝与胆相表里，功能相互配合，因此经络调理中可采取拍打肝、胆经以助肝胆气行的方法；食疗方面多选行气之品；中成药常用的有逍遥丸。

记住了，体质强一分，疾病去三分！

五、调体质——与化妆品无关的美容大法

“形乃气之充，色乃血之华。”（《冯氏锦囊秘录·痘疹·验形察色》）

在上一章的“体质出偏容颜损”的内容中我们知道，人的内在生理活动或阴阳气血津液的变化，都会反映到体表上来，所谓“有诸内必形诸外”。形体肥瘦、肌肉的松紧、皮肤的弹性、皮脂分泌的多少、头发的质地与疏密乃至气质的变化，都与体质类型有关。其中的皮肤特征与黄褐斑、黑眼圈、痤疮是美容学上关注较多的问题，我们不妨以此为切入点进行讨论，以体会调体质对美容的意义。

（一）皮肤问题关体质

皮肤就像一面镜子，时时刻刻反映着人体的功能状况。体质平和，新陈代谢正常的人，表现为面色红润，皮肤光泽，富有弹性；体质虚弱或偏颇，生理功能有偏的人，则表现出各种各样的性质有偏的皮肤、或皮肤过早衰老，容易产生皱纹和色斑。

人的皮肤一般可分为油性皮肤、干性皮肤、中性皮肤、混合性皮肤和敏感性皮肤五类。不同的体质可表现出不同的皮肤特征。

1. 干性皮肤：表现为皮肤干燥，无光泽，缺乏弹性，易脱屑，皮肤多皱纹，是由于皮脂分泌不足，汗腺分泌功能减退，表皮缺少皮脂膜的保护，表皮细胞缺水所致；亦可因皮肤血液循环不良，全身营养不良而致。多见于血虚质、阴虚质、瘀血质、特禀质、气虚质、阳虚质。

（1）内在保养要点：①血虚质者补血，阴虚质者滋阴，阴血足自能滋养皮肤，这种内源性的水分尤其重要，内荣则外华，在此最能体现；气虚质、阳虚质则补气、补阳，以促阴血的化生，或促进阴血输散于体表，以起滋养作用；瘀血质者活血，以使津液运行流畅达于肤表；特禀质者主要调其相兼的偏颇体质。②饮食上应科学，适当补充高蛋白、高脂肪的食物。

（2）外在护理要点：①干性皮肤的护理原则是湿润保湿，避免外界因素刺激，保持皮肤健康。②每天洗脸次数应适当减少，洗脸水温度要稍低于体温。③洗面奶或香皂等应选择温和无刺激性的，洗完脸后应用含油分较多的护肤品。④最好使用质地厚重，锁住水分功效较强的乳霜产品，抹完以后，等上几分钟，让皮肤好好吸收，然后再化妆。⑤尽量避免阳光过多照射。

2. 油性皮肤：表现为皮肤油腻光亮，毛孔粗大，是由于雄性激素分泌旺盛，导致皮脂腺分泌增多所致。多见于湿热质、痰湿质、阳盛质、特禀质、气虚质、阳虚质。

（1）内在保养要点：①湿热质者清湿热、痰湿质者祛痰湿，使内源不生痰湿，则油腻无源外渗；阳盛质者清其热，使不致油腻外泄；气虚质、阳虚质者补气、扶阳使不致固摄无权，而致油腻外溢；特禀质者主要调其相兼的偏颇体质。这是正本清源之法。②饮食方面应以清淡为宜，多吃蔬菜、水果、多喝水，少吃油腻食物和刺激性食品，不喝浓咖啡或过量的酒，以减轻皮肤油脂分泌旺盛。

（2）外在护理要点：①首先增加清洁皮肤的次数，每天为 2 ~ 3 次。②用温水湿面，选用柔和的皂性洁面液。③不可外出暴晒太阳，要注意调节室内的温度，避免过多出汗。④不妨使用紧肤水，它既可以收缩毛孔，又可以给皮肤补充水分，同时对于油脂分泌过剩、毛孔粗大易堵的油性皮肤者来说，还有抑制油脂分泌、消炎等作用。⑤油性皮肤也有需保湿之时，水分亦能令肤色柔和，改善油光现象。⑥晚上洁面后，也可适当地按摩，以改善皮

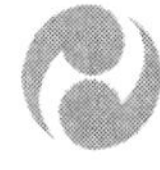

肤的血液循环，调整皮肤的生理功能。

3. 中性皮肤：中性皮肤就是我们正常的皮肤，其 pH 值在 5～5.6 之间，它是健康的理想皮肤，皮脂腺、汗腺的分泌量适中，不油腻不干燥富有弹性，不见毛孔，红润有光泽，不容易老化。红润细腻而富有弹性，对外界刺激不敏感，没有皮肤瑕疵。多见于发育期前少男少女和婴幼儿以及正常体质者。中性肤质的保养是最轻松的了，不过天生好皮肤，后天不好好保养的话，中性皮肤也会变成偏干或偏油的肌肤。

（1）内在保养要点：①平和质者也要注意维持良好的生活习惯，若体质有偏者当调理各种偏颇体质。②中性皮肤在饮食上要注意补充必需的维生素和蛋白质，多食水果、蔬菜、豆制品和奶制品。③注意保持心情舒畅，精神愉快。④避免过多地使用化妆品，避免烟、酒及辛辣食物刺激。⑤适量地做一些户外运动，使得皮肤更加健康、自然，充满青春活力。

（2）外在护理要点：①中性皮肤的护养要注意的是随着气候、环境的变化来适当选择护肤品。通常，在夏季应选择乳液型护肤霜，以保证皮肤的清爽光洁，秋冬季节可选用油性稍大的膏剂，来防止皮肤的干燥粗糙。②保持皮肤的清洁也是很重要的一点，中性皮肤可选用碱性小的香皂清洁面部，晚上入睡前可用营养乳液润泽皮肤，使得皮肤保持光滑柔软，也可使用营养性化妆水，以保持皮肤处于不松不紧的状态。选择对皮肤有滋润作用的香皂，坚持每天按时保养，保持良好状态，一般每日清洗面部 2 次为宜。③皮肤越白皙的人，越需要防晒，否则，就会衰老得比别人快。

4. 混合性皮肤：多表现为额部、鼻区为油性皮肤，其他部位呈中性或干性皮肤。多见于阳盛质、气虚质、阳虚质、气郁质、瘀血质，亦可见于正常质。

（1）内在保养要点：①仍像干性、油性皮肤的保养一样，只要体质偏颇得调，则皮肤之偏性亦自调。②在日常生活中，要多注意饮食平衡，可大量食用富含 VitA、VitB、VitC 等的水果蔬菜，少食高脂肪类及辛辣刺激性食物，多喝白开水，对皮肤的调理有着良好的辅助作用。③保证充足的睡眠。

（2）外在护理要点：①洁面：可选择去污力强的洗面奶，重点清洁额部、鼻部、口周及下颌部位的油性皮肤处，而面颊部位只是一带而过即可达到综合清洁的效果。洁面时，还可采用冷热水交替洗脸，可用温热水将“T”字部位清洗干净，再用冷水将整个脸部清洗干净。②面膜：在选择面膜时，

要根据不同的需要进行选择，在颌部、鼻部、咽及下额部位可使用干性皮肤专用面膜。③护肤品：对于油性皮肤的“T”字部位拍打以收敛毛孔，抑制油脂分泌的收缩水，并涂抹保湿性护肤品。而对于干性皮肤，以补充营养及水分为首要，可选用营养滋润的产品。

5. 敏感性皮肤：表现为皮肤菲薄，两颊及上眼睑处可见微细的毛细血管，皮脂分泌不足，皮肤缺乏光泽，对外界刺激耐受性差，易产生过敏反应。多见于特禀质、气虚质、血虚质、阴虚质、湿热质。

（1）内在保养要点：①仍像干性、油性皮肤的保养一样，只要体质偏颇得调，则干者自滋，油者自减，对外界刺激的耐受性自然增强。②在饮食方面，敏感性皮肤要注意营养平衡，可多吃一些牛奶、豆制品及新鲜的蔬菜、水果，以增强皮肤抵抗力，避免吃鱼、虾、蟹等易引起过敏的食物以及葱、蒜、辣椒等刺激性食物。③生活要有规律，保持充足的睡眠。④运动能增进血液循环，增强皮肤抵抗力，进入最佳状态。

（2）外在护理要点：①要远离过敏原。②皮肤要保持清洁，经常用冷水洗脸。要保持皮肤吸收充足的水分，避免夏日炎热引起的皮肤干燥。③避免过度的日晒，否则会引起皮肤受到灼伤，出现红斑、发黑、脱皮等过敏现象。④随身衣物要冲洗干净，残余在衣物毛巾中的洗洁精可能刺激皮肤。⑤选用敏感系列化护肤品，如冷膜、敏感面霜、细胞乳液霜等，以镇静皮下神经丛。⑥忌用产热的护肤系列用品，不对面部做大面积按摩，切勿选用磨砂膏。⑦选用特效的敏感精华素，使皮肤增加纤维组织，使薄弱的皮肤得以改善。⑧尽量不化妆或不化浓妆。⑨初次使用化妆品应非常慎重，事先进行适应性试验，如无反应，方可使用。

通过以上的内外兼修，相信您会更容光焕发，美丽迷人。

（二）眼圈斑疮与体质

皮肤上的黄褐斑、黑眼圈、痤疮等，可出现在很多的体质状态下，但黄褐斑、黑眼圈、痤疮出现在不同的体质，其表现出来的颜色、性状等是略有差异的，而主要的鉴别要点是伴随的体质表现，如痤疮色红，伴有阳盛表现则为阳盛质，伴有阴虚表现则为阴虚质，伴有气郁表现则为气郁化火；若痤疮颜色暗红，分界不明显，多连成片状，痊愈后有疤痕，则多为痰湿。治疗则分别对应采用清热、养阴、行气散火、化痰祛湿等法。

不可忽略的是心理方面的原因也可导致这些斑疮，如长期心理压力过重、心情抑郁、焦虑、急躁等。此外，也与饮食失调、作息无规律、睡眠不足等有关。

因此，黄褐斑、黑眼圈、痤疮等的调治要考虑多种影响体质偏颇的因素，并分清楚谁主谁次。

（三）全面调体效更佳

在调体质美容的具体操作上，以下几点是效果好而操作性强的。

1. 养五脏、益气血

五脏即心肝脾肺肾，五脏与美容学关联较大的内容有：心主血、在体合脉、其华在面；肝藏血、在体合筋、其华在爪；肺主气、在体合皮、其华在毛；脾化生气血、在体合肌肉、其华在唇；肾藏精、在体合骨、其华在发；这里的“华”是各脏华彩显现之处。

这样五脏的精气血津液通过经脉与人体皮、肉、筋、骨、脉、须发、四肢等构成一个有机体，五脏化生并输布精气血津液到体表以滋补、润养、温煦皮肤、肌腠、毛发，从而保持面部色红润、肌肉丰满、皮肤毛发润泽等。因此，五脏精气血津液的盛衰或输布是否顺畅就直接关系到机体的健康和面容的容枯，所以五脏强盛、精气血津液充盈就成了体态健康美丽的保证。再进一步，可根据以上五脏与在体、其华的关系作针对性的调理，如爪甲不荣、质软或易折，则着重补肝血，如头发早白或易脱，则着重补肾精，又因“发为血之余”再兼补血。

这样，通过有针对性的养五脏、益气血就可使身体健康、内荣外华，容颜长驻。

2. 疏经络、行气血

经络广布于人体，是运行全身气血，联络脏腑肢节，沟通上下内外的通路。维持人体正常生理活动以及充养皮肤、肌腠、毛发的精微物质都是通过经络系统运送，只有在经络保持通畅，气血运行无阻的情况下，才能保证脏腑功能的正常，皮肤、肌腠、毛发得以濡养，从而拥有健康的体魄和荣润的肌肤。若经络不通，气血运行不畅，皮肤、肌腠、毛发得不到气血濡养则易出现各种美容问题。

再进一步，不同经络的分布是有其区域性的，我们可根据出问题的区域来调整相应的经络，达到更好的美容效果。如面部是美容问题出现最多的区域，面部主要是阳明经及少阳经所辖，亦涉及太阳经，因此，面部美容的针灸、推拿按摩、拍打均主要围绕这三经，尤其以阳明经为主，因为“阳明为多气多血之经”，此经阳气过旺则易见疮疖，气血不足则面色无华无泽，或现皱纹，或褐斑。另外，乳房发育不良亦是让不少爱美的女士深感头痛的问题，如何才能做到“做女人挺好”，多半亦是从经络入手。乳房主要与肝、肾、胃三经有关，其中肝经行于乳房的外侧；胃经行于乳房正中，并经乳头；肾经行于乳房内侧。且从现代医学角度看，乳房问题，除了遗传因素以外，主要是内分泌失调，雌激素低下，荷尔蒙分泌不平衡，乳腺细胞对雌激素的反应能力及敏感性低下，或乳房的始基细胞数量不足所致，因此，调节内分泌，提高雌激素是丰胸的一大关键。而中医认为女性乳房发育不良，第二性征不明显，多因肝肾之虚所致。因肾主生殖发育，肝主疏泄，且经络循行于乳房，因此调节内分泌主要从肝肾入手，提高雌激素亦以补肾为主。因此，无论从经络调理还是服药调治，都主要指向肝、肾两脏或两经。而内服药物，外调经络，同时调理肯定会有更佳效果。

可见，要想取得良好的美容效果，均要遵循疏通经络，行气活血的原则，同时，初步的经络知识也是应该具备的，这部分内容，我们在第七章会有所讨论。经络不通或不畅常出现在瘀血质、痰湿质、气郁质；又由于阳气主推动血行，亦可见于气虚质、阳虚质。

3. 祛邪气、护肌表

皮肤的不少问题除与内在的脏腑、经络功能及气血盛衰有关外，亦与外邪尤其是“六淫”有关。如斑、疮、痘、疹色红，多与“热邪”相关，此时当清热毒；如见瘙痒性的皮肤问题，因“风性善行”，因此与风脱不了干系，当祛风止痒；如见油性皮肤、渗热性皮肤病、久病缠绵的面部疾病或易损容有肿结的痤疮、酒渣鼻等，多与湿邪有关，当祛其湿，或加消肿散结之品；若秋天出现皮肤干燥，为“燥邪”为患，当养阴润燥；若皮肤问题遇寒而加剧，当散其寒邪。

对于美容而言，“六淫”中危害最甚的当责之于风邪、热邪，因为风邪常为外邪致病之先导，而颜面、须发、眼目等均暴露于外，这些部位最易受风邪的侵袭而致病，而热邪最易与风邪依附而侵袭人体经络影响人体气血运行，同时热极容易化毒入血，使血分热炽，导致许多损容疾病的发生。因此祛风清热，凉血解毒是中医美容疗法最常用的治法。

由此可见，若要保持容颜亮丽，就必须在日常生活中全面调养体质，达

到“由内而外”的改善，才能产生健康的美！容光焕发的真美丽是与体质无偏的健康相伴的。

印象归纳：中医所说的“上工治未病”本质上是围绕体质来进行的，“治未病”具有以下几种境界：第一要义是“未病先防”，第二要义是“既病防变”，而“愈后防复”则为“治未病”的第三要义。其核心均不离“调体”二字。

调体质并不仅是针对某一疾病，而是在此体质背景下所有可能出现的疾病都会有效，这是真正地抓住了各种病的上游，如果治病要花100块钱，则调质可能只需要花1块钱，而其效果是对体质背景下所有可能出现的疾病都会有效。即使在已病状态下，也可以由于体质背景的改变，使得病容易治得多。

中医学常说的“治病求病”实际上大部分是本于体质。在操作上就有了“因质施治”、“因人制宜”与“辨质”、“辨证”、“辨病”相结合的治疗等丰富内容。

以中医的角度看，即使原有病的病理已改善甚至消除，但只要病人存在不适的表现，就需继续调理，这就是康复的工作。既然体质是疾病发生、发展、变化、转归的背景，那么疾病的病理方面的痊愈实际上只是第一层次的痊愈，因为偏颇的体质背景仍在，它随时可以成为第二次得病或疾病复发的动因，从这个意义上来说，体质回复到平和状态才是真正意义上的康复。

人内在的生理活动或阴阳气血津液的变化，都会反映到体表上来，所谓“有诸内必形诸外”。形体肥瘦、肌肉的松紧、皮肤的弹性、皮脂分泌的多少、头发的质地与疏密乃至气质的变化，都与体质类型有关。因此通过养五脏、益气血，疏经络、行气血，祛邪气、护肌表等操作的全面调体质才能做到“由内而外”地美化容貌，这才是效果最佳的美容方法。

第七章

体质调理有很多路径

生活、运动、药食

气功、心理、经络等调理的要诀

就是使人“和”——

从体质的偏颇或病理的偏差

回到中和状态

“是以善摄生者，卧起有四时之早晚，兴居有至和之常制，调利筋骨有偃仰之方，杜疾闭邪有吞吐之术，流行营卫有补泻之法，劳逸节宣有与夺之要。要忍怒以全阴，抑喜以养阳，然后先将服草木以救亏，后服金丹以定无穷，长生之理，于此尽矣。”（《抱朴子·内篇》）

《抱朴子》的著者葛洪是古代近仙一类的养生大家，此段除“服金丹”一句存疑外，其余确是养生调体之真言。

一、生活调理之道

“善养生者，慎起居，节饮食，导引关节，吐故纳新。”（《苏东坡集·上皇帝书》）

体质调理不同于疾病治疗，因体质的偏颇较病证为轻，故其首重的不是药物治疗而是日常生活的调理。

不管是何种体质偏颇，其生活调理均主要遵循道法自然、规律生活、饮食有节、饮食宜忌、劳逸结合等几个方面。当然，在大原则相同的前提下，不同的体质类型在具体的操作亦须兼顾各自的特点。

（一）起居调护

《黄帝内经·素问·四气调神大论》曰：“夫四时阴阳者，万物之根本也，所以圣人春夏养阳，秋冬养阴，以从其根，故与万物浮沉于生长之门。”

人类生活在自然界中，人的生命活动与自然界息息相关，在自然界的变化中，存在着以四时、朔望、昼夜为标志的年月日周期性节律变化，并由此产生气候和万物所呈现的变化规律等。人类在长期的进化过程中，形成了与之近乎同步的生理节律和适应外界变化并作出自我调适的能力。《黄帝内经·灵枢·邪客》称之为“人与天地相应”。这就是“天人相应观”。

我们还记得春雨下的踏青、夏荫里的纳凉、秋风中的郊游、冬寒里的嬉戏吗？很遥远了，一切都由空调暖气代劳，一切活动尽可能移于室内进行，人类源于自然，却已渐离自然。我们正失去什么呢？我们正渐失对自然环境的适应与调节能力。

人若能顺应自然，各种生理功能便可循其常性，节律有序而稳定，机体则处于阴阳和谐的健康状态。因此，顺应自然是中医体质调理的重要原则之一。不要说偏颇体质需要遵循此道，即使是阴阳平和之人，也要起居有常，不妄作劳，顺应四时，悉心调护，才能增进健康，延年益寿。

因此，重拾“天人相应观”当为现代人养生之首务，其要点是借自然之力以帮己身，正是天助我也！

1. 起居有常

由于人的生命活动如体力、智力、情绪等都有盛衰变化周期，因此，“起居有常”就是顺从人体的各种自然节律有规律地生活、学习、工作。养成良好的起居生活习惯可使人体脏腑和调，气血调畅，精力充沛，提高人体的适应能力，保有旺盛的生命力，从而增强体质，预防疾病，延缓衰老。

若起居失调，长期作息不规律则会诱发或加重体质的偏颇，甚至使体质的偏颇向疾病发展，如经常熬夜、睡眠不足则易于上火而加重阴虚质；过于劳神则伤血而成血虚质；劳力劳形过度则伤气而加重气虚或阳虚质；房室太过则损精，进而损及肾阴肾阳而成阴虚质或阳虚质。即使原是平和质者亦会因起居失调而导致脏腑功能渐损，气血失调，机体适应能力减退逐渐演变成异常质，进而早衰或产生疾病。因此与“起居有常”相配合的就是“不妄作劳”。

2. 顺应四时起居

起居有常的更具体及更到位的操作就是根据季节变化和个人的具体情况制定出符合自己生理需要的起居作息制度，并养成按时作息的良好习惯，使身体的生理功能保持稳定平衡的状态，以适应生活、社会和自然环境等各方面的需要，此为“道法自然”。

春季：春天自然界阳气生发，顺此天时，万物欣欣向荣、推陈出新。天人既然相应，则人为了顺应天地自然生发之气，春天宜晚卧早起，起床后宜在室外悠然散步及做各种适量的运动，以顺应自然及人体的阳气升发、蓬勃生机。尤其是气郁质者更应顺此自然之阳升以舒发自己郁闷之气。正如《黄帝内经·素问·四气调神大论》指出：“春三月，此为发陈，天地俱生，万物以荣，夜卧早起，广步于庭，被发缓形，以使志生。”同时，春天天气多变化，不可顿去厚衣，以防气候之变。

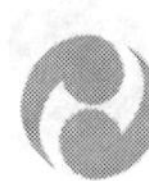

夏季：夏天阳气正旺，万物荣华充实。“夏三月，此为蕃秀，天地之交，万物华实，夜卧早起，无厌于日。”为了顺应阳旺阳舒之机，人应当晚些入睡，早点起床，多活动，顺应阳气的充盈舒展。夏日漫长，中午正是阳盛入阴之时，要有适当的午休，一助阳气入阴，二以消除疲劳，提高下午的工作和学习效率。注意空调的使用，夏季汗多，皮肤汗孔是开张的，易于感寒而受凉。阴虚与阳盛质者均属“热底”，多是冬天易过而夏天难熬，此两型体质在夏天应防暑热助阳而伤津，夏季暑热多汗，汗多易于耗津，要尽量避免强力劳作或高温下作业，免致大汗伤津。

秋季：秋季，阴气渐盛，阳气渐收，万物结果成实。“秋三月，此为容平，天地以急，地气以明，早卧早起，与鸡俱兴。”此时应早睡早起，以顺应秋天收敛之气。秋气乍温乍凉，以燥为主，因此，在人们睡眠、穿衣、居住、护肤等方面，做相应的调护。阴虚则液少，液少则燥，阴虚质者由于有燥热的特点，逢上秋燥则较难适应，故此质之人更应防燥护阴，多吃梨、雪耳、沙参、百合等滋阴润燥之品；此外，由于秋性属金，其气敛缩而降，不利于气机的舒展，气郁质者易于此季加重，因此，此质之人于秋天应多做活动，保持心情的舒畅，帮助气机的舒展以减轻气郁。

冬季：冬天水冰地坼，天地万物处在闭藏状态。“冬三月，此为闭藏，水冰地坼，无扰乎阳；早卧晚起，必待日光。”此季应早睡晚起，避寒就温，以顺应冬天阳气之潜藏。但冬天的避寒就温应适可而止，因过暖则易于出汗而散阳，不利于保护阳气。又阳气当潜于下部与内部方有大用，且“寒从脚下起”，故冬天当注意脚部保暖，以使阳气内敛及下潜。阳虚或气虚质者不耐于冬，当此寒冷之时容易发病，原病者则易加重。故阳虚质者在秋冬季节适当暖衣温食以养护阳气，尤其要注意腰部和下肢保暖，也应多晒太阳，以改善体质，增强人体的抗寒能力，减少感冒和其他病的发生。

（二）饮食调理

1．调和五味与寒热

辛甘酸苦咸五味各有所归之脏，兼有寒热之性，欲使人体阴阳平衡、气血充盛、脏腑协调，必须均衡地摄入五味。不使五味有所偏胜，以保正气旺盛，身体健壮。若长期偏嗜五味中的某一味或某几味，则会使脏腑功能失调，即使是平和质亦会转变为异常质。因此，饮食应力求五味调和，不可偏嗜。

食物寒热之性对体质的影响较大，阳虚质、气虚质者对食物多耐热不耐寒，而阴虚质、阳盛质均属“热底”，对食物则耐寒不耐热。平和质者对寒、热食物都有较好的耐受性，因此寒热性质的食物均可吃，但要注意寒性热性食物大体上的均衡，因为过寒则伤阳，过热则伤阴，因此切忌寒热偏颇太过而造成体质的偏颇。

2. 四时食宜

四时气候的变化，季节的交替，对人体的生理功能产生一定影响。最好能根据不同季节气候特点，进行饮食调养，以维持体质平和，促进健康，防止疾病的发生。

春季：此时阳气升发，植物萌发而长，舒展调达。人应于此，体内亦为阳升，亦当舒达，故春宜升宜透，即顺应阳气升发之性，食性宜清轻升发，宣透阳气。但应注意升而不散，温而不燥。宜多食蔬菜，因蔬菜属植物，多具条达之性，如菠菜、木耳、香菇、韭菜、芹菜、豆芽、春笋等轻宣透发之品，均宜摄食，气郁质、瘀血质者由于更须气血流通，春季食养尤有意义。

夏季：此时阳气隆盛，气候炎热，万物繁茂。人应于此，体内亦为阳盛，故夏宜清淡，应选用清热解暑，清淡芳香之品，不可食用味厚发热的食物。宜多食新鲜水果，如西瓜、香瓜、哈密瓜、梨、番茄等，其他清凉生津食品，如绿豆、冬瓜、苦瓜、黄瓜、生菜、银花、菊花、夏枯草、芦根、荷叶等均可酌情食用，以清热祛暑。清热解暑之品尤宜于阳盛质、阴虚质及湿热质，因这三种体质均有“热”的底子；而阳虚及气虚质者即使在夏天亦不应过食寒凉，免伤虚阳。

长夏：即农历六月，此时天热下蒸，地湿上腾，氤氲熏蒸，湿气弥漫，为一年之中湿气最盛之时。长夏与脾气相应，脾为阴土，喜燥恶湿。潮湿季节，则脾易为湿所困，失其运转消化之功用，每见头身困重、目眵多、胸闷腹胀、食少纳呆、腹泻或便黏等水湿内停之象。此时宜用芳香化湿，或渗淡利湿之品以助脾气之健运，而尤忌肥腻或滋润之品。痰湿质与湿热质者均不耐湿盛之季，故应选用薏米、白术、扁豆、冬瓜、藿香、佩兰、茯苓、车前子等祛湿健脾之品。

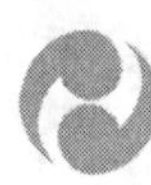

秋季：阴气渐长而阳气日消，由于天热消减，地湿不能上蒸故见气燥，此时进食宜食用濡润阴类食物以保护阴津，如沙参、百合、麦冬、梨、胡麻仁、阿胶等，阴虚质者此季尤应润养护阴。

冬季：天气大寒，阴气大盛，而阳气深藏，万物亦随阳气内潜而蛰藏。人与之应，则精气宜于涵养内藏。冬宜温补，阳虚质、气虚质者尤是。常选用温热助阳如羊肉、牛肉、鹿制品、狗肉、虾、姜、桂、胡椒等食品。

《黄帝内经·素问·六元正纪大论》有“用寒远寒，用凉远凉，用温远温，用热远热，食宜同法”之说，即炎热季节慎用热性的食物与药物，如姜、肉桂、狗肉、羊肉等，以防助热伤阴；寒凉时节慎用寒凉食物与药物，如绿豆、冬瓜、苦瓜、梨等，以防损伤阳气，可视作四时食宜的总则。

3. 顺年龄而调食

根据人体生长规律，适当调食。一是小儿的生长发育时期，食谱应多样化，富有营养，促进其正常生长发育。二是更年期，为体质的转变时期，可根据可能出现的阴阳偏颇酌服补益肾阴肾阳之剂。三是人至年老，五脏逐渐虚衰，应适当调补，促其新陈代谢，延缓衰老。

让我们用自己的身体与心灵去拥抱自然，重新感受春温、夏热、秋凉、冬寒，春生、夏长、秋收、冬藏！您将重新成为一个与天地相应的，生机活泼、健康自然的人。

二、药食调理之道

“谨和五味，脏腑以通，气血以流，骨正筋柔，腠理以密，可以延年却病。”（《食物本草会纂·菜部》）

（一）药食调理的原理

中药与食物为什么能治病及调体质呢？最好是知其然，也要知其所以然。通过前面的阅读我们已知，中医的病证与中医的体质分类，均有寒热虚实、阴阳气血津液之偏；与之相应，中药及食物也有其偏性，就是四气五味之属。

所谓四气，又称四性，即药物或食物的寒性、凉性、温性、热性。这四气古人是如何得知的呢？中国古代并没有类似于现代化学成分分析这一套，所以不可能是源于化学分析。中医是一门实践的医学，所以，四气是源于医疗实践的反证。以病体测之，凡是能够减轻或消除热证或热性体质的药物或食物为寒凉药、寒凉食物，如黄连、板蓝根、西瓜、冬瓜等；凡是能够减轻或消除寒证或寒性体质的药物或食物则为温热药、温热食物，如桂枝、生姜、茴香等；亦可以正常人体测之，凡是能够使正常人体出现寒凉表现的药物或食物为寒凉药、寒凉食物，凡是能够使正常人体出现温热上火表现的药物或食物则为温热药、温热食物。为了区分药性与食物程度的不同，可再细分微温、微寒、大热、大寒等，又有药性与食物不寒不热者则为平性。四气主要反映药物与食物在影响人体阴阳盛衰、寒热变化方面的作用倾向。

所谓五味，即药物与食物中最基本的辛（辣）、甘、酸、苦、咸五种味道，另有无明显味道者为淡味。五味又各有其功效，其中：辛味有发散、行

气、活血等作用；甘味有补益、缓急止痛、调和药物的作用；酸味有收敛固涩的作用；苦味有清泄、降泄、通泄及燥湿的作用；咸味有软坚散结和泄下的作用；淡味有渗湿利水的作用。

再进一步，药物与食物有性有味，性与味结合，共同说明药食的性质与作用。性味相同，作用相似；性味不同，作用就有差别。例如，同性异味：生姜辛温发散，黄芪甘温益气，乌梅酸温收敛，厚朴苦温燥湿，肉苁蓉咸温润肠。同味异性：同为辛味药，其性不同，作用亦异，如麻黄辛温发散风寒，薄荷辛凉疏散风热，附子辛热温肾助阳，石膏辛寒清热泻火等。

但是，还必须注意，药食性味相同，而作用往往不完全一样，其主要原因，一味之中有数种功效。如紫苏、木香、红花均为辛温，辛有发散、行气、活血作用，紫苏辛散而发散风寒，木香辛行而行气止痛，红花辛通而活血祛瘀。

还有一药物或食物有数味者，其作用范围也就相应的扩大，如当归辛甘温，辛能行，甘能补，而有补血活血之功；天冬甘苦寒，甘能补，苦能清，则既能补阴，又能清火。

某些药物或食物的气味相同，而气与味之间，又有主次之别，如黄芪、锁阳，气味均为甘温，然黄芪偏于补气，锁阳偏于助阳。

中药与食疗在应用过程中实际上较少单一味药使用，多是配伍成方，而一方往往有多味药物或食物组成，多种药食协同，有君臣佐使之别。以方剂为例，其中的君药起主要治疗作用；臣药则主要起配合君药作用；佐药或是辅助君臣药，或是监制君臣药的烈性、毒性、副作用；使药则调和诸药，或引诸药到病所，合而发挥整体调整的作用。方药的用法与西药有很大的不同，西药成分单一，作用靶点清晰，只要病因分明，病理环节清楚，往往一举中的，其功用颇类似狙击步枪，但若碰到多因性疾病或病理环节复杂者，若要治本，则往往力不从心。中医的方剂是复方配伍，成分复杂，其功用颇类似霰弹枪，往往是多靶点起作用，整体调节。若以治病论，中西医各有所长。若以调体质论，西医的治疗目标主要是疾病而非体质，因此未有针对明确体质分类的治疗，一般以补充缺乏的维生素或微量元素等为主。而中医的治疗目标是调人，既包括治疗疾病，也包括调理体质。我们知道，体质分类是整体功能状态的体现，整体的偏颇则需要整体调理的方法，中医方药的复方特性正是整体调理之最宜。

因个体体质有偏颇，药食之性味亦有偏颇，药物与自然食物之所以有补偏救弊的作用，主要原理就是以药食之偏以纠人体之偏。故调体法则各有所宜。具体而言：阳盛质者宜清热，可以苦寒（凉）、甘寒（凉）之品；阴虚质者宜养阴，可以甘寒（凉）之品；阳虚质者宜补阳，可以甘温（热）之品；气虚质、血虚质者宜补气、补血，可以甘味之品；气郁质、瘀血质者宜行气、活血，宜与辛味之品；痰湿质者宜化痰祛湿，可以苦味、咸味、淡味之品；湿热质者亦清热祛湿，宜与苦寒或淡渗之品。此为调体用药之所宜。

（二）体质差异与药食的耐受性及反应性

有经验的中医师均知道，不同个体对药物的耐受性及反应性每因体质强弱或偏颇等差异而有区别，如热性病证，热者寒之，当以寒凉方药治之，若阳盛质者得之，则很能耐受寒凉之品，此热证易治，阳盛质亦可调；而若气虚、阳虚、痰湿等体质得之，对寒凉之品耐受性就差，此时若治热证则伤阳气，可能出现病证减轻而体质的偏颇加重的情况。这里不但反映出不同体质对药物的耐受性问题，也反映出对药物的反应性及选择性问题。正如《黄帝内经·灵枢·论痛》曰："胃厚、色黑、大骨及肥者，皆胜毒；故其瘦而薄胃者，皆不胜毒也。"这里的毒，并非毒药之毒，而是指药物剂量的大小，即是指不同体质的人对方药剂量之大小的耐受能力不同。证之临床，一般而言，年青体质壮实者多能耐受较大剂量，用药可较峻猛。而小儿与老年人则只能耐受较小剂量，选择药性宜平和。《黄帝内经·素问·五常政大论》曰："能毒者以厚药，不胜毒者以薄药。"

显而易见，使用方药剂量之大小和种类的选择均受体质制约，这与个体体质的偏颇有内在联系，临床治疗疾病确定药物剂量和选择药物种类时应注意个体体质的差异。一般的操作多是问患者平时的饮食习惯，如能耐受西瓜、冰水者，多能耐受寒凉药物与食物，如能耐受姜、蒜、椒等，则多能耐受温热药物与食物。根据体质偏颇确定方药的剂量和选择药物或食物的种类，既有利于减少和避免药物或食物的不良反应，又可增强治疗效果，并将有助于从单纯的疾病——药物模式，转变为体质——疾病——药物、食物的治疗模式，更有效地治疗和预防疾病，增强体质。

（三）药食调理之宜忌

体质有偏颇，药物食物之性味亦有偏颇，则以药物食物之性逆病性或体质之性为用药、用食之所宜。如寒者热之，热者寒之，虚则补之，实则泻

之。若以药物食物之性顺从病性或体质之性为用药、用食之所忌，如热性病、阳盛体质用热性药物及食物；寒性病、阳虚体质用寒凉药物或食物；虚性病及体质用泻法；实证或实性体质用补法等，就会适得其反。

一般而言，阳虚体质之人，宜益火温补，忌苦寒泻火妄伐伤正。阴虚体质之人用药宜甘寒清润，忌苦寒沉降、辛热温散，饮食当避辛辣。气虚体质、血虚体质之人，宜补气培元，养血益阴，忌耗散克伐。阳盛体质之人，宜清热生津，忌辛燥温热。气郁体质之人，宜疏肝调气，忌燥热滋补。血瘀体质之人，宜疏通血气，忌固涩收敛。痰湿体质之人，宜健脾化痰，忌阴柔滋补。湿热体质之人，宜清热祛湿，忌刚燥温热、甜腻柔润、滋补厚味。

各种体质具体食物与药物的宜忌我们将在第八章的相关内容中作详尽的展示。

因此，中药及食物的使用过程中，均要强调因人而异，随体质的耐受性、反应性及宜忌而用。

三、经络调理之道

“经络者，所以决生死，处百病，调虚实，不可不通。”（《新刊补注铜人俞穴针灸图经·黄帝内经》）

（一）经络是什么？

经络予人最直接的感觉就是感传现象了。所谓感传现象是指当给予人身上某种刺激时，沿经络循行路线出现的一些特殊感觉传导，或循经出现的各种皮肤反应，又称经络现象、经络敏感现象、针灸感应现象或经络感传现象。这种现象可因针刺、艾灸、按摩、通电等刺激穴位或在气功练功的过程中产生。

感传的性质，可因刺激原和个体之不同而有所不同。如针刺多感酸、胀、重、麻或水流感；艾灸则呈热气感；低频脉冲电可有电麻感；按压可有胀、麻等。感传一般呈线状、带状或放射状，其感传路线与传统经络主干的分布基本相符，有的还出现在表里经之间，手足同名称的经之间的互传现象。感传速度一般缓慢，能为受试者清楚描述，而且可呈双向性传导。这种传导可被机械压迫所阻断。刺激一旦停止，感传也就逐渐减弱及至消失。经络尤为敏感者可出现沿经出现皮肤红线、白线，皮丘带、过敏带、麻木带，抽痛，皮疹，脱毛等特异现象。这种经络感传现象在某些人身上特别明显，因而将这些人称为“经络敏感人”。

因此，人们推测古代的经络学说，是我国先民在施用针灸、导引、推拿、气功等方法进行保健或治疗时，以病人的感传现象为基础，并依据当时的解剖生理知识和古代哲学思想，综合归纳而形成的。

可能有人有疑问，西方人应该也有经络感传现象，但西医为什么没有经络？皆因西方科学的一个基本观念是“结构决定功能”，发现了某种功能，就一定要找到相关的结构。若有功能而找不到相关结构则与其基本观念相背而难以一下认可。现代人为了探索经络的实质，有人在尸体上做解剖，进行肉眼观察，有人在经络循行的路线上取下一块块组织，切成上万张薄片，用电子显微镜放大几十万倍进行观察，除了已知的血管、淋巴及神经系统以外，结构上没有发现什么新的管道系统或新的组织结构，若以“结构决定功能”论，则与西医的观念未能全符。但若以间接的手段如声、光、电、热、放射性元素等对经络进行研究，却能从不同角度与侧面证实经络或经络现象的客观存在。

至此，我们可以大致上给经络下一个定义：

经络是人体运行气血，联络脏腑官窍肢节、沟通上下内外的通道。这里要注意，经络只是经气运行的通道，而不是像血管那样的有形管道。至于什么是经气，作为非专业人士，如果我们把它想象成能流量或生物电之类，则虽不中，亦不远矣。

表 7－1　经络系统组成简表

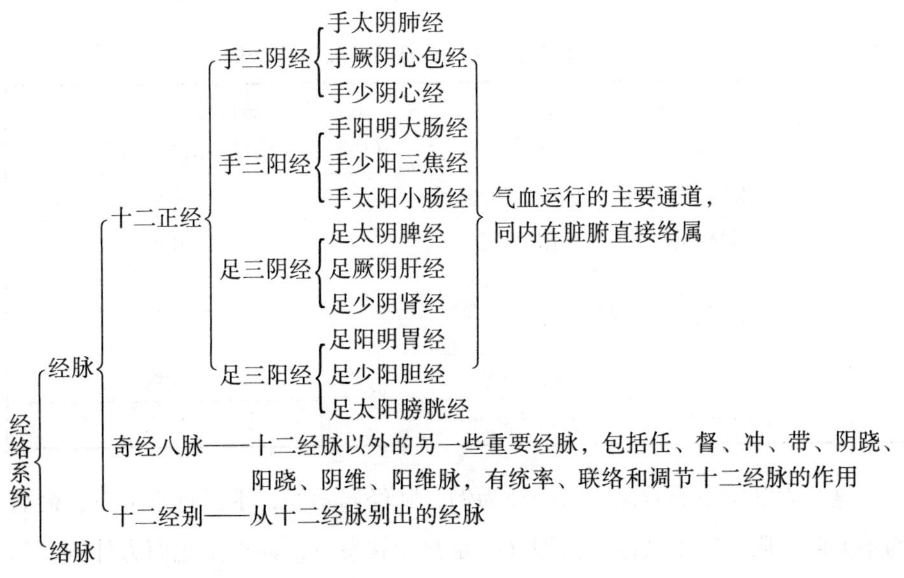

- 经络系统
  - 经脉
    - 十二正经（气血运行的主要通道，同内在脏腑直接络属）
      - 手三阴经
        - 手太阴肺经
        - 手厥阴心包经
        - 手少阴心经
      - 手三阳经
        - 手阳明大肠经
        - 手少阳三焦经
        - 手太阳小肠经
      - 足三阴经
        - 足太阴脾经
        - 足厥阴肝经
        - 足少阴肾经
      - 足三阳经
        - 足阳明胃经
        - 足少阳胆经
        - 足太阳膀胱经
    - 奇经八脉——十二经脉以外的另一些重要经脉，包括任、督、冲、带、阴跷、阳跷、阴维、阳维脉，有统率、联络和调节十二经脉的作用
    - 十二经别——从十二经脉别出的经脉
  - 络脉

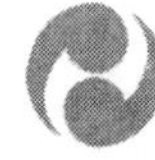

（二）经络系统的组成

经络，是经脉和络脉的总称。经，即路径之意。经脉是主干，多纵行而有固定的路径。络，即网络之意。络脉是分支，呈纵横交错状网罗全身。翻开任何一本针灸书，都可以找到一张经络穴位图，在上面画着十余条纵向走行的线，即为经脉。每条经脉上又分布着许多穴位，就好像铁路线上的车站。从这些主干上又可分出众多的细小络脉，构成一个运行气血的经络系统，将全身的脏腑、肢节、五官联系起来，共同维持人的正常功能。

由表7－1可知人体经络系统，主要由经脉、络脉组成，而经脉尚连属相关脏腑。

经络系统最主要的部分是经脉，经脉包括十二正经、奇经八脉与十二经别。

1. 十二正经

正经包括手、足三阴经和手、足三阳经，合称为“十二经脉”。每一经脉均左右对称分布，十二经脉有一定的起止、循行部位和流注次序，在肢体的分布和走向有一定的规律，与脏腑有直接的络属关系。

十二经脉对称地分布于人体的左右两侧，分别循行于上肢或下肢的内侧或外侧，每一条经脉分别属于一脏或一腑。这里以阴阳分之，则内侧为阴、外侧为阳，脏为阴、腑为阳，命名上阴分太阴、厥阴、少阴，阳分阳明、少阳、太阳。各经脉按其循行于上下肢的内外侧与所属脏腑而确定其名称。因此，每一条经脉的名称，包括手或足、阴或阳、脏或腑三个方面。

表7－2　十二经脉名称分类及四肢部循行表

	阴　经 （属脏）	阳　经 （属腑）	循行部位 （阴经行于内侧，阳经行于外侧）	
手	太阴肺经	阳明大肠经	上肢	前缘
	厥阴心包经	少阳三焦经		中线
	少阴心经	太阳小肠经		后缘
足	太阴脾经	阳明胃经	下肢	前缘
	厥阴肝经	少阳胆经		中线
	少阴肾经	太阳膀胱经		后缘

这个表其实不难看懂，以肺经为例，肺经属手经，手经行于上肢，命名为手太阴，阴经行于肢体的内侧（手足自然状态下，易见阳光面为外侧，如

手背侧；背阴面为内侧，如手掌面），表中横看，手太阴肺经是行于上肢内侧前沿（手自然下垂，拇指为前，小指为后），以此参照而定出内外侧的前缘、中线与后缘。再以胃经为例，胃经属足经，行于下肢，命名为足阳明，阳经行于外侧，横看则可查到行于下肢外侧前沿。余经的分布可参照表7－2。

表7－2所看的仅是十二经在四肢的分布情况，而十二经在其余部位的分布有如下规律：

头面部：阳明经行于面部、额部；太阳经行于面颊、头顶及枕项部；少阳经行于头侧部。此外，足厥阴经也循行至巅顶部。

躯干部：手三阳经行于肩胛部。手三阴经均从腋下走出；足三阳经则阳明经行于前（胸、腹面），太阳经行于后（背面），少阳经行于侧面；足三阴经均行腹面。循行于腹面的经脉，自内向外的顺序为足少阴、足阳明、足太阴、足厥阴。

2. 奇经八脉

奇经有八条，即督脉、任脉、冲脉、带脉、阴跷脉、阳跷脉、阴维脉、阳维脉，合称为“奇经八脉”。奇经主要具有统率、联络和调节十二经脉的作用。

治疗调理上较有意义的是督脉、任脉、冲脉和带脉。

（1）督脉：循行部位较好记，本经女子起于子宫，男子起于脐下三寸的精室，下出会阴，沿脊柱后面（背正中）上行，至项进入颅内、络脑，并由项沿头部正中线，经头顶、额部、鼻部、上唇，到上唇系带（龈交穴）处。

督，有总管、统率的含义。由于督脉行于背部正中，与六条阳经相交会，对全身阳经起到调节作用，故有“总督一身阳经”之说，又称之为“阳脉之海”，并能反映和调节脑、脊、肾的功能活动。

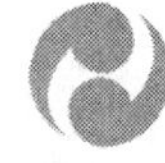

（2）任脉：循行部位与督脉刚好相反，本经女子起于子宫，男子起于脐下三寸的精室，下出会阴，沿腹部和胸部正中线上行，至咽喉，上行至下颌部，环绕口唇，沿面颊，分行至目眶下。

任，有任受、妊养的含义。由于任脉行于腹面正中线，多次与足三阴经交会，手三阴经亦借助足三阴经与任脉相通，故能调节各阴经的气血，故有“阴脉之海”之称。同时任脉起于胞中，任，含妊养之义。任脉能调节月经，促进女子生殖机能，与女子妊娠有关，故称“任主胞胎”。

督任两脉关系密切，督行于身后，任行于身前，督管阳经，任管阴经，经气若沿督脉而上，再沿任脉而下，行走一圈即为气功中所言的小周天，此时的效应是阴阳得以交通而平衡。

（3）冲脉：本经女子起于子宫，男子起于脐下三寸的精室，下出会阴，挟脐上行，散布于胸中，再向上行，经喉，环绕口唇，到目眶下。分支：从气街穴分出，沿大腿内侧再沿胫骨内缘，下行到足底；分支：从胞中出，向后与督脉通，上行于脊柱内。

冲，有要冲的含义。冲脉上行于头，下至于足，贯串全身，沟通十二经，为总领诸经气血之要冲。故又称之为“十二经脉之海”，具调节十二经气血的功用。又由于冲脉起于胞中，与妇女的月经及生殖功能有着密切的关系，又称“血海”。

（4）带脉：起于季胁，斜向下行到带脉穴，绕身一周，在腹面的带脉下垂到少腹。诸经中只有带脉是横行的。

带脉围腰一周，状如束带，可约束纵行诸脉，又可主司妇女带下。

（三）经络的生理功能

运行于经脉之气，称为“经气”。经络遍布全身，将人体的五脏六腑、五官九窍、四肢百骸等联结成一个有机的整体，经络的生理功能主要表现在以下方面。

1. 联络脏腑器官，沟通上下内外

由于十二经脉及其分支的纵横交错、入里出表、通上达下，相互络属脏腑，连络肢节；奇经八脉联系沟通于十二正经，调节盈虚。从而使人体各个脏腑，以及体表各个组织器官之间有机地联结起来，构成一个内外、表里、左右、上下彼此之间紧密联系、协调的有机整体。

2. 运行全身气血，营养脏腑组织

人体的气血必须通过经络的循环传注，才能通达全身各处，以“内溉脏腑，外濡腠理”，维持机体的生命活动。

3. 感应传导

感应传导，是指经络系统对于针灸或其他刺激的感觉传递和通导作用。经络系统作为人体的信息传导网络，可以感受来自人体内外环境中的各种信息，并传递至相应的脏腑组织、五官九窍、四肢百骸。当运用针灸、推拿、导引等方法，通过对适当的穴位施以适量的刺激时，就可通过经脉传于体内的有关脏腑，使该脏腑的功能发生变化。

4. 调节机能平衡

人体是一个具有自动调控功能的系统，各组成部分可相互交换信息以相互影响，此过程主要是通过经络系统而实现的。经络系统通过对各种信息的传递作用，调节气血的运行，协调脏腑的关系，以维持人体内外环境的相对平衡，保障健康，发挥人体内在的自发的健康调控作用。

当人体发生疾病时，出现气血不和或阴阳失调时，可运用针灸、推拿按摩的治法以激发经络的调节作用以泻其有余，补其不足，从而为疾病的治疗提供依据。

（四）经络的应用

1. 阐释病理变化

在正常情况下，经络具有沟通联系、运行气血及感应传导作用，而在发生病变时，经络就成为传递病邪、反映病变及脏腑病变相互影响的途径。

由于经络内属于脏腑，外布于肌表，因此，内脏的病变可以反映于体表，表现出某些或特定部位的异常，如足厥阴肝经抵小腹，布胁肋，故肝气郁结，常见两胁及少腹胀痛等。由于脏腑之间通过经络沟通联系，所以经络还成为脏腑之间病变相互影响的途径，如足厥阴肝经挟胃入肺，与足少阳胆经相表里，故肝病可侵犯肺、胃，或肝病及胆。

2. 指导疾病的诊断

由于经络有一定的循行部位和络属脏腑，因而临床中可以根据疾病症状出现的部位，结合经络的循行及其所联系的脏腑，帮助诊断。如两胁疼痛，此为肝胆经所过，则多为肝胆疾患；头痛在前额，此为阳明经所在，故多为阳明经病变；同理，头痛在两侧，多为少阳经病变；头痛在项后，多为太阳经病变。经络都联系一定的穴位，穴位是经络气血流行于体表的特殊部位，在病理情况下可以有异常反应。临床中可以观察穴位的压痛、肿胀、硬结，以及皮肤的色泽、丘疹、脱屑和其他形态改变来帮助诊断。

3. 指导疾病的治疗

“人身本有大药，何须外求？”说的是人身就是一个自给自足的小宇宙，可自主运用自身中的“精、气、神”及经络穴位来达到自我治疗及养生的目的。

经络附属于五脏六腑，联通于四肢百骸、五官九窍，当然就能治疗其所附属、联通部位的疾病。经络按其络属脏腑和循行部位，其经穴都有相应的主治范围和作用部位，穴位的主治一般有三：一是治本经的病，如肺系统的病取肺经的穴位；二是治疗穴位所在附近的病，如在腕关节的穴位则可治腕关节的病；三是特效的主治，如虎口处的合谷穴可治头面部的疾病。

可能有人问，穴位那么多，如何选取啊？针灸与按摩疗法，主要是对于某一经或某一脏腑的病变，选取病变邻近部位或相关经脉上的穴位，进行治疗，以调整气血，达到治疗目的。而穴位的选取，若是治病，则须进行辨证，断定疾病的所属及性质；若是调体质，则应按照体质分类，再据经络循行分布或穴位主治来选定。本书已据不同的体质类型，为您作了一些选穴，详见第八章的相关内容。

记住，选穴不在多，在自我调理体验后，选取管用的一两个就好了，兵不在多而在精！

此外，药物治疗也是以经络为渠道，通过经络的传导转输，才能使药到病除，发挥治疗作用。古代医家在长期临床实践中，根据某药物对某脏腑经络所具有的特殊选择性作用，创立了药物归经理论。根据经络学说对药物性能进行分类，指导了临床用药。

而临床针刺麻醉、耳针、电针、穴位埋线、穴位结扎等治疗方法，也都是在经络学说的指导下创立和发展起来的。

（五）经络体质调理法

在经络体质调理中，作为自我保健，较能自我操作的主要是推拿按摩与灸法。

1. 推拿按摩法

推拿按摩法中主要牵涉到手法与补泻问题。

(1) 常用手法：手法就是用手或肢体的某些部位，按特定的技巧作用于患者体表，使产生的力达到防病、治病、保健的目的。

所有手法都要求持久、有力、均匀、柔和，从而达到深透和渗透的目的。

在用力时应根据患者的体质、病情选择适当的力量。“均匀”是指手法的力量、速度及操作幅度要均匀。“柔和”是指手法要轻柔缓和，不使用蛮力、暴力，做到“轻而不浮，重而不滞，松而不懈，紧而不僵”。“深透”是指每个手法应用完之后，均能使该部位浅层组织和深层组织得到充分放松。“渗透”是指一些手法产生的效果是从浅层组织渗透到深层组织。

现介绍常用的手法于下：

①按法：是以拇指或掌根等部在一定的部位或穴位上逐渐向下用力按压，一般分指按法与掌按法。

指按法：接触面较小，刺激的强弱容易控制调节，可开通闭塞、散寒止痛，亦能保健美容。

掌按法：接触面较大，刺激也比较缓和，适用于治疗面积较大而较为平坦的部位，如腰背部、腹部等，可单掌，也可双掌重叠按压。

注意事项：按法操作时着力部位要紧贴体表，不可移动，用力要由轻而重，不可用暴力猛然按压。

②揉法：用手指罗纹面或掌面吸定于穴位上，做轻而缓和的回旋揉动。揉法又分为：指揉法、鱼际揉法、掌揉法等。

指揉法：用拇指或中指或食指、中指、无名指指面或指端轻按在某一穴位或部位上，做轻柔的小幅度环旋揉动。

鱼际揉法：用手掌的大鱼际部分，吸附于一定的部位或穴位上，做轻轻的环旋揉动。

掌揉法：用掌根部着力，手腕放松，以腕关节连同前臂做小幅度的回旋揉动。

揉法具有宽胸理气、消积导滞、活血化瘀、消肿止痛的作用。

揉法常与按法结合应用，组成“按揉”复合手法，即在按压力量达到一定深度时，再做小幅度的缓缓揉动，使手法刚中兼柔。

③摩法：以掌面或指面附着于功用穴位表面，以腕关节连同前臂做顺时针或逆时针环形有节律的摩动，常分为指摩法、掌摩法、掌根摩法等。

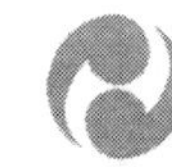

指摩法：用食指、中指、无名指面附着于一定的部位上，以腕关节为中心，连同掌、指做节律性的环旋运动。

掌摩法：用掌面附着于一定的部位上，以腕关节为中心，连同掌、指作节律性的环旋运动。

掌根摩法：用掌根部大、小鱼际肌等力在身体上进行摩动，以腕力左右摆动。

摩法刺激轻柔缓和，是胸腹、胁肋部常用的手法。若经常用摩法抚摩腹部及胁肋，可使人气机通畅，起到宽胸理气，健脾和胃、增加食欲的作用。

注意事项：在运用摩法时，要求肘关节自然屈曲、腕部放松，指掌自然伸直，动作要缓和而协调。频率每分钟120次左右。

④推法：四指并拢，紧贴于皮肤上，向上或向两边推挤肌肉。推法有多种，常用的是平推法，平推法又常用指平推法、掌平推法。

指平推法：用拇指指面着力，其余四指分开助力，按经络循行或肌纤维平行方向推进。此法常用于肩背、胸腹、腰臀及四肢部。

平推法：用手掌平伏在皮肤上，以掌根为重点，向一定方向推进，也可双手掌重叠向一定方向推进。此法常用于面积较大的部位。

推法能增强肌肉的兴奋性，促进血液循环，并有舒筋活络的作用。

注意事项：在运用推法时，指、掌要紧贴体表，用力要稳，速度要缓慢而均匀。

⑤拿法：谓之拿。此法是用大拇指和食、中指端，或大拇指和其余四指相对用力，在患部或穴位上作对称用力，一松一紧有节奏地捏而提起。

拿法具有祛风散寒、舒筋通络、开窍止痛等作用，适用于颈项、肩部、四肢等部位或穴位，且常作为推拿的结束手法使用。

注意事项：使用拿法时，腕部要放松灵活，用指面着力。动作要缓和而有连贯性，有节奏，用力要由轻到重，再由重到轻，不可突然用力。

⑥点法：用拇指顶端，或中指、食指、拇指之中节，点按某一部位或穴位。

点法具有开通闭塞、活血止痛、调整脏腑功能等作用，常用于治疗脘腹挛痛、腰腿疼痛等病症。

⑦拍击法：拍法是以手指自然并拢，掌指关节微屈，平稳而有节奏地拍打患部；击法则用拳背、掌根、掌侧小鱼际、指尖或用小棒叩击体表。

拍击法具有舒筋通络，调和气血的作用。

注意事项：使用时用力要快速而短暂，垂直拍叩体表，在拍打体表时，不能有拖抽动作，速度要均匀而有节律。

⑧搓法：用双手的掌面或掌侧挟住一定部位，相对用力做快速搓揉，并同时做上下往返移动。

搓法具有调和气血，舒通经络、放松肌肉等作用，适用于四肢及胁肋部。

注意事项：使用此法时，两手用力要对称，搓动要快，移动要慢。

⑨抖法：是指用双手握住患者的上肢或下肢远端，用微力做连续的小幅

度的上下连续颤动，使关节有松动感，可分上肢抖法和下肢抖法。

抖法具有疏松脉络、滑利关节的作用，常与搓法合用，作为结束手法，使患者有一种舒松的感觉。

（2）手法补泻：补泻手法是医者通过一定手法的方向、缓急、轻重变化等在一定的部位或穴位，在一定的时间，使本体发生一定的变化，从而经气的传导，从而达到促进或抑制某一脏腑功能的作用。也就是说，能补充人体物质之不足或增强人体组织某一功能的治疗方法，即谓之“补”，适应于气虚质、阳虚质、血虚质、阴虚质等虚性体质；直接祛除体内病邪的作用；或抑制组织器官功能亢进的治疗方法，则谓之“泻”，适用于气郁质、瘀血质、痰湿质、湿热质等偏实的体质。

手法的补泻有多种操作，现简介如下：

①方向补泻：根据经络的循行方向“顺经为补，逆经为泻”。即顺经络的循行方向而施手法为补，逆经络的经络循行方向而施手法为泻。

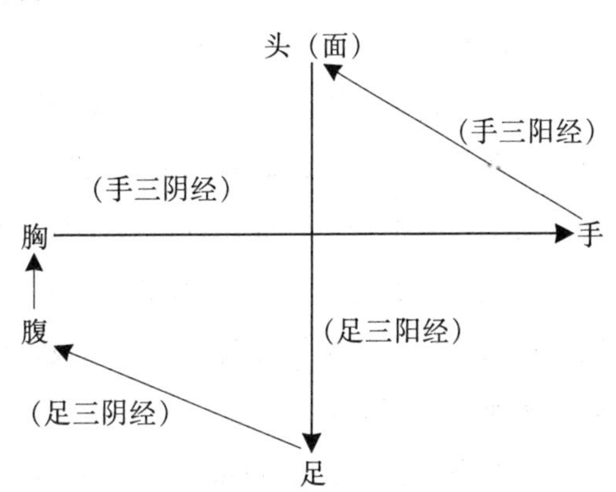

图7-1　手足三阴三阳经走向交接示意图

经络的循行方向是手三阴经（手太阴肺经、手厥阴心包经、手少阴心经）从胸走手；手三阳经（手阳明大肠经、手少阳三焦经、手太阳小肠经）从手走头；足三阴经（足太阴脾经、足厥阴肝经、足少阴肾经）从头走足；足三阳经（足阳明胃经、足少阳胆经、足太阳膀胱经）从足走腹胸。见图7-1。

②缓急补泻：手法之缓急也能体现补泻，如《厘正按摩要术》中说：“缓摩为补，急摩为泻。”手法徐缓、频率低、幅度小，则刺激量小，适合于体质虚者，有疏通气血、扶正补虚的作用；手法疾快、频率高、幅度大，适合于实性体质者，有开窍醒脑、活血化瘀、消肿止痛等作用。

③轻重补泻：根据手法的刺激强度，“轻揉为补，重揉为泻”，一般而言，轻手法为补，重手法为泻，即作用时间较短的重刺激，可抑制脏器的生理功能，即谓之“泻”；作用时间较长的轻刺激可活跃兴奋脏器生理功能，即谓之“补”。

④时间长短补泻：根据手法操作时间的长短，“长者为补，短者为泻”，一般经验是重而操作时间较短的手法为泻，轻而操作时间较长的手法为补。

在调理时各种补泻方法要综合应用。一般情况下，凡用力轻浅、操作柔和、频率舒缓、顺着经络行走方向加力（在腹部为逆时针方向施术），并持续时间较长的操作手法为补法，对人体有兴奋、激发与强壮作用；反之，凡用力深重、操作刚韧、频率稍快、逆着经络行走方向加力（在腹部为顺时针方向施术），并持续时间较短的操作手法为泻法，对人体有抑制、镇静和祛邪作用。

推拿的补泻必须根据具体情况，在患者体表的特定部位，把手法的轻重、方向、快慢、刺激的性质相结合，辨证施术。

2. 灸法

灸法有多种，这里仅简介简单易行，人人均可操作的温和灸。

温和灸，又称温灸法，是指将艾条燃着端与施灸部位的皮肤，保持一定距离，在灸治过程中使患者只觉有温热而无灼痛的一种艾条悬起灸法。温和灸，由于火力不强，一般而言起效较慢，多用于保健。

灸法具有温通经气，祛散阴寒；温补益气，扶阳固脱；行气活血，消瘀散结；预防疾病，保健强身等作用。较适应的体质是阳虚质、气虚质、血虚质、瘀血质与痰湿质。

注意事项：孕妇的腹部及要骶部慎灸；热证者慎用；艾灸并非越热越好，一般要避免发生灸疮。

四、运动调理之道

“流水不腐，户枢不蠹，动也。”（《吕氏春秋·尽数》）

“生命在于运动”，运动能强筋健骨、流通气血、促进脏腑功能进而强壮体质，运动的好处不需我说，读者诸君均能明白，但运动也要懂得运动之道，才能得到运动的最大效应而不产生副作用或不适感。

“运动调理”在中医看来无非是两大原则：一是在“道法自然”、“天人合一”观念指导下进行，二是运动方式与运动量要因体质而施行。

（一）道法自然的运动观

“天人合一”的运动观念是“道法自然”的具体体现，中医的“道”常体现在自然的阴阳变化之中，如在四季轮转中，应遵循春生、夏长、秋收、

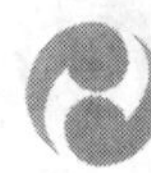

冬藏的物候特点，按照时令节气的阴阳变化规律，选择相应的运动健身方法进行锻炼。

春季锻炼：以适应春季阳气升发之性，符合“春夏养阳”的要求。运动锻炼地点应去空气新鲜之处，尤其是绿树成荫之处就更妙，形式不拘，取己所好，尽量多活动，舒展体内的阳气，以助阳气之生升。

夏季锻炼：夏天气温高，热蒸则湿动，湿度亦大，运动锻炼要考虑这些特点，最好在清晨或傍晚较凉爽时进行，夏天汗较多，汗出可助热能之发散，人会感觉得舒服。但凡事皆有度，若常弄致大汗淋淋，体内阳气则易过度耗散，因此不宜长时间做过分剧烈的运动，以免大汗伤阳。

秋季锻炼：秋高气爽，是运动锻炼的好时节，可根据个人的具体情况选择不同锻炼项目。但运动量不宜过大，以使阴精阳气处在收敛内养状态。

冬季锻炼：冬天气温低，不要贪图运动方便，轻易减衣出门，避免着凉。选择适合的锻炼地点，避免在大风、大寒之处运动。可选择适合自己的项目，进行室内锻炼，尤其是气功中的内养类功法可帮助阳气的潜藏保存，为下一年身体健康打下坚实的基础。

若我们参看第二章的太极图，就会发现，早上与春天、中午与夏天、傍晚与秋天、深夜与冬天是处在同一图位，也就是说，若以一天比作一年，相同图位的阴阳变化是相似的，因此，一天之中的昼夜晨昏不同时段如何锻炼，可以参考相同图位的春夏秋冬的锻炼方式，这就是“道”的好处，同理可以相推。

（二）因质而动的具体操作

“因质而动”，即因应不同体质来制定适宜的运动方式及注意事项。如阳虚质、气虚质者皆以振奋、提升阳气的锻炼方法为主，但两种体质均属能量不足，体能较差，运动量不能过大，免耗阳气，尤其注意不可大量出汗，以防汗多伤阳气。应选择和暖的天气进行户外运动锻炼，根据中医“春夏养阳”的观点，锻炼时间最好选择春夏天，一天中又以阳光充足的上午为最好的时机。由于气血互生，因此血虚质的锻炼方法与气虚质近似，可选用一些比较柔缓及内养为主的传统健身法。以上三种体质均属虚性体质，当注意“形劳而不倦”。阴虚则阳亢，其运动耐性强于阳虚、气虚与血虚等体质，可进行中等强度的体育锻炼，但阴质则液少，锻炼时要控制出汗量，及时补充水分。阳盛体质内阳气较旺，功能偏旺，运动耐受能力较强，故运动量可较

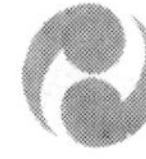

大，阳盛易于伤阴，应及时补充水分。湿热质者的运动方式与阳盛质相近。气郁质为气行不畅之质，若无兼虚性体质，则可坚持较大量的运动锻炼，以调畅气机。瘀血质血行不畅，运动的意义与气郁者相仿，但具此质者心血管功能一般较弱，因此，应采用中小负荷、多次数的锻炼。痰湿质者，形体多肥胖，运动更属必须，但痰湿质者身重易倦，故应量力而为，持之以恒。特禀质主要根据其相兼的体质，选择有针对性的运动锻炼项目。

各种偏颇体质的运动方式与注意事项，我们在第八章的相关内容有更详尽的解说。

平和质者虽处于良好的正常状态，但体质的保持、进一步的巩固与加强仍须体育锻炼，理论上平和质的人任何运动均可参加，但从真正健身角度，我们还是建议选择中小强度的运动，尤其是有氧运动为最好，它的特点是强度不高，有节奏，持续时间较长。这种锻炼，氧气能充分酵解体内的糖分，还可消耗体内脂肪，增强和改善心肺功能，调节心理和精神状态。常见的此类运动有：步行、慢跑、滑冰、游泳、骑自行车、打太极拳、五禽戏、八段锦、健身舞、瑜伽、韵律操等。因为正常质者的运动选择范围较大，因此完全有条件因人的性别、年龄、兴趣爱好而自行选择不同的锻炼方法。一般而言，女性多喜选择能加强柔韧素质及有塑身功用的方式，如太极拳、八段锦、健身舞、瑜伽、韵律操等；男性则多喜选择增强力量和耐力的项目，如跑步、球类、游泳、骑自行车、武术、器械训练等。只要符合自身生理特点、有兴趣、做到持之以恒，就能长期保持健康平和状态。

运动锻炼若能根据个体的体质情况，选择适合自己的运动项目，持之以恒，则百脉流畅，脏腑协调，形与神俱，体质强健而平和，达到祛病延年的目的。

（三）运动注意事项

1. “形劳而不倦”

即坚持适当的运动量，一般体质运动锻炼，多采用对人体有利的有氧训练，运动强度因应体质而异。除阳盛质、湿热质、气郁质、平和质的运动量可较大外，其余偏颇体质以中等偏小强度的有氧运动为宜，这类有氧运动具有易于长期坚持，安全性高，可以减少和降低各种运动危险因素对人体的影响等特性。

2. 循序渐进

以增强体质为目的运动锻炼，在坚持适当的运动强度及节奏的前提下，在机体已适应原有运动量的基础上，可适当延长运动时间来增加运动的刺激效果，但增加的强度与时间一定要量力而行。

3. 持之以恒

以运动来纠正体质的偏颇，其效果不是一蹴而就的，同样，因不运动而出现的体质下降也是缓慢发生的，因此，要想有效地改善体质，运动锻炼必须持之以恒，只有系统、经常、运动量适当的锻炼，才能使效果累积，达到健身强体的目的。

4. 保持兴趣

进行运动锻炼，最能让自己时时保持心情舒畅，欲罢不能地坚持长期锻炼，无过于真正找到自己感兴趣甚至上瘾的运动方式，因此，对运动兴趣的培养是形成运动习惯、持之以恒的关键。

五、心理调理之道

“治身，太上养神，其次养形。神清意平，百节皆宁，养生之本也。”(《永乐大典医药集·卷之二千九百四十九·神》)

体质的构成要素有三点：即形态结构、生理功能和心理状态。这三者密切相关，尤其是生理与心理之间关系更为密切，中医学素有“形神合一”的观点，形神间的联系，我们在第四章的“心理生理互影响”内容中已有探讨。在第三章“体质分类君何属”中我们亦发现，不同体质的人具有不同的心理特点。

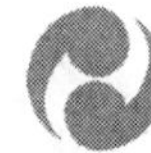

心理就像一面镜子，映照出我们的生理。有偏的心理，就如打磨不平的镜子，映照出的就是扭曲变形的生理。因此，针对不同体质的人就应有不同的镜子打磨方式，心平即镜平，镜平则影正。由此，心理与生理之间就能产生良性的互动，朝着平和体质的方向转化。正如《医学汇海·卷十五补益养生篇》所言：“养生以养心为主，故心不病则神不病，神不病则人不病，理固然也。”这样，纵使是“千江有水千江月”，我们仍能做到“万里无云万里天”，心身愉快，无病长寿而得享天年。

如阳盛与阴虚体质易见外向、喜动好强、急躁易怒的性格特征，故应保持心情的宁静及保证充足的睡眠时间，以藏养阴气。当然，真正怒不可遏时亦不可强抑，有时适度的发泄，犹如顺水推舟，将压抑的能量排放出来心里就舒服了。阳虚质、气虚质性格多为内向，喜静少动，故应培养乐观的生活态度，不可过度劳神，避免过度紧张，心平则气和，保持稳定平和的心态，亦是养气要诀。气郁质对心理性格的影响最为明显，气不和则心不平，常见精神忧郁，闷闷不乐，情绪低沉，多愁善感，容易精神紧张，焦虑不安，敏感多疑，气量较狭小，胆怯，易受惊，常无缘无故地叹气，急躁易怒等情绪反应或性格特征，具此质者首先要清楚自己所忧所虑之事，找有能力者帮忙分忧，以使情感得到疏导，从而气机舒畅。主动参加各种社会活动，学会与人交往，主动沟通，并培养广泛的兴趣爱好，提高学习和工作热情，培养乐观、欢乐的情绪，学会顺情解郁，或移情易性等方法。气滞则血瘀，瘀血质者的心理状态与气郁质者有相似之处，心理调适方法亦可参照。痰湿质的人由于“湿性黏滞”一般都是慢性子，性格偏温和，稳重恭谦、多善于忍耐。若适当增加社会活动，培养广泛的兴趣爱好，以舒畅情志，调畅气机，将有利于津液的运行与代谢，改善体质增进健康。血虚质往往对精神状态产生一定的影响，如出现睡眠欠佳、多梦、健忘等，情绪多不稳定、胆小，应避免过度劳神而伤血、过度思虑而伤脾，亦要避免精神过度紧张。湿热质的性格倾向不明显。过敏体质基本属于病态，其性格特征较为复杂，难以一概而论。

各种偏颇体质具体的心理调摄方法，我们在第八章会有更详尽的解说。

平和体质的个体，由于其脏腑阴阳气血趋于均衡稳定，一般表现为精神愉悦、乐观开朗，机体适应环境的能力以及抵抗疾病的能力较强。但由于心理状态、情志反应与内外环境的多种因素有关，七情六欲，人皆有之，精神刺激和情志变化在所难免，因此，一要加强修养，和畅性情，防止七情过极，及时调摄不良情绪，对防止平和质出现偏颇和病理体质的出现，增进健康是十分重要的。二是注意宣达、发泄不良情绪，防止情感过度压抑，以恢复心理平衡的方法。三是通过一定方式积极避开刺激源以转变情感投向，改变人们对不良情绪的注意力，使苦闷得以解脱。四是排遣情思，如琴棋书画，陶冶性情，振奋精神，调节心理。古人就有“琴医心，花医肝，香医脾，石医肾，泉医肺，剑医胆”之说。

正所谓：“身安不如心安，心宽强如屋宽。”

凡夫心随境转，圣人心可转境，对于心镜，六祖慧能的“本来无一物，

何处惹尘埃”是绝高境界，大多数人也许学不来，但我等凡人至少也应学学神秀，做到“时时勤拂拭，莫使惹尘埃”吧！

六、气功调理之道

“余闻上古有真人者，提挈天地，把握阴阳，呼吸精气，独立守神，肌肉若一，故能寿敝天地，无有终时，此其道生。”（《黄帝内经·素问·上古天真论》）

（一）何谓气功

一提气功，几乎所有听过气功的人都觉得气功至少有强身健体、修心养性的作用。为什么？因为人们确实看到或体会到了这一难以辩驳的事实。但一提气功，又总难免带有点神秘感，甚至带有玄的成分，其实，气功并非玄学，而是实用的强身健体操作方法。现在就让我们为您撩开气功的神秘面纱。

何为气功？气功一词：最早见晋道士·许逊《静明录教宗》，但并未作为现在所说的“气功”内涵来使用，其以现代内涵正式使用是20世纪50年代，唐山市气功疗养院。那能否说“气功”是现代才有的呢？答案是否。其实气功的起源很早，在尧时期称为“舞”，起宣导作用；春秋时期有导引及按蹻，导引即“导气令和，引体令柔”，按跻即按摩和拍打肢体；之后发展更有吐纳、行气、调气、内丹、练神、存思、守一等。

据古代的相关实践及其中内涵，现代人将气功定义为：以古典哲学为思想指导，以调心、调息、调身融为一体的操作内容，以开发人体潜能为目的的身心锻炼技能。其中的调心、调息、调身的统一是区别气功与其他体育锻炼的要点。而气功的神秘感很大程度是源于其“以古典哲学为思想指导”，现代人难以完全明白其中的奥义而已。

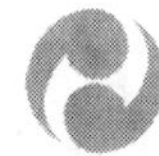

据以上定义：气功散见于古代儒、释、道、医、武、民间等著作及实践中的静坐、坐忘、禅定、胎息、行气、导引、吐纳、服气、调气、内丹、练神、存思、守一等。气功虽有诸家诸派之分，但可说是同源异流，当然，亦有混流之时。

（二）古圣之见

老子的《道德经》有“至虚极，守静笃，万物并作，吾以观复”，“虚其心，实其腹”，“专气致柔，能婴儿乎？”“绵绵若存，用之不勤”，“人法地，地法天，天法道，道法自然”之论。“守一法”也出自该书。一般认为：《道德经》为气功学的理论奠定了基础，它把气功养生的三大要素——调心、调息、调身都上升到理论的高度。

《庄子·刻意》中有“吹呴呼吸，吐故纳新，熊经鸟申，为寿而已矣。此导引之士，养形之人，彭祖寿考者之所好也”之论。《庄子·左宥》记广成子授黄帝养生法“窈窈冥冥，至道之极，昏昏默默，无视无听，抱神以静，形将自正，必静必清，无劳汝形，无摇汝精，乃可长生，目无所见，耳无所闻，心无所知，汝神将守形，形乃长生”。《庄子·养生主》有：“缘督以为经，可以保身，可以全身，可以养亲，可以尽年。”为小周天功奠定了基础。而后世的坐忘、踵息、心斋等法，也发端于庄子。

《黄帝内经·素问·上古天真论》云：“虚邪贼风，避之有时，恬惔虚无，真气从之，精神内守，病安从来”、“余闻上古有真人者，提挈天地，把握阴阳，呼吸精气，独立守神，肌肉若一，故能寿敝天地，无有终时，此其道生。”这里的“呼吸精气”、“独立守神”、“肌肉若一”已有了调息、调心、调身的雏形。其《生气通天论》有：“圣人传精神，服天气，而通神明。”与老庄共同奠定了气功学，古称“黄老之学”、“性命之学”。

孔子提倡修身、“守中”。所谓“守中”，即意念集中于身体或脏腑，或自然景物之内，不前不后，不左不右，不上不下，恰处天和之中。孟子提倡“吾善养吾浩然之气”，重视道德修养与养气的修身方法。

古圣贤之见为后世的气功发展奠定了很好的理论基础。

（三）气功强身原理

1. 松弛原理

松弛就是松、静、自然，要精神松、情绪松、肉体松、内脏松，从内到外，从心灵到肉体，无处不松。处于气功高度松弛状态下的人，基础代谢水平显著降低，耗能随之减少，而贮能相应增加，换成中医或气功术语，贮能就是贮气，气足则推动、温煦、气化、防御、固摄等所有属于气的功能都增强，且气能生神，气足则神旺，此时，除了脏腑经络功能旺盛外，精神也饱满。在这种状态下，人体的潜能容易发挥或被激发出来。

2. 三调效应

三调即气功讲究的调心、调息、调身。

调身是调控身体静止或运动状态的操作活动，也称练形。其意义在于通

过做出最有利于当时状态的各种姿势，使身体的状态与练功所要求的境界相应。练动功的多与疏通经络、调动内气运行相应；练静功的各种固定姿势与进入静定的气功境界相应。

调息是调控呼吸的操作活动，也称练气。呼吸与内气直接相关，其意义在于通过调控呼吸来产生或导引内气。

调心是调控心理状态的操作活动，也称练神。其意义在于改变意识活动的内容和方式。我们日常生活一般是显意识（中医或养生家称为“识神”）起主导作用。而调心即调整大脑皮层，使之处在松弛状态，此时人的潜意识（中医或养生家称为“元神”）被调出来。元神的作用是对人体起自主的调控作用，当识神愈显时，则元神的调控作用就愈弱，反过来，越是在清静安宁状态，元神就越容易起调整作用。

在调身、调息、调神共同作用下，此时使人体的生理、生化效应达到有序化、同步化，可将原来的失序（病态）调整过来，从而产生治病或强体的作用，甚至产生一些特殊的作用和效果。

3. 自调原理

除上述三调效应外，不论动功与静功，在气功态下都容易产生气循经而行的感觉，我们在前面经络内容介绍过的感传现象，尽管感传现象的具体作用机制在目前的科学水平下仍未完全明了，但我们也可借用一些研究观察者、实践者的解释来帮助我们了解三调、感传现象或种种气效应或气功现象。这里有三种形象而不失某种科学内涵的假说可供参考：

其一，气功状态下，人体内的生物分子出现电子定向运动，定向的电子运动，又可以形成微粒流运动，从而使人体的生物能量加强，这样就改善了人体的生物状态，可以使人的生命状态加强。人体是一个带有自动化性质的自我控制系统。在气功作用下，人体的自我控制能力得以加强。

其二，练气功可以导致人体化学信号（介质）和细胞结构（受体）这两种物质相互作用的加强。在这种作用下，导致了对传入信号非常敏感。传入信号的加强，又进一步促使人体生物化学反应的加强。人体生理生化效应提高了，自然就能调整生理，纠正病理。

其三，在气功作用下，人体生物序可以达到高度的有序化，主要包括三方面：即空间结构序、时间结构序、功能序。

空间结构序列主要包括人体细胞组织、生物分子结构和电子结构等。这些结构在排列上有一定的规律和序列，但是，人在情绪变化剧烈、复杂的脑力活动、劳累、生病以及自然环境改变的情况下，这些结构常常处于比较混乱的状态。人在休息的时候就要调整它，只是调整的速度很慢。但在气功状态，元神主事下，这些结构的排列的失序可以有较快的调整速度，而通常用药物或其他方法都不能达到这样高速度的理想的排列。

时间结构序主要是指生物钟。每个人都有生物钟，生物钟主要表现在年节律（如季节、节令）、月节律、日节律，现代人由于生活作息的紧张失序，可造成自身生物钟的失序，其中尤以日节律的失序明显，晨昏颠倒，夜不安寐，昼不清醒。生物钟和人体的生物结构序有关系，生物钟一乱，人体的生物结构也受影响，自然就影响得病，练功的人可以通过整体状态的改善来调整生物钟，使之有序，所以练气功对于治失眠特别有效，白天也是精神饱满的。更大意义上的生物钟效应，则是指可以通过练功这条途径来延长寿命（整体生物钟）。

功能序若按现代医学说法，人的功能常常是心理、生理相互影响，而非良性的心理、生理相互影响可导致病理变化。气功的三调实际上也是通过心理与生理的良性相互影响来达到调整的目的，只不过动功类是生理影响心理更多，而静功类则是心理影响生理更大，最终达到心身高度和谐与圆满的状态。

（四）气功与体质调控

气功能调体质吗？可以说，如果练功得法，气功几乎是调体质的最好方法。为什么这么说呢？一者从前面气功的内涵及功能可以看出，气功实在是集合了运动调理、经络调理及心理调理之长；二者若将体质与气功的定义做一对比就可以明白，两者有着极好的对应关系。

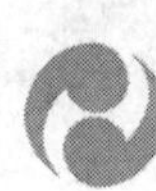

体质是指人体生命过程中，在先天禀赋和后天因素的共同作用下所形成的形态结构、生理功能和心理状态方面综合的、相对稳定的个体特质。

气功是以古典哲学为思想指导，以调心、调息、调身融为一体的操作内容，以开发人体潜能为目的的身心锻炼技能。

体质要素之一是形态结构，气功的调身（练形）可与之对应，气功中的各种动功，如自发动功、五禽戏以及有着浓重气功色彩的八段锦、太极拳等都有很好的塑造形体的功能，而且这种形体的塑造并非硬性，而是强筋与柔筋、健肌与韧骨并重。正如《后汉书·华佗传》所说："以是古之仙者，为导引之事，熊经鸱顾，引挽腰体，动诸关节，以求难老。”

体质要素之二是生理功能，气功的调息（练气）可与之对应，在中医学中阳气代表功能，气功练的就是阳气，练气尤重呼吸，因为适当的呼吸是体内外气交换的媒介，古人称为吸清呼浊或吐故纳新。无论动功静功，一般都有呼吸的要求，尤其是各种内养功法，其目的就是增加阳气的量及改善阳气的质，阳气足则脏腑功能旺盛。《医暇卮言·卷下》说得好：“欲修长生者，必固其气，气固，则身中之元气不随呼而出，天地之正气恒随吸而入，久之胎息定，鄞鄂（命蒂）成，而长生有路矣。”

体质要素之三是心理状态，气功的调心（练神）可与之对应，调心不单可把人的心态调节到最安宁平稳状态，使人心平气和，长时间的锻炼甚至可以改善人的气质。尤有意义者，练神是练气功的较高级状态，可达以神驭形、以神驭气、意气相随的境界，达到一般的体育锻炼达不到的自我调控脏腑经络功能，自行纠偏、内外兼修、形神并练的效果。正所谓“常以虚为身，以无为心，无身之身，无心之心，可谓守神。守神玄通，是谓道同”。（《永乐大典医药集·卷之二千九百四十九·神》）

再从具体的体质分类观之，阳虚质、气虚质应是练气功收获最大的两种体质。阳虚质、气虚质是体内阳气不足以致阳气的相关功能减弱的体质状态，而刚才说过，练气功是既练阳气的量，也练阳气的质，则阳气不足可得以补充，阳气的相关功能减弱得以增强或改善，阳虚质、气虚质应以练内养功或静功为主，可培养阳气。

气郁质、瘀血质、痰湿质则较适合练动功，因这三种体质都是气、血、津液运行不畅而流滞所致。流滞者，让其流通即可。各种动功，如自发动功、五禽戏、八段锦以及太极拳等均有很好的运行气血、疏通经络作用。瘀血质、痰湿质若能动静结合则效果更好，因为这两者都牵涉到物质代谢功能减退，形成病理性代谢产物的问题，而中医的代谢归阳气所管，阳气有气化功能，即能促进物质代谢与能量代谢，而刚才说过，内养及静功主要是养气的，可以增加阳气的量与改善阳气的质，从而达到增强气化、化痰活血的功用。

血虚体质者宜于内养及静功为主，他们的作用主要是化生阳气，阳气足则脏腑功能旺盛，“脾胃为气血生化之源”，尤其是脾胃功能的改善，使血的化生有源，且气能生血。从根本上改变血虚体质。

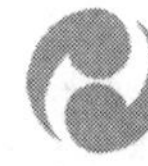

阴虚体质则需动静结合。静功一可以生阳，据阴阳互根原理，阳生则可化阴，二可以心静以去阴虚造成的内躁。动功则可行气血以散阴虚所不能制约的亢阳。

阳盛质及湿热质者适合练动功，一者可强筋健骨，二者可流通气血与津液，三可耗散过多的热能，使人体复归平衡。

特禀质者多非单一体质，此时宜结合所兼的体质来选择适合的功法，事实上特禀质中的过敏性体质以药物是较难完全调整的，气功反有可能较全面地改善人的体质，也包括改善过敏性体质。

严格来说在所有调体质的诸多方法中，气功是效果最好的一种方法，但前提是明其机理、修炼得法及持之以恒。关于持之以恒，很多人往往对练气功的“练”字产生误解，以为要“练”的东西一般会比较辛苦，其实刚好相反，练动功并不比一般的体育活动运动量大，但效果会更好；练静功不单不辛苦，根本就可以说是一种享受，心身沉浸在一种轻轻松松、微醉微熏、光明圆满的快感状态下，达到最大的有序和谐。

（五）气功为什么能美容？

练气功以调心、调息、调身为操作，练的是精、气、神。古人认为：精能化气，精满则气壮，气能生神，气壮则神旺，神旺则身健，身健则少病，内则五脏敷华，外则肌肤润泽，容颜光彩。道教经典著作《太平经》和《后汉书·方术列传》等都有气功美容的记载：“守一之法，老而更少，发白更黑，齿落更生。”“王真年且百岁，视之面有光泽，似未五十者”皆为练气功所致。气功中有各种强身回春术，大都是为美容而设。

气功美容的原理在于气功锻炼的调形、调气与调神。

调形：调形的作用，练各种动功时的动作与体操相似，除具有疏通经脉、运行气血的作用，还能锻炼形体，使人身轻矫健、形体健美。

调气：调气以呼吸为基本操作，人从自然界吸进的清气不但增强元气，充实脏腑之气，活跃经络之气，还进一步推动气血在全身的运行，使全身气血流畅，五脏六腑、四肢百骸都得到充养，这是健美的基础。气在人的容貌美中起着重要的作用。面部的光泽和气的盛衰密切相关，不论何种面色，只要气盛，则会光泽有神，这样即使是偏黑、偏黄的肤色，也能给人美感。元气充于内而发于外的那种容光焕发不是任何美容品所能达到的；再有就是血随气旺、血随气至、气血充盛而外荣肌肤，人才能有色有泽，保持皮肤的弹性，使面部皮肤红润光滑，毛发润泽。

调神：一者可使心神安宁，情绪稳定。很多损美性皮肤病如黄褐斑、粉刺、白发、面油风等，均和情志有关。气功的调心，能使人情志安定，精神放松，从而能防治此类疾病；二者调神可改善睡眠，大家都知道睡眠不足或睡眠质量不佳的损美效应。因此，保证睡眠质量，在美容学上就很有意义；三者元神有主宰统驭全身的功用，元神安宁，则可使各脏腑各司其职，发挥各自的作用；四者神能驭气，可随意调动气的运行，使其行所当行、聚其所当聚；五者调神亦可视之为调气质、调神态，可从根本上改善人的精神气质姿态。女人若是仅局限在颜色美，谓之有色无态，就算本身有七分颜色，也会减到三分。若是有态，三分颜色就可能增加到七分。因此，美容更高级的追求应是一种姿态优雅的美、神采灵动的美、气韵生动的美。

此外，气功可全面地调整人的身心，能使人无论在生理还是心理上都保持一种青春的活力，而具有延缓衰老、保持青春的功效。从而使容颜长驻、美貌长葆。由于气功能全面地调整人的身心，故它能带给人较深层次的美，达到外形和气质俱佳。

七、调体原则——中和之道

“谨察阴阳所在而调之，以平为期。”（《黄帝内经·素问·阴阳应象大论》）

“以平为期”道穿了中医学治病与调整体质的基本原则——中和。为何这样说？我们可用中医的观念从哲学、生理、病理、治疗等方面来分析。

中医以阴阳、五行、气论为其哲学基础，其中阴阳讲究的是在对立制约、互根互用、相互消长中取得平衡；五行则强调在生克之中达到制中有化、化中有制的平衡；气论则认可气在升降、出入聚散中保持平衡，所谓“冲气以为和”，而更进一步，则以天人合一的中和美好境界为其理想的追求目标。

生理上，中医学认为，人体本身的功能活动以及人与自然万物之间的物质、能量、信息交换维持着协调平衡的状态就是人体正常的生理状态，这种状态中医称之为阴阳平衡。这里的阴阳可包括气血津液等，阴阳平衡将其浅白化就是人体处在中和状态。中和实际上应包括：中、和、通的内涵。

中：即阴阳、气血、津液等不多不少、不偏不倚，即平衡状态。

和：即协调、和谐，以体内五脏为例，五脏功能独立来看，并不平衡，如心五行属火，为阳中之太阳，阳多而阴少；肾五行属水，为阴中之太阴，阴多而阳少。其他三脏也各有偏颇，因此，五脏的功能就须协调，中医术语中的“心肾相交”、“水火既济”就是心肾之间的水火阴阳通过升降来各取所需、各补所缺，而达到两脏之间水火阴阳以及功能的平衡。其他脏腑也有类似的功能协调，所以“和”的本意实际上是“和而不同”，人体各脏腑、经络、组织器官均各有自己的功能与特性，这些特性可能存在某些偏颇，但在人体之中，通过分工协助，互相协调而达到最终的整体平衡与和谐。再进一步的和谐就是把人放在天地之中来考量，人若能适应自然环境变化，在与自然环境的不断变化的物质、能量、信息交换中相互协调，保持平衡，这才是真正的“和”。

通：即通达，人体功能要达到中和状态是有前提条件的，刚才讲的整体的“和”实际上是各脏腑系统协调的结果，而各系统的协调首先要求的就是信息的交流通畅，如气机的升降出入、血的运行、津液的输布排泄、经络的流注、水火的升降等等无不体现出一个通字，有通才能互补长短、互通有无，进而达到整体的平衡协调。再进一步的通就是“人与天地相应”，与天地自然环境互通有无，进行物质、能量、信息的交换，而达到平衡。我们常说，“政通人和”这层意思放在人体身上也适合，通则“泰”，故可遍体通泰。

因此，人若处在和、中、通的状态就为平为正，为正常态。

病理上，如果由于人体内环境的改变，或不适应外环境的变化，阴阳的消长超过一定的限度，产生太过或不及，就会破坏机体阴阳的平衡而出现阳盛、阴盛、阳虚、阴虚等“失中”的病证或体质。

又若各脏腑、经络功能自行其事，功能上不相互协调配合，则出现各偏其偏或出现病理上相互影响的“失和”病证或体质。

再若体内气血津液失于流通，阴阳失于交感，气机失于升降，水火失于既济，机体就产生“失通”的病证或体质。

因此，人若处在失和、失中、失通的状态则为邪为病，为病理态。

至此，我们就不难理解，中医诊之要诀就是识其偏——失和、失中、失通之所在。而治之要诀就是使其和——回到和、中、通的状态。所谓“谨察阴阳所在以调之、以平为期”一句中的阴阳二字并非狭义的阴虚阳虚等称谓，而是代表了人体所有失和、失中、失通的状态。

中医学治病与调整体质的基本原则就是两个字——中和。中和包括了中、和、通的内涵。“中”即阴阳、气血、津液等不多不少，不偏不倚，即平衡状态。“和”即脏腑、经络、组织器官功能协调、和谐；再进一步就是人与自然的协调与适应。“通”即通达。脏腑、经络、组织器官之间乃至人与自然有物质、能量、信息的交换有沟通才能互补长短、互通有无，进而达到整体的平衡协调。

在处理具体问题时，如何做到补偏救弊，通俗地讲，即是运用“对着干”的阴阳对立制约原理——虚则补之、实则泻之、治寒以热、治热以寒的治疗法则。具体到体质分类上，阳盛质清其阳热，阴虚质滋其阴，阳虚质扶其阳，血虚质补其血，气虚质益其气，气郁质行其气，瘀血质活其血，痰湿质化其痰、祛其湿，湿热质清其热、祛其湿；特禀质视其所偏而调之。

当然，在一些复杂的变化中还可以有基于阴阳互根原理的阴中求阳、阳中求阴、补气以生血、补血以益气等技巧性的处理。

这是在对立的基础上建立统一的法则。它揭示了中医治疗学的行之有效的调控规律，对临床实践具有普遍的指导意义。

从“中和之道”我们看出，中医不仅是治病的医学，更是“和人”的医道，为什么这么说呢？因为治病的着力点往往更多是在病位或病灶本身，而“和人”则着力点往往更多在人的整体、甚至是调整人与自然的关系，因此，中医的潜在思路实际上是病态过程与整体生命过程不可分割的，这里人为本，病为标。因此“和于人而病自治”。这种观念，放在体质调理中尤为有意义，因为体质的偏颇往往不是局部的问题，而是人整体的失衡或天地人三者关系的失衡。因此，调体就是和人，和其神——心理状态，和其气——功能状态，和其形——体格形态，从而达到“和、中、通”的平和体质状态。

印象归纳：调体质，就是让您养生养到实处的方法。

生活调理的要旨就是道法自然、规律生活、饮食有节、饮食宜忌、劳逸结合。

药食调理的原理在于体质有偏颇，药物与食物之性味亦有偏颇，药物与食物之所以有补偏救弊的作用，主要原理就是以药物之偏以纠人体之偏。故调体法则各有宜忌。具体而言：阳虚体质之人，宜益火温补，忌苦寒泻火妄伐伤正。阴虚体质之人用药宜甘寒清润，忌苦寒沉降、辛热温散，饮食当避辛辣。气虚体质、血虚体质之人，宜补气培元，养血益阴，忌耗散克伐。气郁体质之人，宜疏肝调气，忌燥热滋补。血瘀体质之人，宜疏通血气，忌固涩收敛。痰湿体质之人，宜健脾化痰，忌阴柔滋补。湿热体质之人，宜清热祛湿，忌刚燥温热、甜腻柔润滋补厚味。

经络是人体运行气血，联络脏腑官窍肢节、沟通上下内外的通道。体质调理常用的是十二正经与奇经八脉中的督脉、任脉、冲脉与带脉。经络的生理功能主要有联络脏腑器官，沟通上下内外、运行全身气血，营养脏腑组织、感应传导与调节机能平衡。经络可用于阐释病理变化、指导疾病的诊断、指导疾病的治疗及调理体质。在体质调理中，较能自我操作的主要是推拿按摩与灸法。推拿按摩中常用手法有：推、拿、按、摩、揉、点、击、搓、抖等法；而手法的补泻主要有“顺经为补，逆经为泻”、“缓摩为补，急摩为泻”、“轻揉为补，重揉为泻”、“长者为补，短者为泻”等。补法主要适用于虚性体质，泻法主要适用于实性体质。灸法较易操作的是温和灸。

运动调理在中医看来无非是两大原则：一是在“道法自然”、“天人合一”观念指导下进行，二是运动方式与运动量要因体质而施行。

心理就像一面镜子，映照出我们的生理。有偏的心理，就如打磨不平的镜子，映照出的就是扭曲变形的生理。因此，针对不同体质的人就应有不同的镜子打磨方式，心平即镜平，镜平则影正。

气功以古典哲学为思想指导以调心、调息、调身融为一体的操作内容，以开发人体潜能为目的的身心锻炼技能。气功之所以能强身健体在于其松弛原理、自调原理及三调效应。如果练功得法，气功几乎是调体质的最好方法。但前提是明其机理、修炼得法及持之以恒。气功之所以能美容在于其调形、调气与调神的要求与美容是一致的，其全面的身心调节，能使人无论在生理还是心理上都保持一种青春的活力，而具有延缓衰老、保持青春、容颜长驻的效应。

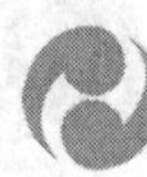

中医学治病与调整体质的基本原则就是两个字——中和。中和包括了中、和、通的内涵。“中”即阴阳、气血、津液等不多不少，不偏不倚，即平衡状态。“和”即脏腑、经络、组织器官功能协调、和谐；再进一步就是人与自然的协调与适应。“通”即通达。脏腑、经络、组织器官之间乃至人与自然有物质、能量、信息的交换有沟通才能互补长短、互通有无，进而达到整体的平衡协调。调治之要诀就是使其和——从体质的偏颇或病理的偏差回到和、中、通的状态。

本章说的是调体养生的种种法门，偶见《十叟长寿歌》，几乎集养生要诀之大成，浅而易行，愿与诸君共勉：

昔有行路人，海滨逢十叟。
年皆百余岁，精神加倍有。
诚心前求拜，何以得高寿。
一叟拈须曰：我勿湎烟酒。
二叟笑莞尔：饭后百步走。
三叟颔首频：淡泊甘蔬溴。
四叟拄木杖：安步当车久。
五叟整衣袖：服劳自动手。
六叟运阴阳：太极日日走。
七叟摩巨鼻：空气通窗牖。
八叟抚赤颊：沐日令颜黝。
九叟抚短鬓：早起亦早休。
十叟轩双眉：坦坦无忧愁。
善哉十叟词，妙诀一一剖。

第八章

如何顺水推舟，因质而调

不同体质的调理要点，运动锻炼

以及常用食物、药物、药膳、中成药、经络调理等

均有所不同

本章就是让您学会

因质而调

> 调理阳虚质时要慢温、慢补，就如慢火、老火方法煮靓汤一样，缓缓调治方能效佳而副作用少。

“治病必求于本。”（《素问·阴阳应象大论》）

您的体质就是您的本，通过第三章的学习，您对自己的体质大概也有个谱了，下来就让我们顺水推舟，因质而调吧！

一、如何调理阳虚质

阳虚体质的朋友可登陆书友卡网址，在下列运动锻炼、食物、食用药物、药膳、中成药、经络调理等栏目中据自身具体情况及方便选择应用，数种方法同时或交替应用则效果更佳。

（一）调理要点

1. 阳虚质即“寒底”，在自然界阳气充足的春夏过得较为舒服，因自然界的阳气能补人体之阳气，而在阳气不足的秋冬则较难耐受，容易发病，原来有病者则易加重。故阳虚质者在秋冬季节适当暖衣温食以养护阳气，尤其要注意腰部和下肢保暖，也应多晒太阳。夏季暑热多汗，汗多则热能发散过多，易致阳气外泄，使阳气虚于内，要尽量避免强力劳作，大汗伤阳，也不可恣意贪凉饮冷。不可在阴暗潮湿寒冷的环境下长期工作和生活，因为寒湿因素易于伤人阳气，应多在阳光充足的情况下适当进行户外活动。

2. 阳虚质当温补阳气为主，但补阳有几点须注意：其一，温阳应佐以益阴：根据阴阳互根的理论，在温补阳气的同时，佐入适量补阴之品，以达阳得阴助而生化无穷。其二，温阳应以温肾为主，因肾为先天之本，元阳之所在，且火性炎上，下部阳气旺，方能温煦其上的脏腑使之功能旺盛。同时温阳当兼顾脾胃，只有脾胃健运，始能饮食多进，化源不绝，体质强健，亦即养后天以济先天。其三，调理阳虚质时要慢温、慢补，就如慢火、老火方法煮靓汤一样，缓缓调治方能效佳而副作用少。

3. 阳虚质者忌用清热伤阳之品（详见阳盛质的常用食物、药物、药膳与中成药表），亦应少吃生冷黏腻之品，即使在盛夏也不要过食寒凉。

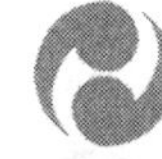

4. 补阳时机的选择是有讲究的，一般的人多选择冬令进补，这是可以理解的。阳虚之人，其底为寒，再遇隆冬季节，特别难熬，此时补阳，是为减轻所苦，亦确能减轻所苦。但若论治本，冬天并非最佳的时机，因此时身体的寒与自然界的寒两寒相叠，其寒难驱。治本何时为佳呢？答曰：盛夏！盛夏之际，自然界大热，阳虚之人得自然阳热之助，这时本体也不甚寒，此时驱寒，容易得多。大家所熟知的三伏天“天灸”所治的正是阳虚病证，取的是“冬病夏治”，阳虚之病冬天易发谓之“冬病”，借助夏之炎热、体内阳气之热及药物之热，以驱散阴寒谓之“夏治”。以三热驱一寒，当然容易，这属于中医学所说的顺势疗法。“虽有智慧，不如乘势。”（《孟子·公孙丑上》）

5. 阳气代表功能，阳气不足，其鼓动振奋心神的功能不足，则常有精神不振，情绪低沉。而性格则多偏内向、沉静。因此，应多参加社交或群体活动，加强沟通使性格渐趋活跃，注意不要让低沉的心境影响了很多人生应有的愉悦；适当运动，亦可助阳气的生发与精神的振奋。

（二）运动锻炼

1. 适合方法

阳虚质的特点一是阳气不足，二是阳气不振，故锻炼方法当以增补阳气与振奋阳气为准则。增补阳气与肾和督脉密切相关，肾藏元阳元气，元气所藏之处俗称为丹田，而督脉则统领诸阳经，传统功法中一些内养强壮类的功法多兼顾了两者，如内丹功即是较好地利用了丹田、任督二脉、精气神，以培养元阳为主的功法。从振奋阳气角度，动则生阳，适当的运动有利于阳气的化生，这里我们推荐有氧锻炼，它也叫有氧代谢运动，是指人体在氧气充分供应的情况下进行的体育锻炼。也就是说，在运动过程中，人体吸入的氧气与需求相等，达到生理上的平衡状态。因此，它的特点是强度低，有节奏，持续时间较长。这种锻炼，氧气能充分酵解体内的糖分，还可消耗体内脂肪，增强和改善心肺功能，调节心理和精神状态。常见的有氧运动项目有：步行、慢跑、滑冰、游泳、骑自行车、打太极拳、五禽戏、八段锦、健身舞、韵律操等。

2. 注意事项

（1）中医有“春夏养阳，秋冬养阴”的观点。春夏是自然界阳气发生与充盛之时，一天之中的上午亦有此意，因此，春夏及上午是阳虚质者最好的锻炼时机，地点可选择室外，以在阳光下锻炼尤妙，可借自然界之阳以补

充振奋自身之阳。其他时间的锻炼，若有阳光，仍可在室外，若无阳光则以室内为宜。少在阴冷及潮湿之环境下锻炼，如游泳易受寒湿，一般不选。

（2）阳气质者能量不足，体能较差，运动量不宜过大，注意“形劳而不倦”，尤其注意不可大量出汗，以防汗出伤阳。阳虚质人畏寒易受风寒侵袭，锻炼时应注意保暖避寒。

（三）常用食物介绍

阳虚质者当以补阳为主，常用补阳食物见表 8－1。

表 8－1　常用补阳食物表

分类	食品	功效	适用体质
粮食类	刀豆	温中下气，益肾补元	阳虚体质、气滞体质、阳虚体质＋气滞体质
	糯米	补中益气，健脾止泻，缩尿，敛汗，解毒	气虚质、阳虚质、阳虚质＋气虚质
蔬菜类	辣椒	温中散寒，下气消食	阳虚体质、气滞体质、阳虚体质＋气滞体质
果品类	胡桃仁	补肾益精，温肺定喘，润肠通便	阳虚体质
	荔枝	养血健脾，行气消肿	血虚体质、阳虚体质、气郁体质，以及三种体质间排列组合的混合体质
肉　类	雀	补肾壮阳，固涩益精	阳虚体质
	狗肉	温补脾胃，强肾壮阳填精	阳虚体质
	羊肉	健脾温中，补肾壮阳，益气养血	阳虚体质、气虚体质、血虚体质，以及三种体质间排列组合的混合体质
	羊骨	补肾，强筋骨，止血	阳虚体质、气虚体质、阳虚体质＋气虚体质
	鹿肉	补肾助阳，益气养血，祛风	血虚体质、气虚体质、阳虚体质，以及三种体质间排列组合的混合体质
	牛肉	补脾胃，益气血，强筋骨	气虚体质、血虚体质、阳虚体质
	牛鞭	补肾壮阳，固元益精，散寒止痛	阳虚体质
奶蛋类	雀卵	补肾阳，益精血，调冲任	血虚体质、阳虚体质、血虚体质＋阳虚体质
水产类	对虾	补肾壮阳，滋阴熄风	阳虚体质、阳虚体质＋阴虚体质

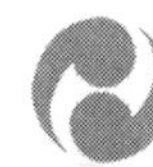

（续表）

分类	食品	功效	适用体质
调味品	大蒜	温中行滞，解毒，杀虫	阳虚体质、气滞体质、阳虚体质+气滞体质
	胡椒	温中散寒，下气止痛，止泻，开胃，解毒	阳虚体质、阳虚体质+气滞体质
	花椒	温中止痛，除湿止泻，杀虫止痒	阳虚体质

各食物的详细资料，在书友卡网址的相应栏目内，现以胡桃仁所得资料为参考：

胡桃仁（《开宝本草》）

【异名】胡桃穰、胡桃肉、核桃仁。

【基原】为胡桃科植物胡桃 Juglans regia L. 果实的核仁。

【性味归经】甘、涩，温。入肾、肝、肺经。

【功效】补肾益精，温肺定喘，润肠通便。

【主治】腰痛脚弱，尿频，遗尿，阳痿，遗精，久咳喘促，肠燥便秘，石淋及疮疡瘰疬。

【适用体质】阳虚体质。

【用法用量】内服：煎汤 9 g ~ 15 g；单味嚼服 10 g ~ 30 g；或入丸、散。外用：适量，研末调服。

【药膳方选】

1. 治肾虚耳鸣，遗精：核桃仁 3 个，五味子 7 粒，蜂蜜适量，于睡前嚼服（《贵州草药》）。

2. 治久嗽不止：核桃仁 50 个（煮熟，去皮），人参 5 两，杏仁 350 个（麸炒，汤浸去皮）。研匀，入炼蜜丸梧子大。每空心细嚼 1 丸，人参汤下，临卧再服（《本草纲目》引《萧大尹方》）。

3. 治肺肾不足气喘：胡桃肉、人参各 6 g，水煎服（《饮食治疗指南》）。

4. 治肠燥便秘：胡桃肉 4 ~ 5 枚，于睡前拌少许蜜糖服食（《中药学》）。

【成分】含粗蛋白 22.18%；粗脂类 64.23%，其中中性脂类占 93.05%。

总脂和中性脂类脂肪酸组成主要为亚油酸64.48% ~69.5%和油酸13.8g% ~15.36%；糖类；多种游离的必需氨基酸，其含量为总氨基酸的47.50%；另含钾、钙、铁、锰、锌、铜、锶等多种微量元素。未成熟果实富含维生素C。

【使用注意】痰火积热，阴虚火旺，以及大便溏泄者禁服。不可与浓茶同服。

（四）常用食用药物介绍

常用食用补阳药物见表8－2。

表8－2　常用食用补阳药物表

药物	功效	适用体质
巴戟天	补肾助阳，祛风除湿	阳虚体质
仙茅	温肾壮阳，祛寒除湿	阳虚体质
狗脊	补肝肾，强腰膝，祛风湿	阳虚体质
附子	回阳救逆，补火助阳，散寒止痛	阳虚体质
干姜	温中，回阳，温肺化饮	阳虚体质
高良姜	温中止痛	阳虚体质
淫羊藿	温肾壮阳，强筋健骨，祛风除湿	阳虚体质
山茱萸	补益肝肾，收敛固涩	阳虚体质、气虚体质、阳虚体质＋气虚体质
补骨脂	补肾壮阳，固精缩尿，温脾止泻	阳虚体质
沙苑子	补肾固精，养肝明目	阳虚体质
菟丝子	补阳益阴，固精缩尿，明目止泻	阳虚体质
肉苁蓉	补肾阳，益精血，润肠通便	阳虚体质、血虚体质、阳虚体质＋血虚体质
锁阳	补肾壮阳，益精血，润肠通便	阳虚体质、血虚体质、阳虚体质＋血虚体质
杜仲	补肝肾，强筋骨，安胎	阳虚体质
冬虫夏草	保肺气，实腠理，补肾益精，益肾壮阳，补肺平喘，止血化痰	阳虚体质、气虚体质、阳虚体质＋气虚体质
雪莲花	壮阳祛寒，调经止血	阳虚体质
鹿茸	壮肾阳，益精血，强筋骨，托疮毒	阳虚体质、阳虚体质＋血虚体质
鹿鞭	补肾壮阳，益精填髓	阳虚体质
海狗肾	暖肾壮阳，益精补髓	阳虚体质
九香虫	行气止痛，温肾壮阳	阳虚体质、阳虚体质＋气郁体质
蛤蚧	益肾补肺，定喘止嗽	阳虚体质、气虚体质、阳虚体质＋气虚体质

各药物的详细资料，在书友卡网址的相应栏目，现以杜仲所得资料为参考：

杜仲（《神农本草经》）

【异名】思仙、木绵、思仲、石思仙。

【基原】为杜仲科植物杜仲 Eucommia ulmoides Oliv. 的树皮。

【性味归经】甘、微辛，温。入肝、肾经。

【功效】补肝肾，强筋骨，安胎。

【主治】腰膝酸痛、阳痿、尿频、小便余沥、风湿痹痛、胎动不安、习惯性流产等。

【适用体质】阳虚体质。

【用法用量】内服：煎汤，6 g～15 g；浸酒或入丸、散。

【药膳方选】

1. 治肾虚腰痛，阳痿遗精，胎动不安：杜仲末 10 g，猪肾 1 个。猪腰洗净切片，椒盐腌去腥水，拌入杜仲末，以荷叶包裹，煨熟后食用（《本草权度》杜仲猪腰）。

2. 治妊娠三两月，胎动不安：杜仲（去皮，锉，姜汁浸，炒去丝）、川续断（酒浸）各 50 g。上为细末，枣肉煮烂，杵和为丸如梧桐子大。每服 70 丸，空心米饮下，日 3 服（《普济方》杜仲丸）。

【成分】丁香树脂酚、杜仲胶（Gutta—percha）、糖甙、生物碱、果胶、脂肪、树脂、有机酸、酮糖、维生素 C、醛糖、绿原酸、氨基酸。

【使用注意】阴虚火旺者慎服。

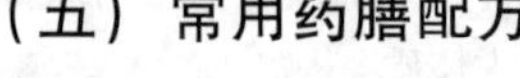

（五）常用药膳配方

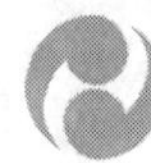

常用补阳药膳见表 8－3。

表 8－3　常用补阳药膳表

药膳名	功效	适用体质
杜仲腰花	补肾益精，健骨强体	阳虚体质
沙苑鱼肚	补肾填精，壮阳止泄	阳虚体质常见遗泄证候者
补骨脂煲鱼肚	补肾壮阳，固精缩尿	阳虚体质常见遗泄证候者
补骨脂猪腰	补肾强腰	阳虚体质
苁蓉羊肾汤	补肾助阳，健脾养胃	阳虚体质
沙苑粥	补肝肾，益脾胃	阳虚体质

（续表）

药膳名	功效	适用体质
干姜粥	温中和胃，祛寒止痛	阳虚体质常见消化系统证候者
吴茱萸粥	温脾暖胃，温肝散寒	阳虚体质
锁阳麻仁汤	补肾助阳，润肠通便	阳虚体质常见便秘者
良姜炖鸡块	温中散寒、益气补虚	阳虚体质、阳虚体质＋痰湿体质（常见消化系统证候者）
附菟狗肉汤	温肾壮阳，暖脾止泻	阳虚体质
菟丝里脊	补肾养肝	阳虚体质
六味牛肉脯	健脾补虚，温中止痛	阳虚体质、阳虚体质＋痰湿体质（常见消化系统证候者）
丁香鸭	温中和胃，暖肾助阳	阳虚体质、阳虚体质＋痰湿体质（常见消化系统证候者）
艾叶生姜煮蛋	温经通脉，散寒止痛，暖宫调经	阳虚体质常见月经不调者
当归生姜羊肉汤	温阳散寒，养血补虚，通经止痛	阳虚体质
养元鸡蛋	补肾健脑，强壮元阳	阳虚体质
附子粥	回阳散寒，暖肾止痛	阳虚体质
桂浆粥	补肾阳，暖脾胃，散寒止痛	阳虚体质
姜附烧狗肉	温肾壮阳，散寒止痛	阳虚体质
补肾羊鞭粥	温肾壮阳，填精健骨	阳虚体质见性功能减退者
雪凤鹿筋汤	补肝肾，强筋骨，逐寒湿，止痹痛	阳虚体质
定腰海参	补肾益气，壮阳固精	阳虚体质
巴戟狗肉	温肾助阳，散寒祛湿，宣痹止痛	阳虚体质
羊脊骨粥	补肾阳，益精血，强筋骨	阳虚体质
核桃五味煲猪肾	补肝益肾	阳虚体质
核桃猪脑	补肝益肾，醒脑安神	阳虚体质常见心神证候者
鹿角粥	补肾阳，益精血，强筋骨	阳虚体质、阳虚体质＋血虚体质
枸杞羊肾粥	温肾阳，益精血，补气血	阳虚体质、气虚体质、血虚体质，以及三种体质间排列组合的混合体质

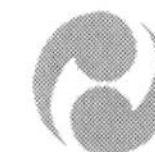

（续表）

药膳名	功效	适用体质
白羊肾羹	温肾阳，健筋骨，祛风湿	阳虚体质
巴戟牛膝酒	温肾阳，健筋骨，祛风湿	阳虚体质
杜仲烧牛筋	补肝益肾，强筋健骨	阳虚体质
补骨脂胡桃煎	温肾阳，强筋骨，定喘嗽	阳虚体质
雀儿药粥	补肝肾，益精血，壮阳气，暖腰膝	阳虚体质
雪莲鲍鱼	补肝益肾	阳虚体质
鹿鞭壮阳汤	温肾壮阳，补血益精	阳虚体质、阳虚体质＋血虚体质（见性功能减退者）
参茸鹿尾	温肾壮阳，益精增髓	阳虚体质、阳虚体质＋气虚体质，阳虚体质＋血虚体质、阳虚体质＋气虚体质＋血虚体质
壮阳狗肉汤	温脾暖肾，益精祛寒	阳虚体质
河车鸡汤	补肾填精，益气养血，益精增髓	阳虚体质、气虚体质、血虚体质，以及三种体质间排列组合的混合体质
虫草炖老鸭	补虚损，益肺肾，止咳喘	阳虚体质、气虚体质、阳虚体质＋气虚体质
虫草炖鲜胎盘	补益肺肾，定喘消痰，兼可散寒宣肺	阳虚体质、气虚体质、阳虚体质＋气虚体质（常见呼吸系统证候者）
蛤蚧虫草汤	补肺肾，止喘咳	阳虚体质、气虚体质、阳虚体质＋气虚体质（常见呼吸系统证候者）
人参胡桃汤	补肺肾，止喘咳	阳虚体质、气虚体质、阳虚体质＋气虚体质（常见呼吸系统证候者）
海马童子鸡	补肾壮阳	阳虚体质

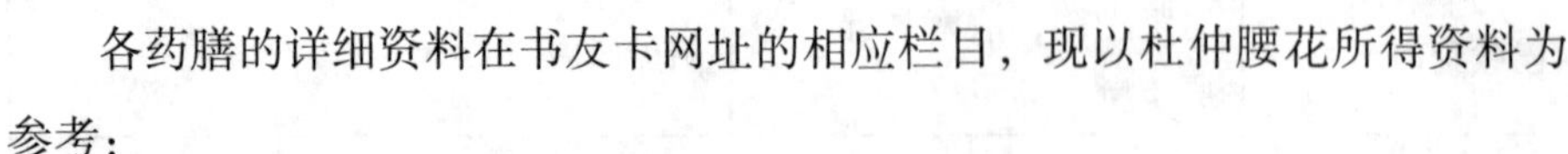

各药膳的详细资料在书友卡网址的相应栏目，现以杜仲腰花所得资料为参考：

杜仲腰花（《华夏药膳保健顾问》）

【组成】杜仲 12 g，猪肾 250 g，绍酒 25 g，葱 50 g，味精 1 g，酱油 40 g，醋 2 g，干淀粉 20 g，大蒜 10 g，生姜 10 g，精盐 5 g，白砂糖 3 g，花椒 1 g，混合油 100 g。

【制法与用法】杜仲以水 300 ml 熬成浓汁，去杜仲，再加淀粉绍酒、味精、酱油、白砂糖拌兑成芡糊，分成3份待用。猪腰子剖为两片，刮去筋膜，切成腰花，生姜去皮，切片。葱洗净切成节，待用。炒锅烧熟，入油，烧至八成热，放入花椒烧香，再投入腰花、葱、姜、蒜，快速炒散，沿锅倾入芡汁与醋，翻炒均匀，起锅装盘即成，佐餐食。

【功效与应用】补肾益精，健骨强体。适用于肾虚腰痛膝软，阳痿遗精，耳鸣眩晕，夜尿频多。

【适用体质】阳虚体质。

【方解】本方以杜仲、猪肾为主。猪肾具有补肾气、助膀胱等功能，常用于治疗肾虚腰痛，骨软脚弱，遗精盗汗等。《名医别录》称其“和理肾气，通利膀胱。”杜仲甘温，人肝肾经，能补肝肾、壮筋骨。《本草从新》认为杜仲“充筋力，强阳道。”用猪肾益精滋血助阳，杜仲入肾经壮阳气，两者相伍，可阴阳并调，而以滋化阳气偏重，故全方为助阳健身为主之药膳方，也可作为性功能低下者的膳食；无病常食，具有强身健骨的滋养作用。

【使用注意】本膳作为佐餐，对于肾阳虽虚，而尚不甚严重者具有调养作用。阳虚较重者，则本方力有未逮，但若长服则可缓以收功，仍具有较好功效。阴虚火旺者非本方所宜。

（六）中成药参考

常用补阳中成药见表8－4。

表8－4　常用补阳中成药表

名称	功效	适用体质
附桂理中丸	补肾助阳，温中健脾	阳虚体质
桂附地黄丸（胶囊）	温补肾阳	阳虚体质
龙凤宝胶囊	补肾壮阳，健脾益气，宁神益智	阳虚体质
龟龄集（酒剂）	强身补脑，固肾补气，增进食欲	阳虚体质
附子理中丸	温中健脾	阳虚体质常见消化系统证候者
香砂养胃丸	健脾温中，理气和胃	阳虚体质、阳虚体质＋气郁体质（常见消化系统证候者）
小建中冲剂	温中补虚，缓急止痛	阳虚体质常见消化系统证候者

（续表）

名称	功效	适用体质
良附丸	温胃理气	阳虚体质、阳虚体质 + 气郁体质（常见消化系统证候者）
香砂理中丸	健脾和胃，温中行气	阳虚体质、阳虚体质 + 气郁体质（常见消化系统证候者）
理中丸	补肾助阳，温中健脾	阳虚体质常见消化系统证候者
虚寒胃痛冲剂（胶囊）	温胃止痛，健脾益气	阳虚体质常见消化系统证候者
黄芪建中丸	益气温中，和里缓急	阳虚体质、气虚体质、血虚体质，以及三种体质间排列组合的混合体质（常见消化系统证候者）
温胃舒颗粒（胶囊）	扶正固本，温脾养胃，行气止痛	阳虚体质、阳虚体质 + 气郁体质（常见消化系统证候者）
炙甘草合剂	益气滋阴，通阳复脉	阳虚体质、气虚体质、血虚体质，以及三种体质间排列组合的混合体质（常见心系证候者）
强肾片	补肾填精，益气壮阳，扶正固本	阳虚体质常见肾虚证候者
仙灵脾片（心神宁片）	补肾强心，壮阳通痹	阳虚体质常见肾虚证候者
右归丸	温补肾阳，填精止遗	阳虚体质常见肾虚证候者
五子衍宗丸	填精补髓，益肾补阳	阳虚体质常见肾虚证候者
锁阳固精丸	温肾固精	阳虚体质常见肾虚证候者
壮腰健肾丸	健肾壮腰，祛风活络	阳虚体质、气虚体质、阳虚体质 + 气虚体质（常见肾虚证候者）
济生肾气丸	温补下元，纳气固本	阳虚体质常见肾虚证候者
三鞭振雄丹	固本培元，温肾暖阳	阳虚体质常见性功能减退者
男宝胶囊	温肾壮阳，补精益血，强身健脑	阳虚体质常见性功能减退者
鹿胎丸	温阳补气养血	阳虚体质、气虚体质、血虚体质，以及三种体质间排列组合的混合体质
健脑补肾丸	健肾补脑，益气健脾，安神定志	阳虚体质、气虚体质、阳虚 + 气虚体质（常见性功能减退者或失眠者）

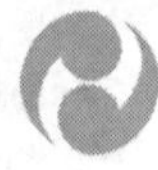

（续表）

名称	功效	适用体质
艾附暖宫丸	理气补血，暖宫调经	阳虚体质常见妇科证候者
嫦娥加丽丸	补肾益气，养血活血，调经赞育	妇女阳虚体质、气虚体质、血虚体质，以及三种体质间排列组合的混合体质（常见月经及性功能减退者）
龟鹿二仙胶	壮阳益气，填精补阴	阳虚体质＋阴虚体质
龟鹿二胶丸	温补肾阳，填精益髓	阳虚体质＋阴虚体质、阳虚体质＋血虚体质

1. 若为处方药，请在医师指导下服用。2. 若治病，用量按说明书；若仅用于体质调理，用量酌减。

各药的详细资料，在书友卡网址的相应栏目内，现以右归丸所得资料为参考：

右归丸

【剂型】丸剂。

【药物组成】附子（炮附子）、肉桂、鹿角胶、熟地黄、山茱萸（酒制）、山药、枸杞子、菟丝子、杜仲（盐炒）、当归。

【规格】小蜜丸：每丸 3 g；水蜜丸：每瓶重 120 g。

【功能主治】温补肾阳，填精止遗。用于肾阳不足，命门火衰，腰膝酸冷，精神不振，怯寒畏冷，阳痿遗精，大便溏薄，尿频而清。

【临床应用】用于性功能衰退、精子缺乏症、老年性赤白带过多症、慢性支气管炎、坐骨神经痛、假肥大型进行性肌营养不良等属于肾阳不足者。

【适用体质】阳虚体质常见肾虚证候者。

【用法用量】①疾病治疗：小蜜丸：一次 2 丸，一日 3 次；水蜜丸：一次 6 g，一日 3 次。7 岁以上儿童减半使用，或遵医嘱。用淡盐水或温开水送服。②体质调理：酌减用量或服药次数。

【注意事项】①阴虚、火旺、便溏者忌服；②孕妇忌服；③服药期间忌食生冷食物。

【处方来源】《卫生部药品标准·中药成方制剂》。

（七）常用穴位介绍

常用补阳功用穴位见表 8－5。

表 8－5　常用补阳功用穴位表

穴位	功效	适用体质
肾俞	补肾阳，益肾气，通利腰脊	阳虚体质
关元俞	补阳，壮腰培元，通利小便	阳虚体质
会阳	补阳，调下焦，理肛疾	阳虚体质
大赫	补益肾阳，调理下焦	阳虚体质
腰阳关	补肾壮腰，疏利关节	阳虚体质
命门	补肾壮腰，强腰健膝	阳虚体质
曲骨	温补下元，调经止带	阳虚体质
阴交	温补下元，调经血	阳虚体质
神阙	培元固本，回阳救逆，调理肠胃	阳虚体质
下脘	温中化湿，和中理气	阳虚体质、气郁体质、阳虚体质＋气郁体质
悬枢	温肾健脾，强腰健膝	阳虚体质
脊中	温中健脾	阳虚体质
中枢	温中止痛，强腰补肾	阳虚体质
足三里	补益气血，调理脾胃，扶正培元，通经活络	气虚体质、阳虚体质、血虚体质，以及三种体质间排列组合的混合体质
关元	补肾培元，温阳固脱	气虚体质、阳虚体质、血虚体质，以及三种体质间排列组合的混合体质
气海	补元气，利下焦，行气散滞	气虚体质、阳虚体质、血虚体质，以及三种体质间排列组合的混合体质
气海俞	化生气血，强壮腰脊	气虚体质、阳虚体质、血虚体质，以及三种体质间排列组合的混合体质
气穴	益元气，调经带	气虚体质、阳虚体质、气虚体质＋阳虚体质
中脘	补中气，理中焦，化滞和中	气虚体质、阳虚体质、气郁体质，以及三种体质间排列组合的混合体质
膏肓	补虚损，益肺气	气虚体质、阳虚体质、气虚体质＋阳虚体质
横骨	补益肾气，通利膀胱	气虚体质、阳虚体质、气虚体质＋阳虚体质
曲泉	调补肝肾，清热利湿	气虚体质、阳虚体质、血虚体质、湿热体质，以及四种体质间排列组合的混合体质

> 因血汗同源，血虚体质者在夏季应注意防暑热。暑热则多汗，汗多易于耗血伤津，且血虚质其体较弱，要尽量避免强力劳作，致大汗伤气血。

各穴位的详细资料，在书友卡网址的相应栏目内，现以肾俞穴所得资料为参考：

肾俞

【穴性】补肾阳，益肾气，通利腰脊。

【定位】在腰部，当第二腰椎棘突下，旁开1.5寸。

【归经】足太阳膀胱经穴。

【主治】腰痛、阳痿、遗精、遗尿、月经不调、白带、耳聋、小便不利、水肿、肾泄、虚喘。

【适用体质】阳虚体质。

【操作】推拿按摩；宜灸。

【按语】肾俞位于背腰部，当第二腰椎棘突下，内邻肾脏，是肾脏之气输注之处，与肾脏内外相应，能反映和治疗脏病。肾为先天之本，又为生殖发育之源，男子以藏精，女子以系胞，故与胎产、经、带有关。肾主骨、生髓，通于脑，为髓海，资生于肾；齿为骨之余；肾开窍于耳；腰为肾之府。故骨、髓、脑、耳、齿、腰诸疾均与肾有关，故本穴具有补阳、益肾气之功效。

二、如何调理血虚质

血虚体质的朋友可在下列运动锻炼、食物、食用药物、药膳、中成药、经络调理等栏目中据自身具体情况及方便选择应用，数种方法同时或交替应用则效果更佳。

（一）调理要点

1. 因血汗同源，血虚体质者在夏季应注意防暑热。暑热则多汗，汗多易于耗血伤津，且血虚质其体较弱，要尽量避免强力劳作，致大汗伤气血。

2. 保津即是保血。由于“津血同源”，血虚与精、津、液的虚亏有一定的关系，因此在调治血虚的同时，注意结合填精、滋阴的食物与方药。

3. 因气为血之帅，气能生血，补血多佐以补气其功方著，因此，食、药调理时，除用补血食物或药物外，一般也应加些补气的食物与药物。

4. 补血药多性柔而腻，久服易伤脾之阳气，亦易壅滞气机而引起胃纳呆滞，腹胀腹泻等，因此，补血多佐以陈皮之类的理气健脾之品。

5. 血虚质者情绪多不稳定、胆小。血是神志活动的物质基础，过度劳神则易于伤血，常言所说的“呕心沥血”，此之谓也；又脾为气血生化之源，思则气结，过思易伤脾，影响血液的化生，所以血虚质不宜过思劳神，亦要避免精神过度紧张。

（二）运动锻炼

1. 适合方法

气血互生，因此血虚质的锻炼方法与气虚质近似，可选用一些比较柔缓及内养为主的传统健身法，如气功、太极拳、太极剑、八段锦、五禽戏、形意拳等进行锻炼。以上项目均有调息要求，有利于养气、补气，因气能生血，进而达到补血的作用。若从现代运动项目看，则有氧代谢运动是血虚质的较佳选择，这种运动中氧气能充分酵解体内的糖分，增强和改善心肺功能，内脏功能增强，内荣则外华从而改善血虚状态。常见的项目有：步行、慢跑、缓步登山、滑冰、游泳、骑自行车、健身舞、韵律操等。

2. 注意事项

血虚质者的体能偏低，且血能生气，血虚则气弱，血虚质多兼气虚，过劳易于耗气，运动时很容易疲劳。因此，应注意“形劳而不倦”，不宜进行强体力运动，锻炼宜采用低强度、多次数的运动方式，以上传统运动与有氧运动的选择正是此意。

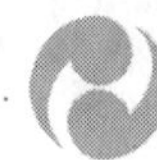

（三）常用食物

血虚质者当以补血为主，常用补血食物见表 8－6。

表 8－6　常用补血食物表

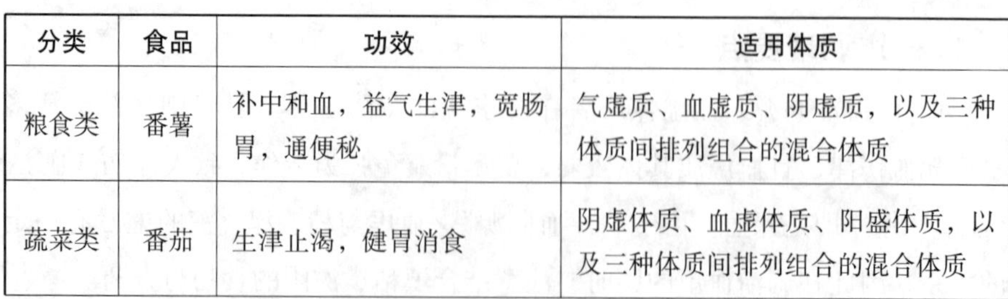

分类	食品	功效	适用体质
粮食类	番薯	补中和血，益气生津，宽肠胃，通便秘	气虚质、血虚质、阴虚质，以及三种体质间排列组合的混合体质
蔬菜类	番茄	生津止渴，健胃消食	阴虚体质、血虚体质、阳盛体质，以及三种体质间排列组合的混合体质

（续表）

分类	食品	功效	适用体质
食用菌类	木耳	补气养血，润肺止咳，止血，降压，抗癌	气虚体质、血虚体质、阴虚体质，以及三种体质间排列组合的混合体质
果品类	桑葚	滋阴养血，补肝益肾，生津润肠	血虚体质、阴虚体质、血虚体质 + 阴虚体质
	桂圆	补益心脾，养血安神	血虚体质、气虚体质、血虚体质 + 气虚体质
	荔枝	养血健脾，行气消肿	血虚体质、阳虚体质、气郁体质，以及三种体质间排列组合的混合体质
	黑芝麻	补益肝肾，养血益精，润肠通便	血虚体质、阴虚体质、血虚体质 + 阴虚体质
	花生	健脾养胃，润肺化痰	血虚体质
	海松子	润燥，养血，祛风	血虚体质、阴虚体质、血虚体质 + 阴虚体质
	大枣	补中益气，养血安神，调和药性	气虚体质、血虚体质、气虚体质 + 血虚体质
	葡萄	益气补血，强壮筋骨，通利小便	气虚体质、血虚体质、气虚体质 + 血虚体质
	桃	生津润肠，活血消积；益气血，润肤色	血虚体质、阴虚体质、瘀血体质，以及三种体质间排列组合的混合体质
肉　类	鸡肝	补肝益肾，养血明目，消疳杀虫	血虚体质
	乌骨鸡	补肾益肾，补气养血，退虚热	气虚体质、血虚体质、阴虚体质，以及三种体质间排列组合的混合体质
	猪肉	补肾滋阴，润燥，益气养血，消肿	气虚体质、血虚体质、阴虚体质，以及三种体质间排列组合的混合体质
	猪心	补血养心，安神镇惊	血虚体质
	猪肝	养肝明目，补气健脾	血虚体质、气虚体质、血虚体质 + 气虚体质
	猪血	补血止血，养心镇惊，熄风，下气	血虚体质
	猪蹄	补气血，润肌肤，通乳汁，托疮毒	血虚体质、气虚体质、血虚体质 + 气虚体质

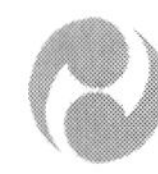

（续表）

分类	食品	功效	适用体质
肉　类	野猪肉	滋补五脏，润养肌肤，祛风解毒	血虚体质
	鹿肉	补肾助阳，益气养血，祛风	血虚体质、气虚体质、阳虚体质，以及三种体质间排列组合的混合体质
	牛肉	补脾胃，益气血，强筋骨	气虚体质、血虚体质、阳虚体质
	牛肚	补虚羸，健脾胃	气虚体质、血虚体质、气虚体质＋血虚体质
	兔肉	健脾补中，凉血解毒	气虚体质、血虚体质、阴虚体质，以及三种体质间排列组合的混合体质
奶蛋类	牛奶	补虚损，益肺胃，养血，生津润燥，解毒	气虚体质、血虚体质、阴虚体质，以及三种体质间排列组合的混合体质
	马乳	养血润燥，清热止渴	血虚体质、阴虚体质、血虚体质＋阴虚体质
	鸡蛋	滋阴润燥，养血安胎	血虚体质、阴虚体质、血虚体质＋阴虚体质
	雀卵	补肾阳，益精血，调冲任	血虚体质、阳虚体质、血虚体质＋阳虚体质
	鹌鹑蛋	补中益气，健脑	气虚体质、血虚体质、气虚体质＋血虚体质
水产类	海参	补肾益精，养血润燥，止血	血虚体质、阳虚体质、血虚体质＋阳虚体质
	龟	益阴补血	血虚体质、阴虚体质、血虚体质＋阴虚体质
	乌贼鱼	养血滋阴	血虚体质、阴虚体质、血虚体质＋阴虚体质

各食物的详细资料，在书友卡网址的相应栏目内，现以桂圆所得资料为参考：

桂圆（《神农本草经》）

【异名】益智、桂圆、龙眼干、龙目、圆眼、桂圆肉等。

【基原】为无患子科植物龙眼 Dimocarpus Ingan Lour. 的假种皮。

【性味归经】甘，温。入心、脾经。

【功效】补益心脾，养血安神。

【主治】气血两虚，面色无华，头昏眼花；心脾两虚，心悸怔忡，失眠健忘；脾胃虚弱食少，泄泻等。

【适用体质】血虚体质、气虚体质、血虚体质+气虚体质。

【用量用法】水煎服，10 g～15 g，补虚可用至30 g～60 g；或浸酒、熬膏。

【药膳方选】

1. 禀赋不足，后天失养，病久体虚，积劳内伤，久虚不复之虚劳：玉灵膏：用龙眼肉60 g，白糖3 g，素体多火者，再加入西洋参片3 g，盛竹筒或瓷碗内，碗口罩以丝绵1层，日日于饭锅上蒸之，蒸至多次。凡衰羸老弱，别无疾人便滑之病者，每以开水服1匙，大补气血，力胜参芪，产妇临盆，服之尤妙（《随息居饮食谱》）。

2. 脾胃虚弱，视物不清：归龙酒：桂圆900 g，菊花、当归各150 g，枸杞300 g，用黄酒3000 ml浸1月。每次饮30 ml，1日2次（《仙拈集》）。

3. 思虑过度，劳伤心脾，气血不足，心悸怔忡，失眠健忘：龙眼酒：以本品250 g，浸泡于1500 g白酒中，经1月后开封饮用（《万病回春》）。

4. 产后浮肿，气虚水肿，脾虚泄泻：龙眼干、生姜、大枣，煎汤服（《泉州本草》）。

【成分】干果肉含可溶性部分79.77%，其中有葡萄糖26.9%，蔗糖0.22%，酸类（以酒石酸计）1.26%，腺嘌呤和胆碱等含氮物质6.31%；不溶性物质19.39%，灰分3.36%。此外，还含有蛋白质5.6%和脂肪0.5%，另含维生素B_1、B_2、P、C。

（四）常用食用药物

食用食用补血药物见表8－7。

表8－7　常用食用补血药物表

药物	功效	适用体质
当归	补血，活血，止痛，润肠	血虚体质、瘀血体质、血虚体质+瘀血体质
熟地黄	养血滋阴，补精益髓	血虚体质、阴虚体质、血虚体质+阴虚体质
何首乌	补益精血，截疟，解毒，润肠通便	血虚体质
白芍	养血敛阴，柔肝止痛，平抑肝阳	血虚体质、阴虚体质、血虚体质+阴虚体质

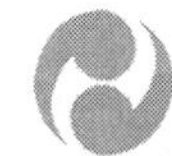

（续表）

药物	功效	适用体质
枸杞子	滋补肝肾，明目，润肺	血虚体质、阴虚体质、血虚体质+阴虚体质
酸枣仁	养心安神，敛汗	血虚体质、阴虚体质、血虚体质+阴虚体质
柏子仁	养心安神，润肠通便	血虚体质、阴虚体质、血虚体质+阴虚体质
鸡血藤	活血舒筋，养血调经	血虚体质、瘀血体质、血虚体质+瘀血体质
阿胶	补血，止血，滋阴，润燥	血虚体质、阴虚体质、血虚体质+阴虚体质
龟胶	滋阴，补血，止血	血虚体质、阴虚体质、血虚体质+阴虚体质
鹿角胶	温补肝肾，益精血，止血	血虚体质、阳虚体质、血虚体质+阳虚体质
紫河车	温肾补精，益气养血	血虚体质、阳虚体质、气虚体质，以及三种体质间排列组合的混合体质

各药物的详细资料，在书友卡网址的相应栏目内，现以枸杞子所得资料为参考：

枸杞子（《神农本草经》）

【异名】西枸杞、甜菜子。

【基原】为茄科植物宁夏枸杞 Lycium barbarum L. 的成熟果实。

【性味归经】甘，平。入肝、肾、肺经。

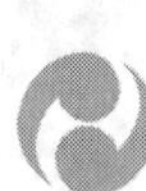

【功效】滋补肝肾，明目，润肺。

【主治】肝肾不足所致腰酸遗精、头晕目眩、视力减退、内障目昏、消渴等。

【适用体质】血虚体质、阴虚体质、血虚体质+阴虚体质。

【用法用量】浸泡、煎、煮、熬。10 g～15 g。

【药膳方选】

1. 治体弱乏力，贫血昏花，视物模糊，肾虚阳痿，腰痛：枸杞子100 g，熟青笋100 g，瘦猪肉500 g，猪油100 g，食油、白糖、味精、料酒、芝麻油、水豆粉、酱油适量。猪瘦肉洗净，去筋膜，切成7 cm长的丝。青笋切成同样长的细丝，枸杞洗净待用。炒锅入油烧热，将肉丝、笋丝同时下锅划散，将料酒、白糖、酱油、食盐、汤、味精搅匀，与枸杞一同加入锅中颠翻几下，淋入芝麻油推匀，装盘即成。佐餐食用（《民间验方》）。

2. 治肾虚眩晕，头痛神衰，腰酸足软：淮山药 50 g，枸杞子 15 g，猪脑 1 具，生姜、葱、味精、食盐等适量。猪脑漂洗干净，淮山药、枸杞子洗净，一同放入砂锅中，入葱、姜、清水适量。将砂锅置武火上煮沸后，移文火上煮熟即可，食用时加食盐、味精调匀。分顿食用（《家庭食疗手册》）。

【成分】本品含甜菜碱、多糖、粗脂肪、粗蛋白、硫胺素、核黄素、胡萝卜素、抗坏血酸、尼克酸及钙、磷、铁、锌等。

【使用注意】脾虚便溏者慎服。

（五）常用药膳配方

常用补血药膳见表 8－8。

表 8－8　常用补血药膳表

药膳名	功效	适用体质
归参炖母鸡	补血益气，健脾温中	血虚体质、气虚体质、血虚体质＋气虚体质
当归生姜羊肉汤	补血祛寒	血虚体质、阳虚体质、血虚体质＋阳虚体质
当归补血汤	补气养血	血虚体质、气虚体质、血虚体质＋气虚体质
归参山药猪腰	补益气血，健脾补肾	血虚体质、气虚体质、血虚体质＋气虚体质
参芪炖鲜胎盘	补益气血	血虚体质、气虚体质、血虚体质＋气虚体质
红杞田七鸡	补肝肾，益气血	血虚体质、气虚体质、血虚体质＋气虚体质
群鸽戏蛋	益气养血，补益肝肾	血虚体质、气虚体质、血虚体质＋气虚体质
阿胶羊肝	补血养肝	血虚体质
美颜补血粥	补益气血，活血祛瘀	血虚体质、瘀血体质、血虚体质＋瘀血体质（以面色无华，皮肤黑斑为主症者）
补血鸡汤	益气养血	血虚体质、气虚体质、血虚体质＋气虚体质
熟地莲子羹	益气养血，固肾涩肠	血虚体质、气虚体质、血虚体质＋气虚体质
阿黄猪肝汤	益气养血	血虚体质、气虚体质、血虚体质＋气虚体质
阿胶核桃膏	补血润燥	血虚体质、气虚体质、血虚体质＋气虚体质（以便秘、皮肤不润为主症者）
菠菜猪肝汤	补血养肝，润燥滑肠	血虚体质
当归苁蓉猪血羹	补血活血，润肠通便	血虚体质以便秘为主症者
首乌肝片	补肝肾，益精血	血虚体质以须发早白、脱发为主症者

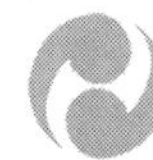

（续表）

药膳名	功效	适用体质
乌发汤	补肝益肾，养血活血	血虚体质以须发早白、脱发为主症者
首乌煨鸡	补肝养血，滋肾益阴	血虚体质
首乌鲫鱼	补肝益肾，健脾利湿	血虚体质、血虚体质＋痰湿体质
猪心枣仁汤	补血养心，益肝宁神	血虚体质
参归猪肝汤	养血补肝，宁心安神	血虚体质、气虚体质、血虚体质＋气虚体质
龙眼酒	补心脾，益气血	血虚体质、气虚体质、血虚体质＋气虚体质
龙眼纸包鸡	补气养血	血虚体质、气虚体质、血虚体质＋气虚体质
五元鸽肉汤	补肝益肾，养气增精	血虚体质、气虚体质、血虚体质＋气虚体质
龙眼大枣粥	补气养颜，养血乌发	血虚体质、气虚体质、血虚体质＋气虚体质（常见美容问题者）
十全大补汤	温补气血	血虚体质、气虚体质、血虚体质＋气虚体质
枸杞鸡仁	补肾健脾	血虚体质、气虚体质、血虚体质＋气虚体质
归芪蒸鸡	补气生血	血虚体质、气虚体质、血虚体质＋气虚体质
归芪鸽肉汤	补气养血，健脾安神	血虚体质、气虚体质、血虚体质＋气虚体质
乌鸡白凤汤	补气养血，调经止带	血虚体质、气虚体质、血虚体质＋气虚体质
参枣米饭	补中益气，养血宁神	血虚体质、气虚体质、血虚体质＋气虚体质

各药膳的详细资料在书友卡网址的相应栏目，现以菠菜猪肝汤所得资料为参考：

菠菜猪肝汤（《中国药膳学》）

【组成】菠菜 30 g，猪肝 100 g，调料适量。

【制法与用法】将菠菜洗净，在沸水中烫片刻，去掉涩味，切段，将鲜猪肝切成薄片，与食盐、味精、水豆粉拌匀；将清汤（肉汤、鸡汤亦可）烧沸，加入洗净拍破的生姜、切成短节的葱白、熟猪油等，煮几分钟后，放入拌好的猪肝片及菠菜，至肝片、菠菜煮熟即可。佐餐常服。

【功效与应用】补血养肝，润燥滑肠。适用于血虚萎黄，视力减退，大便涩滞等。

【方解】菠菜味甘性凉而质滑，有养血润燥、滑肠通便之功，可用于血虚及血虚肠燥的大便涩滞。正如《本草求真》所言“凡人久病大便不通，及痔漏关塞之人，咸宜用之”。猪肝既可养血补肝，以治血虚萎黄，又可补肝明目，治肝血不足的视力减退、雀目夜盲等。现代用于预防维生素 A 缺乏所致的眼疾，如眼干燥、角膜软化等，确有相当疗效，可作为辅助治疗。两物合用，对血虚萎黄、肝虚视弱及肠燥大便涩滞之症有治疗效果。

【适用体质】血虚体质。

【使用注意】

1. 菠菜质滑而利，善能润燥滑肠，故脾胃虚寒泄泻者不宜用。

2. 肾炎及肾结石患者不宜食用。

【附方】菠菜粥（《本草纲目》）：由菠菜 250 g，粳米 250 g，食盐、味精各适量组成。先将菠菜洗净，煮去涩味，切段；再将粳米淘净，置锅内，加水适量，熬至米熟汤稠，将菠菜放入粥内，继续熬至粥成，放入食盐、味精即成。空腹食用，1 日可食 1 ~2 餐。常服有效。功能养血润燥。适用于血虚肠燥之大便涩滞等。

（六）中成药参考

常用补血中成药见表 8 –9。

表 8 –9　常用补血中成药表

名称	功效	适用体质
四物丸	调经养血	血虚体质
健脾生血冲剂	健脾和胃，养血安神	血虚体质
八宝坤顺丸	养血调经	妇女血虚体质
山东阿胶膏	养血止血，补虚润燥	血虚体质、气虚体质、血虚体质 + 气虚体质
归参补血片	温补脾肾，益气生血	血虚体质、气虚体质、血虚体质 + 气虚体质
人参补膏	补养气血，健脾补肾	气虚体质、血虚体质、气虚体质 + 血虚体质
生血宝颗粒	养肝肾，益气血	血虚体质、气虚体质、血虚体质 + 气虚体质
血宝肠溶胶囊	补血益气，健脾和胃	血虚体质、气虚体质、血虚体质 + 气虚体质
血宝胶囊	填精补血助阳	血虚体质、气虚体质、阳虚体质，以及三种体质间排列组合的混合体质
新血宝颗粒	补血益气，健脾和胃	血虚体质、气虚体质、血虚体质 + 气虚体质
阿胶补血冲剂（口服液、膏）	补血滋阴益气	血虚体质、气虚体质、阴虚体质，以及三种体质间排列组合的混合体质
复方阿胶浆	补血益气滋阴	血虚体质、气虚体质、阴虚体质，以及三种体质间排列组合的混合体质
阿胶首乌片	补血滋阴	血虚体质、阴虚体质、血虚体质 + 阴虚体质
阿胶三宝（膏）	补血益气	血虚体质、气虚体质、阴虚体质，以及三种体质间排列组合的混合体质

（续表）

名称	功效	适用体质
当归补血丸（膏）	补养气血	血虚体质、气虚体质、血虚体质＋气虚体质
当归养血丸	养血调经	血虚体质、气虚体质、血虚体质＋气虚体质（月经不调）
养血饮口服液	补气养血，益肾助脾	血虚体质、气虚体质、血虚体质＋气虚体质
柏子养心丸（片）	补气，养血，安神	血虚体质、气虚体质、血虚体质＋气虚体质（以失眠为主症者）
天王补心丸（丹）	滋阴养血，补心安神	血虚体质、阴虚体质、血虚体质＋阴虚体质（以失眠为主症者）
枣仁安神液	补心养肝，安神定智	血虚体质以失眠为主症者
养血安神丸（片、糖浆）	滋阴养血，宁心安神	血虚体质、阴虚体质、血虚体质＋阴虚体质（以失眠为主症者）
朱砂安神丸	清心养血，镇惊安神	血虚体质、阴虚体质、阳盛体质，以及三种体质间排列组合的混合体质（以失眠为主症者）
活力苏口服液	益气补血，滋养肝肾	血虚体质、气虚体质、血虚体质＋气虚体质
养血清脑颗粒	养血平肝，活血通络	血虚体质、阴虚体质、血虚体质＋阴虚体质（以失眠、头痛、头晕为主症者）
八珍益母丸	补气血，调月经	血虚体质、气虚体质、血虚体质＋气虚体质（月经不调）
八珍丸（颗粒）	补气益血	血虚体质、气虚体质、血虚体质＋气虚体质
当归调经丸（调经丸）	补气养血，调经止带	血虚体质、气虚体质、血虚体质＋气虚体质（月经不调）
益气维血冲剂	补血益气	血虚体质、气虚体质、血虚体质＋气虚体质
白凤丸	补气养血，调经止带	血虚体质、气虚体质、血虚体质＋气虚体质（月经不调）
乌鸡白凤丸	补气养血，调经止带	血虚体质、气虚体质、血虚体质＋气虚体质（月经不调）
妇科白凤口服液（乌鸡白凤口服液）	补气养血	血虚体质、气虚体质、血虚体质＋气虚体质（月经不调）
十全大补丸	温补气血	气虚体质、血虚体质、阳虚体质，以及三种体质间排列组合的混合体质
归脾丸（合剂）	益气健脾，养血安神	血虚体质、气虚体质、血虚体质＋气虚体质

（续表）

名称	功效	适用体质
黑归脾丸	益气健脾，养血安神	血虚体质、气虚体质、血虚体质 + 气虚体质
人参归脾丸	益气健脾，养血安神	血虚体质、气虚体质、血虚体质 + 气虚体质
人参养荣丸	温补气血，养心安神	血虚体质、气虚体质、血虚体质 + 气虚体质
妇科养荣丸	补气益血，调经止痛	血虚体质、气虚体质、血虚体质 + 气虚体质
养血当归精	补血益气，养血调经	妇女血虚体质、气虚体质、血虚体质 + 气虚体质
宁坤养血丸（丹）	补气养血调经	血虚体质、气虚体质、血虚体质 + 气虚体质（月经不调）
四物益母丸	补血调经，活血祛瘀	妇女血虚体质 + 瘀血体质
当归丸	活血调经，补血和血	血虚体质、瘀血体质、血虚体质 + 瘀血体质（月经不调）
十珍香附丸	益气养血，理气调经	妇女血虚体质、血虚体质 + 气虚体质、血虚体质 + 气虚体质 + 气郁体质
胎宝胶囊（紫河车胶囊）	滋补强壮，扶正补虚	血虚体质、阳虚体质、血虚体质 + 阳虚体质
养血生发胶囊	养血补肾，祛风生发	血虚体质以头发不佳症状为主者

注：1. 若为处方药，请在医师指导下服用。2. 若治病，用量按说明书；若仅用于体质调理，用量酌减。

各药物的详细资料，在书友卡网址的相应栏目内，现以四物丸所得资料为参考：

四物丸（合剂）

【剂型】蜜丸；合剂。

【药物组成】当归、熟地黄、白芍、川芎。

【规格】蜜丸：每丸 9 g；合剂：每瓶 90 ml。

【功效】调经养血。

【主治】用于营血虚弱，月经不调。

【临床应用】用于妇女月经不调、痛经、功能性子宫出血等。

【适用体质】血虚体质。

【用法用量】①疾病治疗：口服。蜜丸：一次 1 丸，一日 3 次；合剂：一次 10 ~ 15 ml，一日 3 次。②体质调理：酌减用量或服药次数。

【处方来源】《中华人民共和国药典》（2000 年版 · 一部）。

（七）常用穴位介绍

常用补血功用穴位见表8－10。

表8－10　常用补血功用穴位表

穴位	功效	适用体质
足三里	补益气血，调理脾胃，扶正培元，通经活络	气虚体质、阳虚体质、血虚体质，以及三种体质间排列组合的混合体质
关元	补肾培元，温阳固脱	气虚体质、阳虚体质、血虚体质，以及三种体质间排列组合的混合体质
气海	补元气，利下焦，行气散滞	气虚体质、阳虚体质、血虚体质，以及三种体质间排列组合的混合体质
气海俞	化生气血，强壮腰脊	气虚体质、阳虚体质、血虚体质，以及三种体质间排列组合的混合体质
曲泉	调补肝肾，清热利湿	气虚体质、阳虚体质、血虚体质、湿热体质，以及四种体质间排列组合的混合体质

各穴位的详细资料，在书友卡网址的相应栏目内，现以足三里穴所得资料为参考：

足三里

【功效】补益气血，调理脾胃，扶正培元，通经活络。

【定位】在小腿前外侧，当犊鼻（外膝眼）下3寸，距胫骨前缘1横指（中指）。

【归经】足阳明胃经穴，是胃气之大会所。

【主治】虚劳瘦弱、胃痛、呕吐、腹胀、噎嗝、泄泻、痢疾、肠鸣、疳积、便秘、下肢疼痛等属阳气不足者。

【适用体质】气虚体质、阳虚体质、血虚体质、气虚体质＋阳虚体质、气虚体质＋血虚体质、阳虚体质＋血虚体质、阳虚体质＋气虚体质＋血虚体质。

【操作】艾灸；推拿按摩。

【现代研究】足三里穴对人体许多系统有明显的调整作用：刺激足三里穴对胃肠运动及分泌功能有明显的调整作用，能使原来处于紧张或收缩亢进状态的胃肠运动减弱，能使原来处于松弛或较低兴奋状态的胃肠运动增强。可提高大脑皮质细胞的工作能力。对肾上腺髓质功能也有良好的调整作用，可使外周血液中肾上腺素含量增多。足三里穴可提高机体的防病抗病能力。

阴虚之质，由于阴不制阳而阳气易亢，易于兴奋，易于失眠，故阴虚质者除保证充足的睡眠时间，以藏养阴气外，睡前不应过度劳心，应舒缓心情以减轻失眠。

用于保健灸，即通过对机体多系统的良性调整和对机体免疫力的提高作用来实现其保健功能。

三、如何调理阴虚质

阴虚体质的朋友可在下列运动锻炼、食物、食用药物、药膳、中成药、经络调理等栏目中据自身具体情况及方便选择应用，数种方法同时或交替应用则效果更佳。

（一）调理要点

1. 阴虚则火旺，阴虚则液少，阴虚质者由于有燥热的特点，多是冬天易过而夏秋难熬，不耐热与燥。故夏天应防暑热伤津，夏季暑热多汗，汗多易于耗津，要尽量避免强力劳作或高温下作业，免致大汗伤津，食宜清凉食品以防暑；秋应防燥邪耗津，食宜甘凉护阴。冬主藏精，冬季要注意保护阴精，肾阴是一身阴气之本，偏于阴虚质者要节制房事，保精以惜阴。

2. 阴虚质治宜滋补阴液，壮水制火。在滋阴的同时有几点须注意：其一，阴虚易生内热，故滋阴应多与清虚热同用。其二，津与血同源，精与阴同根，真阴不足，涉及精、血、津、液的关系，在道理上，养血即可生津，填精有助补阴，因此在调治阴虚的同时，注意结合填精、养血的食物与方药。其三，滋阴药多性柔而腻，久服易于碍脾运化，引起纳呆、腹胀等，故养阴须兼顾理气健脾，可加砂仁、陈皮等理气健脾消导之品。

3. 阴虚质者忌用温热辛散之品（详见阳虚质的常用食物、药物、药膳与中成药表），苦寒的清实热药亦当慎用（详见阳盛质的常用食物、药物、药膳与中成药表），少吃辛辣煎炸等易助火生热之品。阴虚质者应戒烟，烟为辛热之品，且有小毒，长期吸食易致燥热内生，而见口干咽燥，或咯痰咯血等阴虚表现。

4. 阴虚之质，由于阴不制阳而阳气易亢，易于兴奋，易于失眠，故阴

虚质者除保证充足的睡眠时间，以藏养阴气外，睡前不应过度劳心，应舒缓心情以减轻失眠。而工作紧张、熬夜、剧烈运动、高温酷暑的工作生活环境等由于能加重阴虚倾向，应尽量避免。

5．阴虚则阳旺，阳旺则易于兴奋，故此质之人性格多外向、活泼、好动，而性情多偏急躁、心烦、易怒。然五志过极，每易化火，化火则易伤阴，而加重阴虚质的偏倾，故应注意舒缓情志，节制心情，尤当戒怒，以使志定、神安、心平。

（二）运动锻炼

1．适合方法

别被阴虚的“虚”字吓倒，阴虚虽属虚，但阴虚则阳亢，阳代表功能，其运动耐性好于阳虚、气虚与血虚等体质，可进行中等强度的体育锻炼，一般的球类、跑步、游泳、爬山等常见的运动均可进行；其中游泳因能滋润肌肤，减少皮肤干燥感，尤宜于皮肤干燥甚者。而太极拳、太极剑、气功、八段锦、五禽戏等动静结合、形神并练的传统项目更为适宜，尤其是静气功锻炼对人体内分泌具双向调节功能，既助阳、亦生阴，可增加体液的生成，亦可调节易于兴奋的精神状态，从而改善阴虚状态。

2．注意事项

阴虚质是由于体内津液精血等阴液亏少，运动时易出现口干、小便少等表现，因此锻炼时要控制出汗量，及时补充水分。

（三）常用食物

阴虚质者当以滋阴为主，常用滋阴食物见表8－11。

表8－11　常用滋阴食物表

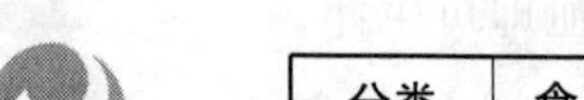

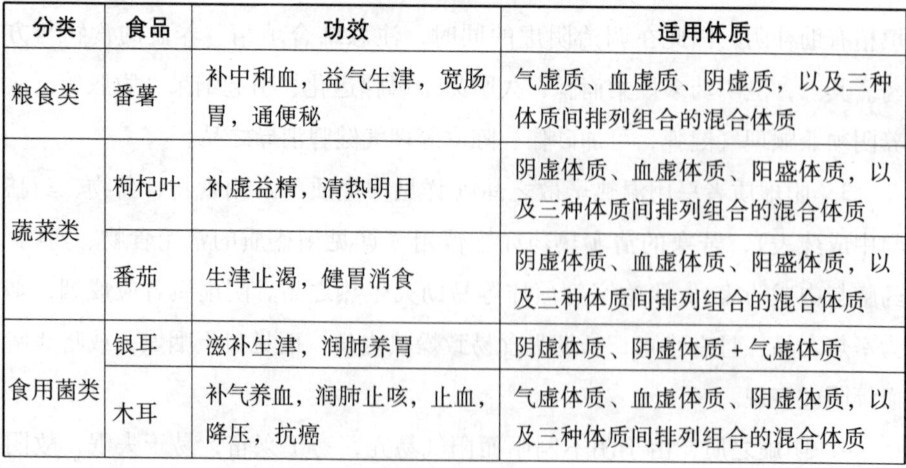

分类	食品	功效	适用体质
粮食类	番薯	补中和血，益气生津，宽肠胃，通便秘	气虚质、血虚质、阴虚质，以及三种体质间排列组合的混合体质
蔬菜类	枸杞叶	补虚益精，清热明目	阴虚体质、血虚体质、阳盛体质，以及三种体质间排列组合的混合体质
	番茄	生津止渴，健胃消食	阴虚体质、血虚体质、阳盛体质，以及三种体质间排列组合的混合体质
食用菌类	银耳	滋补生津，润肺养胃	阴虚体质、阴虚体质＋气虚体质
	木耳	补气养血，润肺止咳，止血，降压，抗癌	气虚体质、血虚体质、阴虚体质，以及三种体质间排列组合的混合体质

（续表）

分类	食品	功效	适用体质
果品类	杏子	润肺定喘，生津止渴	阴虚体质
	无花果	清热生津利咽，健脾开胃清肠，解毒消肿	阳盛体质、阴虚体质、阳盛体质＋阴虚体质
	橄榄	清热解毒，利咽化痰，生津止渴，健胃消食，除烦醒酒	阳盛体质、阴虚体质、痰湿体质，以及三种体质间排列组合的混合体质
	青梅	生津利咽，涩肠止泻	阴虚体质
	苹果	益胃生津，除烦，醒酒	阴虚体质
	草莓	清凉止渴，健胃消食	阴虚体质
	菠萝	止渴解烦，醒酒益气	阴虚体质、阴虚体质＋气虚体质
	柠檬	生津解暑，和胃安胎，化痰	阴虚体质、气郁体质、痰湿体质，以及三种体质间排列组合的混合体质
	芒果	益胃生津，止呕，止咳	阴虚体质
	甜瓜	清暑热，解烦渴，利小便	阳盛体质、阴虚体质、阳盛体质＋阴虚体质
	西瓜	清热解暑，除烦止渴，利小便	阳盛体质、阴虚体质、阳盛体质＋阴虚体质
	罗汉果	清热润肺，生津止渴，滑肠通便	阳盛体质、阴虚体质、阳盛体质＋阴虚体质
	海松子	润燥，养血，祛风	血虚体质、阴虚体质、血虚体质＋阴虚体质
	桑葚	滋阴养血，补肝益肾，生津润肠	血虚体质、阴虚体质、血虚体质＋阴虚体质
	黑芝麻	补益肝肾，养血益精，润肠通便	血虚体质、阴虚体质、血虚体质＋阴虚体质
	桃	生津润肠，活血消积；益气血，润肤色	血虚体质、阴虚体质、瘀血体质，以及三种体质间排列组合的混合体质
肉　类	猪肺	补肺止咳，止血	阴虚体质
	猪肾	补肾益阴，利水	阴虚体质、痰湿体质
	乌骨鸡	补肾益肾，补气养血，退虚热	气虚体质、血虚体质、阴虚体质，以及三种体质间排列组合的混合体质
	猪肉	补肾滋阴，润燥，益气养血，消肿	气虚体质、血虚体质、阴虚体质，以及三种体质间排列组合的混合体质
	兔肉	健脾补中，凉血解毒	气虚体质、血虚体质、阴虚体质，以及三种体质间排列组合的混合体质

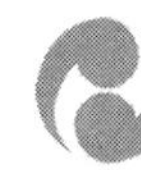

（续表）

分类	食品	功效	适用体质
奶蛋类	牛奶	补虚损，益肺胃，养血，生津润燥，解毒	气虚体质、血虚体质、阴虚体质，以及三种体质间排列组合的混合体质
	马乳	养血润燥，清热止渴	血虚体质、阴虚体质、血虚体质+阴虚体质
	羊乳	补虚润燥，和胃，解毒	阴虚体质、阴虚体质+气虚体质
	鸭卵	滋阴平肝，清肺止咳，止泻	阴虚体质、阳盛体质、阴虚体质+阳盛体质
	鸡蛋	滋阴润燥，养血安胎	血虚体质、阴虚体质、血虚体质+阴虚体质
水产类	燕窝	养阴润肺，益气补中	阴虚体质、气虚体质、阴虚体质+气虚体质
	龟	益阴补血	血虚体质、阴虚体质、血虚体质+阴虚体质
	乌贼鱼	养血滋阴	血虚体质、阴虚体质、血虚体质+阴虚体质
调味品	蜂蜜	调补脾胃，缓急止痛，润肺止咳，润肠通便，润肤生肌，解毒	阴虚体质、气虚体质、阴虚体质+气虚体质
	白砂糖	和中缓急，生津润燥	阴虚体质、气虚体质、阴虚体质+气虚体质
	麻油	润肠通便，解毒生肌	阴虚体质

各食物的详细资料，在书友卡网址的相应栏目内，现以无花果所得资料为参考：

无花果（《救荒本草》）

【异名】品仙果、奶浆果、品鲜果、文仙果、蜜果等。

【基原】为桑科植物无花果 Ficuscaica L. 的果实。

【性味归经】甘，凉。入肺、胃、大肠经。

【功效】清热生津利咽，健脾开胃清肠，解毒消肿。

【主治】咽喉肿痛，肺燥咳嗽，声嘶，食欲不振，肠热便秘，泄泻，痢疾，热毒壅盛痈疮肿毒等。

【适用体质】阳盛体质、阴虚体质、阳盛体质+阴虚体质。

【用量用法】水煎服，9 g ~ 15 g，大剂量可用至 30 g ~ 60 g，或生食鲜果，1 ~ 2 枚。

【药膳方选】

1. 治肺热音嘶：无花果干果 15 g，水煎，调冰糖服（《福建中草药》）。

2. 治咽痛：无花果 7 个，金银花 15 g，水煎服（《山东中草药手册》）。

3. 治大便秘结：鲜无花果适量，嚼食；或干果捣碎煎汤，加生蜂蜜适量，空腹时温服（《安徽中草药》）。

【成分】果实含有大量枸橼酸，少量的延胡索酸、琥珀酸等有机酸，还含 B 族维生素及无花果蛋白酶等类胡萝卜素类化合物。可从无花果中分离出补骨脂素、香柠檬酯等。

（四）常用食用药物

常用食用滋阴药物见表 8 – 12。

表 8 – 12 常用食用滋阴药物表

药物	功效	适用体质
北沙参	清肺养阴，益胃生津	阴虚体质
麦门冬	润肺养阴，益胃生津，清心除烦	阴虚体质
天门冬	清肺降火，滋阴润燥	阴虚体质
百合	润肺止咳，清心安神	阴虚体质
玉竹	滋阴润肺，生津	阴虚体质
五味子	敛肺滋肾，生津敛汗，涩精止泻，宁心安神	阴虚体质
女贞子	补益肝肾，清热明目	阴虚体质
石斛	生津养胃，滋阴清热，润肺益肾，明目强腰	阴虚体质
鳖甲	滋阴清热，潜阳熄风，软坚散结	阴虚体质
熟地黄	养血滋阴，补精益髓	血虚体质、阴虚体质、血虚体质 + 阴虚体质
白芍	养血敛阴，柔肝止痛，平抑肝阳	血虚体质、阴虚体质、血虚体质 + 阴虚体质
枸杞子	滋补肝肾，明目，润肺	血虚体质、阴虚体质、血虚体质 + 阴虚体质
酸枣仁	养心安神，敛汗	血虚体质、阴虚体质、血虚体质 + 阴虚体质

（续表）

药物	功效	适用体质
柏子仁	养心安神，润肠通便	血虚体质、阴虚体质、血虚体质 + 阴虚体质
阿胶	补血，止血，滋阴，润燥	血虚体质、阴虚体质、血虚体质 + 阴虚体质
龟胶	滋阴，补血，止血	血虚体质、阴虚体质、血虚体质 + 阴虚体质
燕窝	养阴润燥，益气补中	阴虚体质、气虚体质、阴虚体质 + 气虚体质
生地黄	清热凉血，养阴生津	阴虚体质、阳盛体质、阴虚体质 + 阳盛体质

各药物的详细资料，在书友卡网址的相应栏目内，现以北沙参所得资料为参考：

北沙参（《神农本草经》）

【异名】银条参、野香菜根。

【基原】为伞形科植物北沙参 Glehnia littoralis Fr. Schmidt ex Miq. 的根。

【性味归经】甘，微寒。入肺、胃经。

【功效】清肺养阴，益胃生津。

【主治】肺阴虚的燥热咳嗽，见于咳嗽少痰或痰粘不易咯出者及热病后气津不足或脾胃虚弱，而见咽干口燥、舌红少津、食少不饥者。

【适用体质】阴虚体质。

【用法用量】浸泡、蒸、煮、炖、焖、熬，10 g ~ 15 g。

【药膳方选】

1. 治热病伤阴或阴虚内热，舌光无苔，胃阴不足：石斛 12 g，茯苓 12 g，北沙参 12 g，猪脊骨 500 g，菠菜 100 g，生姜 5 g，葱 3 g。取猪脊骨洗净剁碎。生姜洗净轧碎，将以上两物加水适量，煎煮 30 分钟。将石斛、茯苓及北沙参饮片用纱布包扎，放入上猪脊骨汤中煮 20 分钟，捞出药包。放入洗净的菠菜、葱花、食盐、味精等沸后出锅，晾温。喝汤啃骨吃菜（《民间验方》）。

2. 治急慢性支气管炎及病后余热未尽之干咳无痰：桑叶 10 g，杏仁5 g，沙参 5 g，象贝母 3 g，梨皮 15 g，冰糖 10 g。取桑叶、杏仁、沙参、象贝母及梨皮分别除去杂质，加水适量一并煎煮 35 分钟，去渣取汁，投入冰糖溶解后晾温。分次服完（民间方）。

3. 治肺热燥咳：桑叶 20 g，生石膏 20 g，沙参 15 g，麦冬 15 g，杏仁 15 g，甘草 10 g，鲜梨汁 20 g，白糖 30 g。桑叶、沙参、麦冬、杏仁及甘草等饮片除去杂质，生石膏除去杂质打碎，鲜梨洗净捣碎取汁。取生石膏加水适量先煎 30 分钟，加入桑叶等 5 味药继煎 25 分钟，去渣取汁，兑入鲜梨汁和白糖，晾温。代茶饮（《民间验方》）。

【成分】本品含三萜皂甙、生物碱、黄酮类、鞣质等。

【使用注意】反藜芦，不能与藜芦同用。

（五）常用药膳配方

常用滋阴药膳见表 8－13。

表 8－13　常用滋阴药膳表

药膳名	功效	适用体质
益寿鸽蛋汤	滋补肝肾，益阴养血	阴虚体质、血虚体质、阴虚体质＋血虚体质
生地黄鸡	滋补肝肾，补益心脾	阴虚体质、血虚体质、阴虚体质＋血虚体质
沙参参肺汤	滋胃阴，润肺燥	阴虚体质
沙参百合鸭肉汤	补肺滋阴，润燥止咳	阴虚体质
沙参粥	补肺滋阴，益胃生津	阴虚体质
二冬甲鱼汤	滋阴润燥，益肺止咳	阴虚体质
秋梨膏	养阴生津，润肺止咳	阴虚体质常见呼吸系统证候者
清蒸人参鼋鱼	益气养阴，补虚强身	气虚体质、阴虚体质＋气虚体质
生地粥	滋阴益胃，凉血生浸	阴虚体质
麦冬粥	润肺止咳，益胃生津	阴虚体质
石斛花生米	养阴润肺，益胃生津	阴虚体质
淮药芝麻糊	滋阴补肾	阴虚体质、阴虚体质＋气虚体质
龟肉炖虫草	补肾益肺，滋阴养血	阴虚体质、阴虚体质＋血虚体质
燕窝海参	滋阴润燥，益肺补血	阴虚体质、血虚体质、气虚体质，以及三种体质排列组合的混合体质
燕窝白莲羹	益阴补肺健脾	阴虚体质、气虚体质、阴虚体质＋气虚体质
燕窝鹿尾汤	益肺补肾	阴虚体质＋气虚体质，阴虚体质＋阳虚体质、阴虚体质＋气虚体质＋阳虚体质
洋参燕窝汤	益阴补肺	阴虚体质、气虚体质、阴虚体质＋气虚体质
生津茶	生津润燥	阴虚体质
石斛粥	滋阴润燥	阴虚体质

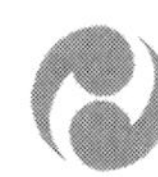

（续表）

药膳名	功效	适用体质
黄精天冬龟肉汤	滋肾填精，益智安神	阴虚体质、阴虚体质＋气虚体质、阴虚体质＋血虚体质＋气虚体质
桑葚猪腰	滋阴润燥，补肝益肾	阴虚体质
桑葚猪胰汤	补肝益肾，健脾生血	阴虚体质、血虚体质、阴虚体质＋血虚体质
桑葚膏	补肝益肾	阴虚体质
鳖鱼补肾汤	滋补肝肾	阴虚体质、血虚体质、阴虚体质＋血虚体质
鳖甲白鸽汤	滋阴退热	阴虚体质
参麦甲鱼	滋阴退热，补虚益气	阴虚体质、气虚体质、阴虚体质＋气虚体质
杞子肉丝	滋补肝肾，益精明目	阴虚体质、血虚体质、阴虚体质＋血虚体质
枸杞鲫鱼	补肾健脾	阴虚体质、血虚体质、气虚体质，以及三种体质排列组合的混合体质
枸杞甲鱼汤	滋阴润燥，补肾健脾	阴虚体质
枸杞茗饼	滋阴润燥，宽肠通便	阴虚体质以便秘为主症者尤宜
养肝明目汤	补益肝肾，清热明目	阴虚体质、阴虚体质＋阳盛体质
百合山药鸡片	补气养阴，润肺止咳	阴虚体质、气虚体质、阴虚体质＋气虚体质
百合仙桃	补中益气，滋阴润肺	阴虚体质、气虚体质、阴虚体质＋气虚体质
百合龟肉汤	补气生津，滋阴润燥	阴虚体质、气虚体质、阴虚体质＋气虚体质
洋参雪耳炖燕窝	补气润肺，滋阴润燥	阴虚体质、气虚体质、阴虚体质＋气虚体质
玉竹焖鸭	滋阴润燥	阴虚体质
玉竹心子	养阴生津，宁心安神	阴虚体质
玉竹蒸鸽	滋阴润燥，益肾补肺	阴虚体质
玉颜膏	养阴生津，润肤养颜	阴虚体质以皮肤干燥为主症者

各药膳的详细资料，在书友卡网址的相应栏目内，现以鳖鱼补肾汤所得资料为参考：

鳖鱼补肾汤（《补药与补品》）

【组成】鳖鱼 1 只，枸杞子 30 g，淮山药 30 g，女贞子 15 g，熟地 15 g。

【制法与用法】将鳖鱼去肠杂及头、爪，洗净，与诸药共煮至肉熟，弃药调味。食肉饮汤。

【功效与应用】滋补肝肾。适用于肝肾阴虚所致的腰膝酸痛、遗精、头晕眼花等。

【适应体质】阴虚体质、血虚体质、阴虚体质＋血虚体质。

【方解】方中鳖鱼与滋补肝肾中药同用。鳖鱼鱼肉鲜美，营养丰富，为著名的滋补水产品，性平味甘，有滋阴、凉血、益肾、健骨等功效，《随息居饮食谱》谓其“滋肝肾之阴，清虚劳之热”，《日用本草》则认为其“大补阴之不足”。枸杞子性味甘平而质润，善滋补肝肾之阴，《本草经疏》谓其“为肝肾真阴不足，劳气内热补益之要药。”淮山药，性味甘平，既养阴，又补气，既补肾精，又益肺脾。熟地甘温滋润，入肝肾而补阴血，为治肝、肾阴虚之要药，且能填精益髓，《本草纲目》谓其“填骨髓，长肌肉，生精血，补五脏。”女贞子味甘性凉，善补肝肾之阴，为清补之品，《本草备要》称：“益肝肾，强腰膝，明耳目。”枸杞子、淮山药平补肝肾，熟地甘温，女贞清补，诸药相合，与滋阴凉血的鳖肉煮汤食用，功擅滋补肝肾，凡慢性久病见肝肾阴虚，腰膝酸软，或年老体虚见有阴虚症状者均宜。

【使用注意】本药膳功专养阴，滋腻黏滞，凡脾胃虚寒，便溏食少者忌服用。

【附方】鳖鱼滋肾汤（《四川中药志》）：由鳖鱼1只（300 g以上者）、枸杞子30 g、熟地黄15 g组成。将鳖鱼放沸水锅中烫死，剁去头爪，揭去鳖甲，掏去内脏，洗净，切成小方块，放入铝锅内；再放入洗净的枸杞子、熟地黄，加水适量，武火烧开，改用文火炖熬至鳖肉熟透即成。如常食用，可佐餐，可单食。功能滋阴补肾。适用于肝肾阴虚的腰膝酸软、头晕眼花等症。

（六）中成药参考

常用滋阴中成药见表8－14。

表8－14　常用滋阴中成药表

名称	功效	适用体质
六味地黄丸（片、颗粒、胶囊、口服液）	滋阴补肾	阴虚体质
杞菊地黄丸（片、胶囊、口服液）	滋肾养肝	阴虚体质常见眼部不适证候者
大补阴丸	滋阴降火	阴虚体质
左归丸	滋补肾阴	阴虚体质
滋补肝肾丸	滋补肝肾，养血柔肝	阴虚体质
麦味地黄丸（口服液）	滋肾养肺	阴虚体质

（续表）

名称	功效	适用体质
二至丸	补益肝肾，滋阴止血	阴虚体质
健肾地黄丸	滋阴补肾	阴虚体质
三才封髓丸	滋阴降火	阴虚体质虚火较重者
知柏地黄丸（口服液）	滋阴降火	阴虚体质虚火较重者
河车补丸	养阴填精，益气补肾	阴虚体质、阴虚体质＋气虚体质
参梅养胃冲剂	酸甘养阴，和胃止痛	阴虚体质常见胃部证候者
阴虚胃痛冲剂	甘凉濡润，生津养胃	阴虚体质常见胃部证候者
麻仁润肠丸	润肠通便	阴虚体质、阴虚体质＋阳盛体质（习惯性便秘者）
麻仁丸（胶囊）	润肠通便	阴虚体质、阴虚体质＋阳盛体质（习惯性便秘者）
麻仁滋脾丸	润肠通便，健胃消食	阴虚体质、阴虚体质＋阳盛体质（习惯性便秘者）
增液冲剂	养阴生津润燥	阴虚体质、以习惯性便秘者尤为适合
生脉颗粒	益气复脉，养阴生津	阴虚体质、气虚体质、阴虚体质＋气虚体质
生脉饮	益气复脉，养阴生津	阴虚体质、气虚体质、阴虚体质＋气虚体质
养阴清肺丸	养阴润肺，清热利咽	阴虚体质常见呼吸系统证候者
玄麦柑橘颗粒（冲剂）	清热滋阴，祛痰利咽	阴虚体质常见呼吸系统证候者
玉露保肺丸	滋阴清热，润肺止咳	阴虚体质常见呼吸系统证候者
扶正养阴丸	滋阴润肺止咳	阴虚体质常见呼吸系统证候者
百合固金丸（口服液）	养阴润肺，化痰止咳	阴虚体质常见呼吸系统证候者
金果饮口服液	养阴生津，清热利咽，润肺开音	阴虚体质常见咽喉部证候者
藏青果冲剂	清热，利咽，生津	阴虚体质常见咽喉部证候者
明目地黄丸	滋肾养肝，清热明目	阴虚体质常见眼部不适证候者
石斛夜光丸	滋阴补肾，清肝明目	阴虚体质常见眼部不适证候者

（续表）

名称	功效	适用体质
滋心阴口服液	滋养心阴，活血止痛	阴虚体质常见心部或心神证候者
安神补心丸（胶囊）	养心安神	阴虚体质、血虚体质、阴虚体质＋血虚体质（常见心悸失眠者）
天王补心丸（丹）	滋阴养血，补心安神	阴虚体质、血虚体质、阴虚体质＋血虚体质（常见心悸失眠者）
养血安神丸（片、糖浆）	滋阴养血，宁心安神	血虚体质、阴虚体质、血虚体质＋阴虚体质（以失眠为主症者）
坤宝丸	滋补肝肾，养血通络	妇女阴虚体质、血虚体质、阴虚体质＋血虚体质
桑葚膏（文武膏）	补肝益肾，养血润燥	阴虚体质、血虚体质、阴虚体质＋血虚体质
滋补肝肾丸	补肝益肾，养血柔肝	阴虚体质、血虚体质、阴虚体质＋血虚体质

1. 若为处方药，请在医师指导下服用。2. 若治病，用量按说明书；若仅用于体质调理，用量酌减。

各药物的详细资料，在书友卡网址的相应栏目内，现以六味地黄丸所得资料为参考：

六味地黄丸（片、颗粒、胶囊、口服液）

【剂型】蜜丸；片剂；颗粒剂；胶囊剂；口服液。

【药物组成】熟地黄、山茱萸、山药、泽泻、牡丹皮、茯苓。

【规格】大蜜丸：每丸重 9 g；片剂：每片重 0.3 g；颗粒剂：每袋 5 g，每盒 10 袋；胶囊剂：每粒 0.5 g，每瓶 120 粒；口服液：每支装 10 ml。

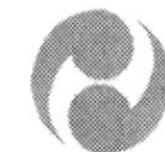

【功效】滋阴补肾。

【主治】用于肾阴亏损，头晕耳鸣，腰膝酸，骨蒸潮热，盗汗遗精，消渴。

【临床应用】对Ⅱ型糖尿病、慢性尿路感染、甲状腺功能亢进、神经衰弱、更年期综合征、高血压等有阴虚证者皆有疗效；用于治疗疗慢性肾炎可缩短病程；还可用于癌症患者放化疗期间的辅助治疗。

【适用体质】阴虚体质。

【用法用量】①疾病治疗：口服。大蜜丸：一次 1 丸，一日 2 次；颗粒剂：一次1袋，一日3次；胶囊剂：一次2粒，一日2次；口服液：一次10 ml，一日2次；片剂：一次8片，一日2次。②体质调理：酌减用量或服药次数。

【注意事项】①感冒期间禁服；②肾阳虚者慎用。

【处方来源】《中华人民共和国药典》（2000年版·一部）；《卫生部药品标准·中药成方制剂》。

（七）常用穴位介绍

常用滋阴功用穴位见表8－15。

表8－15 常用滋阴功用穴位表

穴位	功效	适用体质
阴郄	滋养阴血，固表安神	阴虚体质
然谷	滋阴补肾，清热利湿	阴虚体质、湿热体质
太溪	滋阴补肾，调理冲任，强健腰膝	阴虚体质
复溜	滋阴补肾，清热利水	阴虚体质、湿热体质
悬钟	滋阴通脉，益髓壮骨	阴虚体质、瘀血体质、阴虚体质＋瘀血体质
照海	滋阴补肾，利咽明目	阴虚体质

各穴位的详细资料，在书友卡网址的相应栏目内，现以复溜穴所得资料为参考：

复溜

【穴性】滋阴补肾，清热利水。

【定位】在小腿内侧，太溪直上2寸，跟腱的前方。

【归经】足少阴肾经。

【主治】热病汗不出、盗汗、自汗、足痿、腹胀、肠鸣、泄泻、水肿。

【适用体质】阴虚体质、湿热体质。

【操作】推拿按摩；可灸。

【按语】本穴为足少阴肾经之经穴，五行属金，足少阴肾经五行属水，金生水，复溜穴为本经之母穴，由于肾为水火之脏，故凡肾阴不足，出现水不涵木，肝阳上亢；以及水不涵木、心肾不交、子盗母气、肺阴耗伤等证，补其母能滋肾水、益肝木、调心肾。

四、如何调理气虚质

气虚体质的朋友可在下列运动锻炼、食物、食用药物、药膳、中成药、

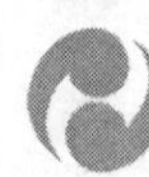

食疗或用药的剂量均不宜过大，少用药力猛及分量大的峻补，因“气有余便是火”，应用不当，则易于上火。应缓图渐进以收稳效。

经络调理等栏目中据自身具体情况及方便选择应用，数种方法同时或交替应用则效果更佳。

（一）调理要点

1. 气属阳，气虚质者由于气不足之故，因此在自然界阳气充足的春夏过得相对舒服，而在阳气不足的秋冬则较难熬，也容易发病，原来有病者则易加重。故气虚质者在秋冬季节适当暖衣温食以养护阳气；夏季暑热多汗，汗多则热能发散过多，这在中医看来属散气，因此，夏天要尽量避免强力劳作，免致大汗伤气；不可恣意贪凉饮冷，或在阴冷潮湿环境下长期工作生活，因为寒湿因素易于伤人阳气。

2. 食疗或用药的剂量均不宜过大，少用药力猛及分量大的峻补，因“气有余便是火”，应用不当，则易于上火。应缓图渐进以收稳效。

3. 气代表功能，气虚质者整体功能较弱，既易感外邪，亦易因气化功能不足而产生痰湿、瘀血等病理产物而成虚中夹实之兼夹体质。当气虚质与痰湿、瘀血相兼时，当与化痰祛湿或活血药同用，又由于补气的药物或食物较易壅滞气机，故补气之食物或药物常佐以的行气之品：我们熟知的陈皮除行气外亦具化痰祛湿之功，所以为常用的配药。

4. 气虚质者慎用苦寒伤阳气之品（详见阳盛质的常用食物、药物、药膳与中成药表）。

5. 气代表功能，气不足，则影响心神的兴奋及胆气的决断，故气虚质者多性格内向，精神不振，胆小易惊，情绪不稳定。除以上法补气之外，适当的运动亦可振奋心神。应多参加社交或群体活动，加强沟通使性格渐趋活跃，培养乐观的生活态度，注意不要让低沉的心境影响了很多人生应有的愉悦，心平则气和，保持稳定平和的心态，亦是养气之要诀。气虚质尤忌劳神过度与多愁善感，因脾为气血生化之源，劳神即思虑过度，而“思则气结”，易使脾气结聚不散，则茶不思而饭不想，从而影响气血的化生；多愁善感类同于悲，悲易伤肺，因肺主一身之气，而“悲则气消”，故悲忧易伤肺耗气。

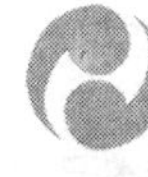

（二）运动锻炼

1. 适合方法

气有能量、功能之意，气虚质即能量不足与功能减退，因此其锻炼方法当以增强体内之气为主，内养气功正是为此而设，气功讲究调息、调神、调身的配合，形、神合一，形气神并练，从而达到强筋骨、和脏腑、充气血，通经络的作用，从而有效地改善气虚状态。而一些柔中含刚以内养为主的传统健身法如太极拳、太极剑、八段锦、五禽戏、形意拳等亦有同样作用。这些锻炼一般都有调息要求，有利于养气、补气，改善整体。

若从现代运动项目看，则有氧代谢运动是气虚质的较佳选择，这种运动中氧气能充分酵解体内的糖分，还可消耗体内脂肪，增强和改善心肺功能，常见的项目有：步行、慢跑、缓步登山、滑冰、游泳、骑自行车、健身舞、韵律操等。

2. 注意事项

（1）中医有“劳则气耗”之说，即劳力过度可耗损人体之气，以现代语言表达，即体力劳动或运动太过，人体的能量就易耗损太过。气虚质者气本不足，故尤当注意做到“形劳而不倦”，锻炼宜采用低强度、多次数的运动方式，选择循序渐进，持之以恒，以上传统锻炼及有氧运动的介绍正是此意。此外，汗多则热能易于发散，在中医看来亦是耗气之举，因此，大汗淋漓亦是气虚质运动之所忌。

（2）气虚质者卫阳不足，免疫功能较低，易于感受外邪，应注意保暖，不要劳作后汗出当风，防止外邪侵袭。

（三）常用食物介绍

气虚质者当以补气为主，常用补气食物见表 8－16。

表 8－16　常用补气食物表

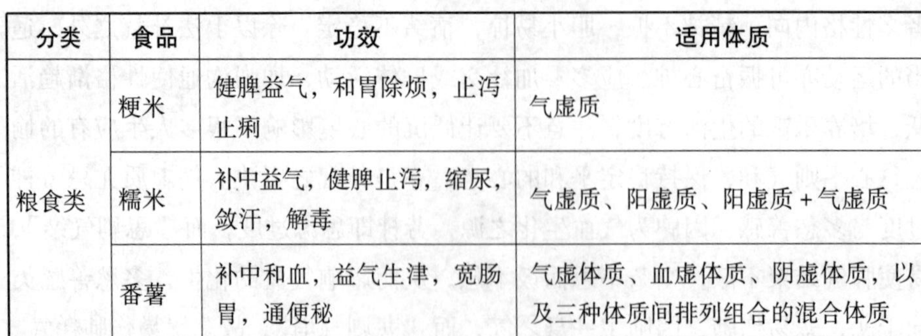

分类	食品	功效	适用体质
粮食类	粳米	健脾益气，和胃除烦，止泻止痢	气虚质
	糯米	补中益气，健脾止泻，缩尿，敛汗，解毒	气虚质、阳虚质、阳虚质＋气虚质
	番薯	补中和血，益气生津，宽肠胃，通便秘	气虚体质、血虚体质、阴虚体质，以及三种体质间排列组合的混合体质

（续表）

分类	食品	功效	适用体质
蔬菜类	胡萝卜	健脾和中，滋肝明目，化痰止咳，清热解毒	气虚体质、阴虚体质、痰湿体质、阳盛体质，以及四种体质间排列组合的混合体质
食用菌类	香菇	扶正补虚，健脾开胃，祛风透疹，化痰理气，解毒，抗癌	气虚体质、痰湿体质、气虚体质＋痰湿体质
	猴头菌	健脾养胃，安神，抗癌	气虚体质
	木耳	补气养血，润肺止咳，止血，降压，抗癌	气虚体质、血虚体质、阴虚体质，以及三种体质间排列组合的混合体质
果品类	大枣	补中益气，养血安神，调和药性	气虚体质、血虚体质、气虚体质＋血虚体质
	葡萄	益气补血，强壮筋骨，通利小便	气虚体质、血虚体质、气虚体质＋血虚体质
	莲子	补脾止泻，益肾固精，养心安神	气虚体质
肉　类	鸡肉	温中益气，补精填髓	气虚体质
	乌骨鸡	补肾益肾，补气养血，退虚热	气虚体质、血虚体质、阴虚体质，以及三种体质间排列组合的混合体质
	白鸭肉	补气益阴，利水消肿	气虚体质、阴虚体质、气虚体质＋阴虚体质
	鹅肉	益气补虚，和胃止渴	气虚体质
	鸽	滋肾，补气，解毒祛风，调经止痛	气虚体质
	鹌鹑	补益中气，强壮筋骨，止泻痢	气虚体质
	牛肉	补脾胃，益气血，强筋骨	气虚体质、血虚体质、阳虚体质，以及三种体质间排列组合的混合体质
	牛肚	补虚羸，健脾胃	气虚体质、血虚体质、气虚体质＋血虚体质
	猪肚	补虚损，健脾胃	气虚体质
	兔肉	健脾补中，凉血解毒	气虚体质、血虚体质、阴虚体质，以及三种体质间排列组合的混合体质

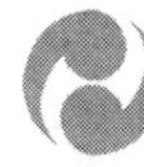

（续表）

分类	食品	功效	适用体质
奶蛋类	牛奶	补虚损，益肺胃，养血，生津润燥，解毒	气虚体质、血虚体质、阴虚体质，以及三种体质间排列组合的混合体质
	鹅卵	补五脏，补中气	气虚体质
	鸽卵	益气补肾，解疮痘毒	气虚体质
	鹌鹑蛋	补中益气，健脑	气虚体质、血虚体质、气虚体质＋血虚体质
水产类	石首鱼	补脾益气，补肾，明目，止痢	气虚体质
	带鱼	补虚，解毒，止血	气虚体质

各食物详细资料，在书友卡网址的相应栏目内，现以牛肉所得资料为参考：

牛肉（《名医别录》）

【基原】为牛科动物黄牛 Bos Taurus domesticus Gmelim 或水牛 Bubalus bubalis Linnae us 的肉。

【性味归经】黄牛肉：甘，温。水牛肉：甘，凉。入脾、胃经。

【功效】补脾胃，益气血，强筋骨。

【主治】脾胃虚弱，气血不足，虚劳羸瘦，腰膝酸软，消渴吐泻，痞积，水肿。

【适用体质】气虚体质、血虚体质、阳虚体质、气虚体质＋血虚体质、气虚体质＋阳虚体质、血虚体质＋阳虚体质＋气虚体质。

【用法用量】煮食、煎汁，适量，或入丸剂。

【药膳方选】

1. 煨牛肉

［原料］牛肉500 g，五香粉、花椒、大料各5 g，桂皮10 g，酱油150 g，葱5 g，姜10 g，白糖50 g。

［制作］牛肉切3 cm见方块，用热油炸成杏黄色，葱切寸段，姜切片，花椒、大料以布包好，用锅放清水1000 g，同时放入所有作料，待水开后放入炸过的牛肉，改用文火炖约4小时，待肉酥烂，汤近收干即成。

2. 土豆牛肉

［原料］牛肉500 g，土豆250 g，葱15 g，姜10 g，桂皮3 g，大料2 g，

酱油 50 g，白糖 5 g，食油 300 g（约耗 50 g），料酒 10 g，芫荽 25 g。

［制作］把牛肉洗净，放入锅里加冷水煮沸，捞出牛肉冲去浮沫，再将牛肉切成 3.5 cm 见方的块。把锅里的水倒掉，把锅洗净。再把土豆洗净擦干，切成块。锅置旺火上，倒入食油，待油冒烟时，将土豆下锅炸至金黄色即捞出，将油倒出，锅里留 10 g 油待用。最后下牛肉略炒，倒入 500 g 开水，加入葱、拍松的姜块、白糖、酱油、桂皮、大料、芫荽等作料，烧开后改成文火，焖约 2.5 小时，再倒入土豆块，搅拌均匀即可起锅装盘。

3. 番茄牛肉

［原料］牛肉 100 g，番茄 150 g，卷心菜 150 g，料酒 3 g，精盐 4 g，味精少许。

［制作］把番茄洗干净，切成方块。牛肉洗净切成薄片。卷心菜洗净切成片。先把牛肉放在锅里，加水没过肉为止，用旺水烧开后，撇去浮沫，加料酒，炖至牛肉近烂熟时，再把番茄、卷心菜倒入，炖至肉熟，加盐等作料即成。

4. 参芪烧牛肉

［原料］黄牛肉 500 g，党参 30 g，生黄芪 30 g，白术 15 g，浮小麦 30 g，红枣 10 个，生姜 15 g，葱、精盐、绍酒、味精、花椒、酱油各适量。

［制作］将牛肉洗净，入沸水中氽约 3 分钟捞起，洗净，按肉纹横切成条。将黄芪、党参、白术、浮小麦淘洗，去除灰渣。再把黄芪、党参、白术切成片，装入纱布袋中封口。红枣、姜、葱等洗净。沙锅置火上，加水 1500 g左右，锅底垫几块猪骨或鸡骨，再加入牛肉煮沸，加进中药纱包及姜、葱、大枣、绍酒，继续煮 30 分钟，改用小火缓熬 2 小时，至牛肉熟透，加入精盐、味精即成。每日酌量佐餐，缓缓食用。

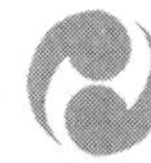

［功能］益气补肺。适用于老年虚劳之症见肺气虚者。临床主要表现是：气短，自汗，时寒时热，易于感冒，面色萎白，舌淡，脉软弱。

说明：上述几个牛肉菜，补气养人，恢复体力。在身体疲劳、倦怠时，可常食之，能较快地恢复体力与精力。

【成分】因牛的种类、性别、年龄、生长地区、饲养方法、躯体部位等不同，其化学组成差距可很大。大体上每 100 g（食部）含蛋白质 20.1 g，脂肪 10.2 g，维生素 $B_1$0.07 mg，维生素 $B_2$0.15 mg，钙 7 mg，磷 170 mg，铁 0.90 mg。

【使用注意】牛自死、病死者，禁食其肉。

（四）常用食用药物

常用食用补气药物见表8－17。

表8－17　常用食用补气药物表

药物	功效	适用体质
人参	大补元气，补益脾肺，固脱生津，安神益智	气虚体质、阳虚体质、气虚体质＋阳虚体质
党参	补中益气，养血生津	气虚体质、阳虚体质、血虚体质，以及三种体质间排列组合的混合体质
太子参	补气生津	气虚体质、气虚体质＋阴虚体质
西洋参	补气养阴，清火生津	气虚体质、阴虚体质、气虚体质＋阴虚体质
山药	补脾，养肺，固肾，益精	气虚体质、阴虚体质、气虚体质＋阴虚体质
黄精	润肺滋阴，补脾益气	气虚体质、阴虚体质、气虚体质＋阴虚体质
黄芪	补气升阳，益卫固表，托毒生肌，利水消肿	气虚体质、阳虚体质、气虚体质＋阳虚体质、气虚体质＋痰湿体质
白术	补气健脾，燥湿利水，止汗安胎	气虚体质、阳虚体质、痰湿体质，以及三种体质间排列组合的混合体质
白扁豆	健脾，化湿，消暑	气虚体质、痰湿体质、气虚体质＋痰湿体质
灵芝	益气血，安心神，健脾胃	气虚体质、血虚体质、气虚体质＋血虚体质
甘草	炙用：补脾益气，祛痰止咳，缓急止痛，调和药性；生用：清热解毒	炙甘草适用于气虚；生甘草适用于阳盛体质

各药物的详细资料，在书友卡网址的相应栏目内，现以人参所得资料为参考：

人参（《神农本草经》）

【异名】白参、红参、野山参、园参、吉林参、高丽参、糖参、别直参。

【基原】为五加科植物人参 Panax ginseng C. A. Mey. 的根。

【性味归经】甘、微苦，温。入脾、肺经。

【功效】大补元气，补益脾肺，固脱生津，安神益智。

【主治】劳伤虚损、久虚不复、一切气血津液不足之证，及食少、倦怠、虚咳、喘促、自汗、惊悸、健忘、眩晕、尿频、妇女崩漏、男子阳痿、小儿慢惊等。

【适用体质】气虚体质、阳虚体质、气虚体质 + 阳虚体质。

【用法用量】泡、炖、蒸、焖、煨、煮、熬。1 ~ 10 g。

【药膳方选】

1. 瘦弱不思食：人参 30 g，白茯苓 15 g，粳米 100 g，生姜 6 g。先将参、苓、生姜水煎取汁，后入米煮粥，临熟下鸡子白 1 枚及盐少许，搅匀，空心食之（《圣济总录》）。

2. 久病或体虚神疲乏力者：人参 15 g，老母鸡（乌鸡也可）1 只，姜、葱、米酒、盐各适量。人参切薄片，鸡宰杀去毛及肠杂，切块洗净。二味同放入砂锅内，加水适量，下诸调料，武火烧开，除去汤面上的浮沫，改用文火慢炖 2 ~ 3 小时，即可起锅食用佐膳。功效：大补元气，健脾养胃。（《大众卫生报》，2007. 6. 12）

【成分】含人参皂甙Ⅰ ~ Ⅵ、人参二醇、人参三醇、人参倍半萜烯以及各种氨基酸、肽类、葡萄糖、果糖、麦芽糖、维生素 B_1、维生素 B_2、烟酸、泛酸等。

【使用注意】阴虚阳亢骨蒸潮热、咳嗽吐衄，肺有实热或痰气壅滞的咳嗽，肝阳上升、目赤头晕，以及一切火郁内实之证均忌服。

（五）常用药膳配方

常用补气药膳见表 8 - 18。

表 8 - 18　常用补气药膳表

药膳名	功效	适用体质
人参猪肚	益气健脾，滋养补虚	气虚体质、气虚体质 + 血虚体质、气虚体质 + 痰湿体质
人参莲肉汤	补气益脾，养心固肾	气虚体质
人参粥	补元气，益脾肺，生津安神	气虚体质
人参乌鸡汤	益气健脾，养血补肾	气虚体质、血虚体质、气虚体质 + 血虚体质
人参鱼肚	益气健脾，补肾益精	气虚体质、血虚体质、气虚体质 + 血虚体质

（续表）

药膳名	功效	适用体质
人参鹿肉汤	温肾壮阳	气虚体质、阳虚体质、气虚体质＋阳虚体质
人参菠饺	益气养血，补肺健脾	气虚体质、血虚体质、气虚体质＋血虚体质
参蒸鳝段	益气养血，活血通经	气虚体质、血虚体质、气虚体质＋血虚体质、气虚体质＋血虚体质＋瘀血体质
参蔻鲢鱼	温中补气	气虚体质、阳虚体质、气虚体质＋阳虚体质
党参鸡蛋	益气补血，养心安神	气虚体质、血虚体质、气虚体质＋血虚体质
香酥参归鸡	益气补血，健脾益胃	气虚体质、血虚体质、气虚体质＋血虚体质
参芪补膏	补脾益肾，养血调经	气虚体质、血虚体质、气虚体质＋血虚体质
黄芪蒸鸡	益气升阳，养血补虚	气虚体质、血虚体质、气虚体质＋血虚体质
黄芪猴头汤	益气健脾，补益虚损	气虚体质、血虚体质、气虚体质＋血虚体质
黄芪鲤鱼	补气健脾	气虚体质、血虚体质、气虚体质＋血虚体质
参芪鸭条	益气健脾	气虚体质、血虚体质、气虚体质＋血虚体质
扁豆鸡	健脾补肾，温中益气	气虚体质、痰湿体质、气虚体质＋痰湿体质
扁豆猪蹄汤	补脾益血	气虚体质、血虚体质、气虚体质＋血虚体质（尤宜于产妇缺乳）
洋参甲鱼汤	益气养阴，润燥生津	气虚体质、阴虚体质、气虚体质＋阴虚体质
太子参鸡	益肺健脾，补气生津	气虚体质、阴虚体质、气虚体质＋阴虚体质
太子参肉圆	益肺健脾，补气生津	气虚体质、阴虚体质、气虚体质＋阴虚体质
太子参冬瓜汤	补气健脾，清热利水	气虚体质、湿热体质、气虚体质＋湿热体质
太子参羊肉	益气补血	气虚体质、血虚体质、气虚体质＋血虚体质
四君蒸鸭	益气健脾	气虚体质、气虚体质＋阴虚体质
黄精烧鸡	补脾胃，安五脏	气虚体质、气虚体质＋阴虚体质、气虚体质＋血虚体质
山药鸡肫	健脾和胃，消食化积	气虚体质以消化不良为主症者
生脉饮	益气生津，敛阴止汗	气虚体质＋阴虚体质
软炸白花鸽	补脾益肾	气虚体质
蜜汁金枣	健脾养胃	气虚体质
山药糕	健脾止泻	气虚体质
神仙鸭	补气血，健脾胃	气虚体质、血虚体质、气虚体质＋血虚体质
白术鲤鱼	健脾利水	气虚体质、痰湿体质、气虚体质＋痰湿体质
益脾饼	温中健脾，消食化滞	气虚体质、痰湿体质、气虚体质＋痰湿体质
白术南瓜粥	健脾除湿	气虚体质、痰湿体质、气虚体质＋痰湿体质

（续表）

药膳名	功效	适用体质
枣蔻煨枣	健脾和胃	气虚体质
红枣阿胶糕	补肾养血，润肤美容	气虚体质、血虚体质、气虚体质 + 血虚体质（尤宜于皮肤不荣者）
银鱼粥	健脾，益肺，补虚	气虚体质
健胃益气糕	健脾止泻	气虚体质、气虚体质 + 痰湿体质
锅焦糕	补中，健脾，消食	气虚体质以消化不良为主症者
人参茉莉花茶	补气生津消滞	气虚体质

各药膳的详细资料，在书友卡网址的相应栏目内，现以人参莲肉汤所得资料为参考：

人参莲肉汤（《经验良方》）

【组成】白人参 10 g，莲子 15 枚，冰糖 30 g。

【制法与用法】将白人参与去心莲子肉放碗内，加水适量浸泡至透，再加入冰糖，置蒸锅内隔水蒸炖 1 小时左右，人参可连用 3 次，第 3 次可连同人参一起吃完。早晚餐服食。

【功效与应用】补气益脾，养心固肾。适用于体虚气弱，神疲乏力，自汗脉虚；脾虚食少，大便泄泻；心悸失眠，或夜寐多梦；肾虚遗精、滑精及妇女崩漏，白带过多等。

【适用体质】气虚体质。

【方解】方中人参功能大补元气，补脾益肺，安神增智，生津止渴。莲子肉性味甘、涩，平，具有补脾止泻、益肾固精和养心安神的作用，为治疗脾虚久泻，食欲不振，肾虚不固的常用药。

人参、莲子肉、冰糖相配，则甘甜清香，补而不滞，尤宜于年老体虚者。

【使用注意】脾虚气滞或湿阻、食积所致的胸闷腹胀、食欲不振、舌苔厚腻的病人，不宜服用；不可同时服食萝卜及茶叶；大便燥结者不宜服用。

（六）中成药参考

补气中成药见表 8－19。

表 8－19　常用补气中成药表

名称	功效	适用体质
四君子丸	脾胃气虚，胃纳不佳，食少便溏	气虚体质

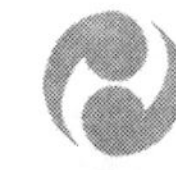

（续表）

名称	功效	适用体质
补气升提片	补中益气，升阳举陷	气虚体质以眩晕、久泻、内脏下垂为主症者
补中益气丸	补中益气，升阳举陷	气虚体质以眩晕、久泻、内脏下垂为主症者
益气聪明丸	补气升阳，聪耳明目	气虚体质以眩晕、耳明、视力减退为主症者
参苓白术丸（散）	健脾祛湿，补肺祛痰	气虚体质以消化系统证候为主者、气虚体质+痰湿体质
香砂六君丸	健脾益气，理气化湿，和中健胃	气虚体质、气虚体质+痰湿体质、气虚体质+气郁体质、气虚体质+气郁体质+痰湿体质
人参健脾丸（片）	健脾益气，和胃止泻	气虚体质以消化系统证候为主者、气虚体质+痰湿体质、气虚体质+气郁体质、气虚体质+气郁体质+痰湿体质
六君子丸	健脾益气，理气和胃	气虚体质、痰湿体质、气虚体质+痰湿体质
益心口服液	补心气、养心阴，通心脉	气虚体质、阴虚体质、气虚体质+阴虚体质（常见心系统证候为主者）
补脾益肠丸	补中益气，健脾和胃，涩肠止泻	气虚体质、阳虚体质（以消化系统证候为主者）
固本益肠片	温肾健脾，涩肠止泻	气虚体质、阳虚体质（以消化系统证候为主者）
十全大补丸	温补气血	气虚体质、血虚体质、阳虚体质，以及三种体质间排列组合的混合体质
归脾丸（合剂）	益气健脾，养血安神	气虚体质、血虚体质、气虚体质+血虚体质
八珍丸（颗粒）	补气益血	气虚体质、血虚体质、气虚体质+血虚体质
灵芝胶囊	补心安神，益气补血，健脾和胃，止咳平喘	气虚体质、血虚体质、气虚体质+血虚体质
潞党参滋膏	补中益气，生津养血	气虚体质、血虚体质、气虚体质+血虚体质
人参归脾丸	益气健脾，养血安神	气虚体质、血虚体质、气虚体质+血虚体质
人参养荣丸	温补气血，养心安神	气虚体质、血虚体质、气虚体质+血虚体质
人参补膏	补养气血，健脾补肾	气虚体质、血虚体质、气虚体质+血虚体质
刺五加片	温阳益气，补肾安神	气虚体质、阳虚体质、气虚体质+阳虚体质
黄芪健中丸	益气温中补虚	气虚体质、阳虚体质、气虚体质+阳虚体质

1. 若为处方药，请在医师指导下服用。2. 若治病，用量按说明书；若仅用于体质调理，用量斟减。

各药的详细资料，在书友卡网址的相应栏目内，现以补中益气丸所得资料为参考：

补中益气丸（口服液、合剂）

【剂型】蜜丸；水丸；口服液。

【药物组成】黄芪（蜜炙）、人参、白术、当归、陈皮、甘草（蜜炙）、生姜、大枣、升麻、柴胡。

【规格】大蜜丸：每丸重 9 g；水丸：每 100 粒重 6 g；口服液：每支装 10 ml。

【功效】补中益气，升阳举陷。

【主治】脾胃虚弱、中气下陷引起的体倦乏力、食少腹胀、久泻、脱肛、子宫脱垂。

【临床应用】用于胃下垂、子宫脱垂、久泻、脱肛、崩漏、慢性肝炎、低热、低血压、失眠症、乳糜尿、重症肌无力而见上述证候者，也可用于放射病等的辅助治疗。

【适用体质】气虚体质以眩晕、久泻、内脏下垂为主症者。

【用法用量】①病病治疗：口服。蜜丸：一次 1 丸，一日 2～3 次；水丸：一次 6 g，一日 2～3 次；口服液：一次 10 ml，一日 2～3 次。（注：不同厂家生产的产品，其分量可能不完全一致，请注意看药瓶上的用法用量）。②体质调理：酌减用量或服药次数。

【处方来源】《中华人民共和国药典》（2000 年版·一部）；《卫生部药品标准·中药成方制剂》。

（七）常用穴位介绍

常用补气功用穴位见表 8－20。

表 8－20　常用补气功用穴位表

穴位	功效	适用体质
足三里	补益气血，调理脾胃，扶正培元，通经活络	气虚体质、阳虚体质、血虚体质，以及三种体质间排列组合的混合体质
关元	补肾培元，温阳固脱	气虚体质、阳虚体质、血虚体质，以及三种体质间排列组合的混合体质
气海	补元气，利下焦，行气散滞	气虚体质、阳虚体质、血虚体质，以及三种体质间排列组合的混合体质
气海俞	化生气血，强壮腰脊	气虚体质、阳虚体质、血虚体质，以及三种体质间排列组合的混合体质

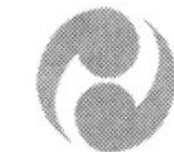

（续表）

穴位	功效	适用体质
气穴	益元气，调经带	气虚体质、阳虚体质、气虚体质＋阳虚体质
中脘	补中气，理中焦，化滞和中	气虚体质、阳虚体质、气郁体质，以及三种体质间排列组合的混合体质
太渊	补气理血，宣肺止咳平喘	气虚体质、气郁体质、瘀血体质，以及三种体质间排列组合的混合体质
膏肓	补虚损，益肺气	气虚体质、阳虚体质、气虚体质＋阳虚体质
横骨	补益肾气，通利膀胱	气虚体质、阳虚体质、气虚体质＋阳虚体质
曲泉	调补肝肾，清热利湿	气虚体质、阳虚体质、血虚体质、湿热体质，以及四种体质间排列组合的混合体质

各穴位的相应资料，在书友卡网址的相应栏目内，现以关元穴所得资料为参考：

关元

【功效】补肾培元，温阳固脱。

【穴位】在下腹部，前正中线上，当脐中下3寸。

【归经】任脉。

【主治】遗精、遗尿、阳痿、早泄、疝气、白浊、月经不调、痛经、经闭、带下、泄泻、虚劳、瘦弱等属阳气不足者。

【适用体质】气虚体质、阳虚体质、气虚体质＋阳虚体质。

【操作】可灸；推拿按摩，操作前排尿，孕妇不宜。

【现代研究】刺激关元穴可以提高机体的免疫功能。

【按语】本穴为元气之所藏，又当足太阴脾、足少阴肾、足厥阴肝、任脉四经的会所，此乃人之生命、十二经之根本。

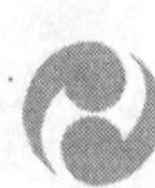

五、如何调理阳盛质

阳盛体质的朋友可在下列运动锻炼、食物、食用药物、药膳、中成药、经络调理等栏目中据自身具体情况及方便选择应用，数种方法同时或交替应用则效果更佳。

（一）调理要点

1. 阳盛质者阳气旺，多耐寒冷的秋冬而不耐阳旺的夏天，故夏季当避免

阳盛质者的食物或药物当以清热为主，因阳热易伤阴津，故清热时应注意生津，清热法常与滋阴法同用；又因寒凉之品易伤脾胃之气，故清热时须注意顾护脾胃之气。

过度的日晒，以防阳气的旺上加旺，亦须注意防暑伤气津，因津伤则更难制约阳热。工作紧张、熬夜、剧烈运动、情绪激动、高温酷暑的工作生活环境等由于能加重阳盛倾向，应尽量避免。

2. 阳盛质者应注意少吃温燥辛辣之品（详见阳虚质的常用食物、药物、药膳与中成药表），以免助火生热，阳盛质者最好戒烟，《本草汇言》云其“味苦辛，气热，有毒”，长期吸食易致燥热内生，加重阳盛，继而出现口干咽燥，或咯痰咯血等伤阴的表现。

3. 阳盛质者的食物或药物当以清热为主，因阳热易伤阴津，故清热时应注意生津，清热法常与滋阴法同用；又因寒凉之品易伤脾胃之气，故清热时须注意顾护脾胃之气。

4. 应用清热作用的中成药来调理体质时，对照治疗量，应酌减药量，以免过用伤正。

5. 阳盛之质，阳气易亢，易于兴奋，故性格多外向、活泼、好动，性情多较急躁、易怒、心烦。然五志过极，易于化火，每易加重阳盛质的偏颇，故阳盛质者应保持心情的宁静及保证充足的睡眠时间，以藏养阴气。打坐入静有助于宁心安神。

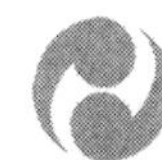

（二）运动锻炼

1. 适合方法

阳盛质者体内阳气较旺，功能偏旺，运动耐受能力较强，故运动量可较大，可进行常见的适合自己兴趣的运动如田径类、球类、游泳、武术、登山等。静气功锻炼可使人心神宁静，有助于急躁性格的改善。

2. 注意事项

锻炼时要控制出汗量，适当汗出，可泄过旺之火。但须注意，凡事有度，勿常致大汗淋漓，以防过汗耗气伤阳，亦需及时补充水分。

（三）常用食物

阳盛质者当以清热为主，常用清热食物见表 8－21。

表8－21　常用清热食物表

分类	食品	功效	适用体质
粮食类	小麦	养心，益肾，除热，止渴	阳盛体质、阴虚体质、阳盛体质＋阴虚体质
	粟米	和中益肾，除热，解毒	阳盛体质、阴虚体质、气虚体质，以及三种体质间排列组合的混合体质
	赤小豆	利水消肿退黄，清热解毒消痈	阳盛体质、湿热体质、阳盛体质＋湿热体质
	绿豆	清热，消暑，利水，解毒	阳盛体质、湿热体质、阳盛体质＋湿热体质
	绿豆芽	清热消暑，解毒利尿	阳盛体质、湿热体质、阳盛体质＋湿热体质
	豆腐	泻火解毒，生津润燥，和中益气	阳盛体质
蔬菜类	冬瓜	利尿，清热，化痰，生津，解毒	阳盛体质、湿热体质、痰湿体质，以及三种体质间排列组合的混合体质
	丝瓜	清热化痰，凉血解毒	阳盛体质、湿热体质、阳盛体质＋湿热体质
	黄瓜	清热，利水，解毒	阳盛体质、湿热体质、阳盛体质＋湿热体质
	越瓜	除烦热，生津液，利小便	阳盛体质、湿热体质、阳盛体质＋湿热体质
	苦瓜	祛暑涤热，明目，解毒	阳盛体质
	藕	清热生津，凉血，散瘀，止血	阳盛体质、瘀血体质、阳盛体质＋瘀血体质
	旱芹	平肝，清热，祛风，利水，止血，解毒	阳盛体质、湿热体质、阳盛体质＋湿热体质
	水芹	清热解毒，利尿，止血	阳盛体质、湿热体质、阳盛体质＋湿热体质
	苋	清热解毒，通利二便	阳盛体质、湿热体质、阳盛体质＋湿热体质
	莴苣	利尿，通乳，清热解毒	阳盛体质、湿热体质、阳盛体质＋湿热体质

（续表）

分类	食品	功效	适用体质
蔬菜类	莙荙菜	清热解毒，行瘀止血	阳盛体质、瘀血体质、阳盛体质 + 瘀血体质
	冬葵叶	清热，利湿，滑肠，通乳	阳盛体质、湿热体质、阳盛体质 + 湿热体质
	茭白	解热毒，除烦渴，利二便	阳盛体质、湿热体质、阳盛体质 + 湿热体质
	芦笋	清热生津，利水通淋	阳盛体质、湿热体质、阳盛体质 + 湿热体质
	菘菜	解热除烦，生津止渴，清肺消痰，通利肠胃	阳盛体质
	蕹菜	凉血清热，利湿解毒	阳盛体质、湿热体质、阳盛体质 + 湿热体质
	金针菜	清热利湿，宽胸解郁，凉血解毒	阳盛体质、湿热体质、阳盛体质 + 湿热体质
	马齿苋	清热解毒，凉血止痢，除湿通淋	阳盛体质、湿热体质、阳盛体质 + 湿热体质
	苜蓿	清热凉血，利湿退黄，通淋排石	阳盛体质、湿热体质、阳盛体质 + 湿热体质
	枸杞叶	补虚益精，清热明目	阴虚体质、血虚体质、阳盛体质，以及三种体质间排列组合的混合体质
	番茄	生津止渴，健胃消食	阴虚体质、血虚体质、阳盛体质，以及三种体质间排列组合的混合体质
果品类	梨	清热降火生津，润肺化痰止咳，去燥养血生肌，解除酒毒	阳盛体质、阴虚体质、阳盛体质 + 阴虚体质
	柿子	鲜柿：清热润肺，生津止渴，解毒。柿饼：润肺，止血，健脾，涩肠。柿霜：润肺止咳，生津利咽，止血	阳盛体质、阴虚体质、阳盛体质 + 阴虚体质
	枇杷	生津止渴，化痰止咳，降逆止呕	阳盛体质、痰湿体质、阳盛体质 + 痰湿体质
	香蕉	清热解毒，润肺滑肠	阳盛体质、阴虚体质、阳盛体质 + 阴虚体质

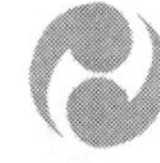

（续表）

分类	食品	功效	适用体质
果品类	甘蔗	清热生津，润燥下气，解毒	阳盛体质、阴虚体质、阳盛体质＋阴虚体质
	菱	健脾益胃，除烦止渴，解毒	生用：阳盛体质；熟用：气虚体质
	中华猕猴桃	清热止渴，健胃，通淋	阳盛体质、湿热体质、阳盛体质＋湿热体质
	无花果	清热生津利咽，健脾开胃清肠，解毒消肿	阳盛体质、阴虚体质、阳盛体质＋阴虚体质
	橄榄	清热解毒，利咽化痰，生津止渴，健胃消食，除烦醒酒	阳盛体质、阴虚体质、痰湿体质，以及三种体质间排列组合的混合体质
	荸荠	清热化痰，消食化积	阳盛体质、阳盛体质＋痰湿体质
	甜瓜	清暑热，解烦渴，利小便	阳盛体质、阴虚体质、阳盛体质＋阴虚体质
	西瓜	清热解暑，除烦止渴，利小便	阳盛体质、阴虚体质、阳盛体质＋阴虚体质
	罗汉果	清热润肺，生津止渴，滑肠通便	阳盛体质、阴虚体质、阳盛体质＋阴虚体质
奶蛋类	鸭卵	滋阴平肝，清肺止咳，止泻	阴虚体质、阳盛体质、阴虚体质＋阳盛体质

各食物的详细资料，在书友卡网址的相应栏目内，现以苦瓜所得资料为参考：

苦瓜（《滇南本草》）

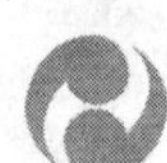

【异名】锦荔枝、癞葡萄、红姑娘、凉瓜、癞瓜。

【基原】为葫芦科植物苦瓜 Momordica charantia L. 的果实。

【性味归经】苦，寒。入心、脾、肺经。

【功效】祛暑涤热，明目，解毒。

【主治】暑热烦渴，消渴，赤眼疼痛，痢疾，疮痈肿毒。

【用法用量】内服：煎汤 6 g～15 g，鲜品 30 g～60 g；外用：适量，鲜品捣敷；或取汁涂。

【药膳方选】

1. 治烦热消渴引饮：苦瓜绞汁调蜜冷服（《泉州本草》）。

2. 治痢疾：鲜苦瓜捣绞汁1小杯泡蜂蜜服（《泉州本草》）。

【成分】果实含苦瓜混甙，是β－谷甾醇－β－D－葡萄糖甙和5，25－豆甾二烯醇－3－葡糖甙等分子混合物。还含5－羟色胺和谷氨酸、丙氨酸、β－丙氨酸、苯丙氨酸、脯氨酸、α－氨基丁酸、瓜氨酸等多种氨基酸，以及半乳糖醛酸、果胶。又含类脂，其中脂肪酸为棕榈酸、硬脂酸、油酸、亚油酸、亚麻酸、桐酸。

【使用注意】脾胃虚寒者慎服。

（四）常用食用药物

常用食用清热药物见表8－22。

表8－22　常用食用清热药物表

药物	功效	适用体质
白茅根	凉血止血，清热利尿	阳盛体质、湿热体质、阳盛体质＋湿热体质
芦根	清热生津，除烦止呕，宣毒透疹	阳盛体质
天花粉	清热生津，清肺润燥，解毒消痈	阳盛体质
生地黄	清热凉血，养阴生津	阳盛体质、阴虚体质、阳盛体质＋阴虚体质
胖大海	清宣肺气，清肠通便	阳盛体质、阴虚体质、阳盛＋阴虚体质（以咽部症状为主者）
侧柏叶	凉血止血，止咳化痰，祛风湿，散肿毒	阳盛体质
荷叶	清暑利湿，升阳止血	阳盛体质、湿热体质、阳盛体质＋湿热体质
桑叶	疏散风热，清肺，明目	阳盛体质
鱼腥草	清热解毒，排脓消痈，利尿通淋	阳盛体质、湿热体质、阳盛体质＋湿热体质
金银花	清热解毒，消痈散肿，凉血止痢	阳盛体质
菊花	疏风清热，平肝明目，解毒消肿	阳盛体质
竹叶	清热除烦，清热利尿，清肺胃而养阴	阳盛体质、阴虚体质、阳盛体质＋阴虚体质
夏枯草	泻肝火，散郁结，清肝明目	阳盛体质
葛根	解肌退热，生津止渴，宣透疹毒，升阳止泻	阳盛体质

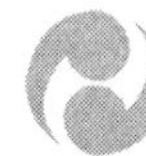

各药的详细资料，在书友卡网址的相应栏目内，现以竹叶所得资料为参考：

竹叶（《神农本草经》）

【异名】苦竹叶、鲜竹叶。

【基原】为禾本科常绿乔木或灌木植物淡竹 Phyllostachys nigra（Lodd.）Munro var. henonis（Mitf.）stapf ex Rendle 的叶。其卷而未放的幼叶，也供药用，称竹叶卷心。

【性味归经】甘、淡，寒。归心、肺、胃经。

【功效】清热除烦，清热利尿，清肺胃而养阴。

【主治】热病津伤烦渴之证；心胃之热；外感风热或温病初起；心火移热于小肠所致的尿赤口疮及热淋等证。

【适用体质】阳盛体质、阴虚体质、阳盛体质＋阴虚体质。

【用法用量】6 g～12 g，煎服。入药以鲜者为佳，不宜久煎。

【药膳方选】

清心火，除烦热，利小便：竹叶鲜者 30 g～45 g（干者 15 g ～30 g，或淡竹叶 30 g～60 g），生石膏 45 g～60 g，粳米 50 g～100 g，砂糖少许。先将竹叶或淡竹叶洗干净，同石膏加水煎汁，去渣，放进粳米，煮成稀粥。每日 1 次，空腹温热服食（医康网）。

【成分】淡竹叶含三萜类和甾类物质芦竹素、白茅素、无羁萜、β－谷甾醇、豆甾醇、菜油甾醇、蒲公英甾醇等。

【使用注意】阳虚体质慎服。

（五）常用药膳配方

常用清热药膳见表 8－23。

表 8－23　常用清热药膳表

药膳名	功效	适用体质
天花粉粥	清热生津，润燥止咳	阳盛体质
五汁饮	清热润燥，养阴生津	阳盛体质、阴虚体质、阳盛体质＋阴虚体质
二根西瓜盅	清热解暑，生津止渴，开胃和中	阳盛体质
芦根鸭肉粥	清热滋阴，益胃生津	阳盛体质、阴虚体质、阳盛体质＋阴虚体质
芦根粥	清热生津，除烦止呕	阳盛体质
芦根白茅饮	清热凉血	阳盛体质

（续表）

药膳名	功效	适用体质
荷叶冬瓜汤	清热祛暑，利尿除湿	阳盛体质、湿热体质、阳盛体质＋湿热体质
清络饮	祛暑清热	阳盛体质、湿热体质、阳盛体质＋湿热体质
解暑酱包兔	解暑，益气，化湿	阳盛体质、湿热体质、阳盛体质＋湿热体质
花粉冬瓜汤	健脾利水，清热生津	阳盛体质、湿热体质、阳盛体质＋湿热体质
地黄莲藕汤	清热凉血，益气生津	阳盛体质、阳盛体质＋气虚体质
石膏粳米汤	清热泻火，除烦止渴	阳盛体质
竹叶粥	清热泻火，清心利尿	阳盛体质
石膏乌梅饮	清热泻火，生津止渴	阳盛体质
金银花茶	清热解毒	阳盛体质
菱实苡仁鸭	清热解暑，健脾利水	阳盛体质、湿热体质、阳盛体质＋湿热体质
白虎粥	清泻胃火，滋阴养胃	阳盛体质
新加香薷饮	祛暑解表，清热化湿	阳盛体质、湿热体质、阳盛体质＋湿热体质
消炎茶	清热解毒，消炎止痛	阳盛体质以咽喉部症状为主者
马齿苋绿豆粥	清热解毒，凉血止痢	阳盛体质、湿热体质、阳盛体质＋湿热体质
灯心竹叶汤	清心除烦	阳盛体质以心烦、失眠、易生疮为主症者
鱼腥草饮	清热解毒退热	阳盛体质
荸荠糕	清热化痰，健脾生津	阳盛体质、阳盛体质＋痰湿体质
竹茹饮	清胃止呕，生津止渴	阳盛体质
牙痛茶	清热、泻火、止痛	阳盛体质常牙痛者
青头鸭羹	清热，利湿，通淋	阳盛体质、湿热体质、阳盛体质＋湿热体质

名药膳的详细资料，在书友卡网址的相应栏目内，现以二根西瓜盅所得资料为参考：

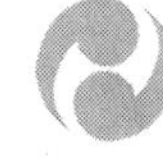

二根西瓜盅（《中国食疗学·养生食疗菜谱》）

【组成】西瓜1个（2500 g），芦根50 g，白茅根50 g，雪梨50 g，糖荸荠50 g，鲜荔枝50 g，山楂糕条50 g，糖莲子50 g，罐头银耳100 g，石斛25 g，竹茹25 g，白糖400 g。

【制法与用法】芦根、白茅根、石斛、竹茹洗净，加水煎取药汁250 ml。西瓜洗净，在其纵向1/6处横切作盖，将盅口上下刻成锯齿形，挖出瓜瓤。雪梨切成小片，荸荠与山楂糕条切成拇指盖大小的丁块，荔枝去核切成小块，莲子对剖成瓣。铝锅或不锈钢锅洗净，倒入药汁，加入白糖，用小火化开，下雪梨片、荸荠丁、荔枝块、莲子瓣煮开，再加入山楂丁即可起锅。瓜瓤去籽，与果料药汁汤羹、银耳一并装入西瓜盅内，加盖放冰箱冷藏1～2小时后上桌。佐餐食用。

【功效与应用】清热解暑，生津止渴，开胃和中。适用于暑热病见高热烦渴、咳嗽咽干、气逆呕哕等证；亦用于阳盛体质的调理。

【适用体质】阳盛体质。

【方解】西瓜汁多甘寒爽口，长于清心除烦、生津止渴，又能利小便而导热外出，故又名“寒瓜”。李时珍指出：西瓜“消烦解渴，解暑热，疗喉痹，宽中下气，利小水，治血痢，解酒毒”。本方用西瓜即在于清热解暑、生津止渴。二根即芦根、白茅根，前者清解肺胃邪热、生津止渴除烦，后者凉血利尿、导热下行；本方配伍以梨、荸荠清热生津，止渴除烦，化痰止咳；荔枝益心肝，止烦渴；山楂膏生津，开胃消滞；莲子清心除烦，健脾益胃；银耳滋阴润肺，益胃生津；白糖润肺清心，生津止渴；竹茹清热除烦，化痰止呕；石斛养阴清热，益胃生津。全方以上各味，协调配合，具有清热解暑、生津止渴、益胃润肺、除烦开胃的综合作用，观之形美色鲜，闻之果香怡人，食之甜蜜清凉，为夏季解暑防病之美味佳肴。

【附方】西瓜汁（《本草汇言》）：西瓜1～2个，取瓤去子，用洁净纱布绞取汁液，随即饮用。此上功用均同本方，但功力较弱。

【使用注意】

1. 作为体质调理，本方应分次服用。

2. 脾胃虚寒、素体阳虚寒湿偏盛者禁用。

（六）中成药参考

常用清热中成药见表8－24。

表8－24　常用清热中成药表

名称	功效	适用体质
金银花露	清热解毒，消暑	阳盛体质
甘和茶	清热解暑，生津止渴	阳盛体质
沙溪凉茶	清热解毒，化湿宽中	阳盛体质
金梅清暑颗粒	清热解暑，生津止渴	阳盛体质
清热银花糖浆	清热解毒，通利小便	阳盛体质
清凉冲剂	清热解毒，生津止渴	阳盛体质
清凉防暑冲剂	清热解暑，利尿生津	阳盛体质

（续表）

名称	功效	适用体质
功劳去火片	清热解毒	阳盛体质
玉叶解毒颗粒（糖浆）	清热解毒，清热利湿，生津利咽	阳盛体质
消炎退热冲剂	清热解毒，凉血消肿	阳盛体质
黄连上清丸	清热通便，散风止痛	阳盛体质见眼耳口鼻舌咽热象或便秘者
牛黄解毒片（丸）	清热泻火，解毒消肿	阳盛体质见口、咽、牙、眼热象者
一清颗粒	泻火解毒，凉血止血	阳盛体质见口咽、出血、便秘、烦热症状者
清热暗疮丸	清热解毒，凉血散瘀	阳盛体质见疮疖者
复方珍珠暗疮片	清热解毒，凉血活血	阳盛体质见痤疮者
上清丸	清热散风，解毒通便	阳盛体质见口、咽、牙、眼热象或便秘者
牛黄上清丸（片）	清热泻火，散风止痛	阳盛体质见口、咽、牙、眼热象或便秘者
牛黄清胃丸	清热解毒，泻火通便	阳盛体质见口、咽、牙热象或便秘、口臭者
凉膈散	泻火通便，清上泄下	阳盛体质见头、口、咽、肺、鼻热象或便秘者
板蓝根颗粒	清热解毒，利咽消肿	阳盛体质见头、口、咽、肺热象者
冬凌草片	清热解毒消肿	阳盛体质见口咽症状者
栀子金花丸	清热泻火，凉血解毒	阳盛体质见口、咽、牙、鼻、眼热象及疮痈疖肿者
清热解毒片（胶囊、口服液）	清热解毒	阳盛体质见肺、咽喉症状者
新清宁片	泻热解毒，活血化瘀	阳盛体质见咽喉、肺热象者
牛黄至宝丸	清热解毒，泻火通便	阳盛体质见五官、胃肠道热象者
西黄清醒丸	清利咽喉，解热除烦	阳盛体质见口、咽喉症状者
口炎清冲剂	滋阴清热，解毒消肿	阳盛体质、阴虚体质、阳盛体质 + 阴虚体质（见口、咽喉症状者）
铁笛丸（口服液）	润肺化痰，清热利咽	阳盛体质见咽喉症状者
清咽润喉丸	清热利咽，消肿止痛	阳盛体质见咽喉症状者
清胃黄连丸	泻火解毒，凉血消肿	阳盛体质见口、咽、牙症状者
通便灵胶囊	泻热导滞，润肠通便	阳盛体质、血虚体质、阳盛体质 + 血虚体质（见便秘者）
复方芦荟胶囊	清热润肠，宁心安神	阳盛体质见习惯性便秘者

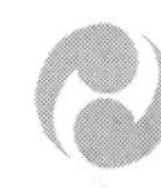

（续表）

名称	功效	适用体质
麻仁润肠丸	润肠通便	阴虚体质、阴虚体质＋阳盛体质（习惯性便秘者）
麻仁丸（胶囊）	润肠通便	阴虚体质、阴虚体质＋阳盛体质（习惯性便秘者）
麻仁滋脾丸	润肠通便，健胃消食	阳盛体质、阴虚体质、阴虚体质＋阳盛体质（习惯性便秘者）

1. 若为处方药，请在医师指导下服用。2. 若治病，用量按说明书；若仅用于体质调理，用量酌减。

各药的详细资料，在书友卡网址的相应栏目内，现以金银花露所得资料为参考：

金银花露

【剂型】水剂。

【药物组成】金银花。

【规格】每500 ml相当于金银花300 g。

【功效】清热解毒，消暑。

【主治】暑热烦渴，咽喉肿痛，热毒疮疖，小儿胎毒。

【适用体质】阳盛体质。

【用法用量】①疾病治疗：口服，一次60～120 ml，一日2～3次或不拘时，代茶饮；②调理体质：次数酌减。

【注意事项】①非实火热毒者忌服；②风寒表证或虚寒证者不宜用。

【处方来源】《卫生部药品标准·中药成方制剂》第四册（露剂）、第十九册（合剂）。

（七）常用穴位介绍

常用清热功用穴位见表8－25。

表8－25　常用清热功用穴位表

穴位	功效	适用体质
鱼际	清热泻火平喘，开音利咽	阳盛体质以肺咽症状为主者
解溪	清胃降逆，健脾化湿	阳盛体质
冲阳	清胃安神，健脾化湿	阳盛体质以胃、齿、面部症状为主者
内庭	清降胃火，通涤腹气	阳盛体质

（续表）

穴位	功效	适用体质
大都	泻热和中，健脾益胃	阳盛体质
少府	清心泻火，行气活血	阳盛体质以心火证候为主者
前谷	清热通经	阳盛体质以头面、咽症状为主者
支正	清热，解表，宁神	阳盛体质
曲泽	泻火，降逆止呕	阳盛体质
劳宫	清心泻热，醒神止抽	阳盛体质以心火、胃火、肝火证候为主者
液门	清热泻火，消肿止痛	阳盛体质以头面五官症状为主者
中渚	清热止痛，舒筋活络	阳盛体质
外关	清热泻火，通经止痛	阳盛体质
会宗	清热解郁，疏经通络	阳盛体质
天牖	清热泻火，清头明目，活络止痛	阳盛体质以头面症状为主者
上关	清热泻火，开窍启闭	阳盛体质以头面五官症状为主者
颔厌	清热止痛，散风止痉	阳盛体质以头面五官症状为主者
悬颅	清热止痛，散风消肿	阳盛体质以头面五官症状为主者
足窍阴	清热泻火，清利头目	阳盛体质
悬厘	清热泻火，消肿止痛	阳盛体质以头面五官症状为主者
阳辅	清热泻火，疏肝利胆	阳盛体质以肝火证候为主者
地五会	清热泻火，舒筋活络	阳盛体质以肝火证候为主者
行间	清泄肝火，疏肝理气，熄风潜阳	阳盛体质以肝火证候为主者
支沟	清热泻火，疏利三焦	阳盛体质
四渎	清热泻火	阳盛体质

各穴位的详细资料，在书友卡网址的相应栏目内，现以支沟穴所得资料为参考：

支沟

【穴性】清热泻火，疏利三焦。

【定位】在前臂背侧，当阳池与肘尖的连线上，腕背横纹上 3 寸，尺骨与桡骨之间。

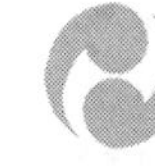

【归经】手少阳三焦经。

【主治】暴喑、耳聋耳鸣、肩背酸痛、便秘、热病、胸胁痛、瘰疬。

【适用体质】阳盛体质。

【操作】推拿按摩。

【按语】本穴为手少阳三焦经之经穴，是三焦经脉之气所过之处，刺之可清热泻火、疏利三焦。

六、如何调理气郁质

气郁体质的朋友可在下列运动锻炼、食物、食用药物、药膳、中成药、经络调理等方面中据自身具体情况及方便选择应用，数种方法同时或交替应用则效果更佳。

（一）调理要点

1. 气郁质者气的流行不畅达，多耐春夏而不耐秋冬，因春夏阳气升发，气机易畅；秋冬则气机内敛，易加重气郁，故秋冬季节应适当运动，宽松衣着，适当增加户外活动和社会交往，以放松身心，保持心情舒畅，和畅气血，减少怫郁，有利于气机舒展。

2. 调体以疏肝行气开郁为主。气郁者多兼湿郁、血郁、火郁、痰郁，但以"气郁"为先导，可根据具体情况分别配以祛湿、活血、清热、化痰等方药或治法。肝郁者亦易影响脾的运化功能，故又宜适当添加健脾之品。

3. 气郁体质之人，少用燥热之品（详见阳虚质的常用食物、药物、药膳与中成药表），以免助火生热，亦应少用滋补（详见阴虚质的常用食物、药物、药膳与中成药表），以免气机壅塞。

4. 气不和则心不平，气郁质者性格多内向、敏感多疑，精神易紧张，常心情忧郁，闷闷不乐，喜欢叹气。性格内向则易产生孤独的不良心态，人际交往每有困难。气郁质者应主动参加各种社会活动，在处世上应随和，学会与人交往，主动沟通，增进了解。培养广泛的兴趣爱好，提高学习和工作热情，以赢得大家的认同。在精神情志调摄上，应培养乐观、欢乐的情绪，学会顺情解郁，或移情易性等方法。精神愉快则气血和畅，营卫流通，有益于气郁质的改善。

调体以疏肝行气开郁为主。气郁者多兼湿郁、血郁、火郁、痰郁，但以“气郁”为先导，可根据具体情况分别配以祛湿、活血、清热、化痰等方药或治法。肝郁者亦易影响脾的运化功能，故又宜适当添加健脾之品。

（二）运动锻炼

1. 适合方法

气郁质往往是情志郁与气机郁相互影响，因此，须从调气机与调情志双向入手，调气机的最好方法就是运动，动则气血流畅，气和则心平，从而达到调畅情志的作用。此质之人，若没兼阳虚、气虚、血虚等体质，则可坚持较大强度与运动量的锻炼，如跑步、登山、球类、武术、游泳等，足够的运动量，能较好地疏通气血，促进食欲及改善睡眠。若从调情志的角度出发，专项兴趣爱好锻炼和体娱游戏是较好的选择。这些锻炼本身就能怡情逸志，而群体性的体娱游戏如下棋、打牌等更能促进人际交流，使人开怀。太极拳、武术、八段锦、气功、瑜伽等运动多是形神并练，形动而神静，可达动形而怡神的效果。打坐调息入静，也是一种较好的心身放松方法。

2. 注意事项

日常生活中应注意动静结合，不可贪图安逸，逸则气壅，容易加重气血郁滞。

（三）常用食物

气郁质者当以行气为主，常用行气食物见表 8 – 26。

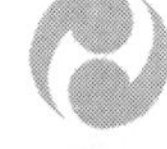

表 8 – 26　常用行气食物表

分类	食品	功效	适用体质
蔬菜类	芫菁	消食下气，解毒消肿	气郁体质
	洋葱	健胃理气，解毒杀虫，降血脂	气郁体质、痰湿体质、气郁体质 + 痰湿体质
果品类	橘	橘：开胃理气，生津润肺。橘饼：止嗽，止痢，疏肝解郁	气郁体质、痰湿体质、气郁体质 + 痰湿体质
调味品	茴香	温肾暖肝，行气止痛，和胃	气郁体质、阳虚体质、气郁体质 + 阳虚体质

各食物以详细资料，在书友卡网址的相应栏目内，现以橘所得资料为参考：

橘（《神农本草经》）

【异名】黄橘、橘子。

【基原】为芸香科植物橘 Citru sreticulata Blanco 及其栽培变种的成熟果实。

【性味归经】甘、酸，平。入肺、胃经。

【功效】开胃理气，生津润肺。橘饼：止嗽，止痢，疏肝解郁。

【主治】咳嗽痰多，胸闷，消渴，呃逆，呕吐。

【适用体质】气郁体质、痰湿体质、气郁体质+痰湿体质。

【用量用法】鲜食，适量；或用蜜煎；或制成橘饼。

【药膳方选】

1. 伤食生冷水果，泄泻不止：橘饼 1 个，切成薄片，放碗内用沸水冲入，盖住碗，泡出汁，饮汤食饼，一饼可作数次服（《经验广集》）。

2. 治胸闷不适，咳嗽痰多：取鲜柑橘 2000 g，去皮核绞汁，在火上煎熬至浓稠状，加入 1000 g 蜂蜜搅匀，煎至膏状，冷却装瓶。每次 20 ml，每日 2 次，连服数日（《食品的营养与食疗》）。

【成分】含少量蛋白质、脂肪以及丰富的葡萄糖、果糖、蔗糖、苹果酸、柠檬酸以及胡萝卜素、硫胺素、核黄素、尼克酸、抗坏血酸等。

【使用注意】不可多食，阴虚燥咳及咯血、吐血者慎用。

（四）常用食用药物

常用食用行气药物见表 8－27。

表 8－27　常用食用行气药物表

药物	功效	适用体质
木香	行气，调中，止痛	气郁体质
香附	理气解郁，调经止痛，安胎	气郁体质
薤白	通阳散结，行气导滞	气郁体质
白豆蔻	化湿，行气，温中，止呕	痰湿体质、气郁体质、痰湿体质+气郁体质
砂仁	化湿，行气，温中，安胎	痰湿体质、气郁体质、痰湿体质+气郁体质
草豆蔻	燥湿，温中，行气	痰湿体质、气郁体质、痰湿体质+气郁体质

（续表）

药物	功效	适用体质
槟榔	杀虫，破积，下气，行水	痰湿体质、气郁体质、痰湿体质+气郁体质
佛手	舒肝，理气，和中，化痰	痰湿体质、气郁体质、痰湿体质+气郁体质
陈皮（橘皮）	理气，调中，燥湿，化痰	痰湿体质、气郁体质、痰湿体质+气郁体质
郁金	活血止痛，行气解郁，凉血清心，利胆退黄	气郁体质、瘀血体质、气郁体质+瘀血体质
川芎	活血行气，祛风止痛	瘀血体质、气郁体质、瘀血体质+气郁体质

各药的详细资料，在书友卡网址的相应栏目内，现以香附所得资料为参考：

香附（《名医别录》）

【异名】香附米、雷公头。

【基原】为莎草科植物莎草 Cyperus rotundus L. 的根茎。

【性味归经】辛、微苦、微甘，平。入肝、三焦经。

【功效】理气解郁，调经止痛，安胎。

【主治】气滞胁痛，腹痛及肝郁月经不调，痛经，乳房胀痛，胎动不安。

【适用体质】气郁体质。

【用法用量】浸泡、焖、蒸、煮。6 g～12 g。

【药膳方选】

1. 治偏正头痛：川芎2两，香附子炒4两，上为末，以茶调服，得腊茶清尤好（《澹寮方》）。

2. 治胸胁胀满，脘腹疼痛，食欲不振，月经不调，乳房肿胀，心中郁闷：香附60 g，白酒250 g。将香附洗净切碎，用水、白酒各0.5 kg，浸泡5日，去渣饮之（《百病家庭饮食疗法大全》）。

【成分】本品含挥发油，主要为β－派烯、香附子烯、α－香附酮、β－香附酮、α－莎香醇、β－莎香醇。此外还含生物碱及三萜类。

【使用注意】气虚无滞，阴虚及血热者禁服。

（五）常用药膳配方

常用行气药膳见表8－28。

表8－28　常用行气药膳表

药膳名	功效	适用体质
柚皮醪糟	理气解郁，和胃止痛	气郁体质
姜橘饮	理气健中，除满消胀	气郁体质、痰湿体质、气郁体质＋痰湿体质
良姜鸡肉炒饭	温胃散寒除湿，行气止痛降逆	气郁体质、痰湿体质、气郁体质＋痰湿体质、气郁体质＋痰湿体质＋阳虚体质
砂仁猪肚	健脾化湿，行气温中	痰湿体质、气郁体质、痰湿体质＋气郁体质
砂仁鲫鱼	补脾健胃，行气利水	痰湿体质、气郁体质、痰湿体质＋气郁体质
砂仁粥	健脾养胃，行气和中	痰湿体质、气郁体质、痰湿体质＋气郁体质
香附煮猴蕈	舒肝和胃	气郁体质
香附酒	理气解郁，调经止痛	气郁体质
陈皮鸭	理气健脾，燥湿化痰	气郁体质、痰湿体质、气郁体质＋痰湿体质
五香酒料	醒脾健胃，散寒止痛，芳香化湿，发表散邪	气郁体质、痰湿体质、气郁体质＋痰湿体质、气郁体质＋痰湿体质＋阳虚体质
合欢金针解郁汤	解郁安神	气郁体质
川芎鸡蛋	行气活血，祛风止痛	瘀血体质、气郁体质、瘀血体质＋气郁体质
二花调经茶	理气活血，调经止痛	气郁体质、瘀血体质、气郁体质＋瘀血体质
薯蓣半夏粥	健脾益胃，燥湿化痰，降逆止呕	痰湿体质、痰湿体质＋气虚体质、气郁体质＋痰湿体质＋气虚体质
藿香陈皮苡仁汤	健脾燥湿，行气消食	痰湿体质、气郁体质、痰湿体质、气郁体质
竹茹芦根茶	清热益胃，降逆止呃	阳盛体质＋痰湿体质、痰湿体质＋气郁体质、气郁体质＋痰湿体质＋阳盛体质
橘朴茶	理气开郁，化痰散结	气郁体质、痰湿体质、气郁体质＋痰湿体质

各药膳的详细资料，在书友卡网址的相应栏目内，现以橘朴茶所得资料为参考：

橘朴茶（《江西中医药》）

【组成】橘络3 g，厚朴3 g，红茶3 g，党参6 g。

【制法与用法】上四味共制粗末，放入茶杯中用沸水冲泡10分钟即可。不拘时随饮随冲，至味淡为止，每日1剂。

【功效与应用】理气开郁，化痰散结。适用于梅核气。

【适用体质】气郁体质、痰湿体质、气郁体质＋痰湿体质。

【方解】梅核气相当于现代医学所说的“咽部神经官能症”或“癔病

球”，临床以咽部自我感觉异常为主，并随精神情绪的变化而变化，客观检查无异常发现，全身症状多为精神抑郁、多疑善虑、胸胁胀满，若肝郁日久横逆犯脾又见纳呆腹胀、大便溏泄，妇女还可见月经不调。其病机主要在于肝郁气滞或痰气互结，治宜疏肝理气、健脾和胃、化痰散结。

方中橘络味淡微苦，性平微温，入肝、脾经。《本草纲目拾遗》说：“橘络专能宣通经络滞气，驱皮里膜外积痰，”即具理气、通络、化痰之功，故为主药。厚朴苦辛，性温，入脾、胃、肺经，既可温中行气降逆，又能健脾燥湿化痰，是为辅药。红茶温中暖胃，散寒除湿；党参健脾益胃，取“见肝之病，则知肝当传之于脾，故先实其脾气”之义；上两药是佐使之药。以上组方合理、严谨，所以可用于梅核气的治疗。

【使用注意】服用本方，同时也应注意精神治疗，即要细心开导病人，使其消除顾虑，并避免各种不良刺激，使其精神愉快，以期获得更加满意的疗效。

（六）中成药参考

常用行气中成药见表 8－29。

表 8－29　常用行气中成药表

名称	功效	适用体质
七制香附丸	舒肝解郁，理气调经，养血	气郁体质、血虚体质、气郁体质＋血虚体质
十香丸	温中散寒，理气止痛	气郁体质常见局部疼痛者
四逆散	透解郁热，疏肝理脾	气郁体质、气郁体质＋阳盛体质
香砂理中丸	健脾和胃，温中行气	气郁体质＋阳虚体质
香砂平胃丸	燥湿健脾，理气和胃气	气郁体质、痰湿体质、气郁体质＋痰湿体质（常见胁部、胃部证候者）
香砂养胃丸	温中和胃，理气燥湿	气郁体质、痰湿体质、气郁体质＋痰湿体质（常见胁部、胃部证候者）
香砂枳术丸	健脾和胃，理气消痞	气郁体质、痰湿体质、气郁体质＋痰湿体质（常见胁部、胃部证候者）
丹栀逍遥丸（加味逍遥丸）	疏肝清热，健脾养血	气郁体质＋气虚体质、气郁体质＋血虚体质、气郁体质＋血虚体质＋阳盛体质
逍遥丸（颗粒）	疏肝健脾，养血调经	气郁体质＋气虚体质、气郁体质＋血虚体质
平肝舒络丸	平肝疏络，活血祛风	气郁体质、瘀血体质、气郁体质＋瘀血体质

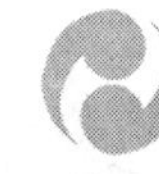

（续表）

名称	功效	适用体质
柴胡舒肝丸	舒肝理气，消胀止痛	气郁体质、气郁体质＋瘀血体质
舒肝丸	舒肝和胃，理气止痛	气郁体质常见胁部、胃部证候者
舒肝调气丸	舒肝开郁，健胃消食	气郁体质常见胁部、胃部证候者
舒肝和胃丸	平肝舒郁，和胃止痛	气郁体质常见胁部、胃部证候者
舒肝健胃丸	舒肝开郁，导滞和中痛	气郁体质常见胁部、胃部证候者
舒郁九宝丸	解郁宽胸，理气止痛	气郁体质常见胁部、胃部证候者
舒肝片	助消化，舒气开胃，消积滞，止痛除烦	气郁体质常见胁部、胃部证候者
舒肝止痛丸	舒肝理气，和胃止痛	气郁体质、气郁体质＋瘀血体质（常见胁部、胃部证候者）
调胃舒肝丸	舒肝解郁，和胃止痛	气郁体质常见胁部、胃部证候者
越鞠丸	理气解郁，宽中除满	气郁体质、气郁体质＋痰湿体质、气郁体质＋瘀血体质、气郁体质＋痰湿体质＋瘀血体质
越鞠二陈丸	健脾消食，化痰顺气	气郁体质、痰湿体质、气郁体质＋痰湿体质
越鞠保和丸	理气解郁，开胃消食	气郁体质、气郁体质＋痰湿体质、气郁体质＋瘀血体质、气郁体质＋痰湿体质＋瘀血体质
气滞胃痛颗粒（片）	舒肝理气，和胃止痛	郁体质常见胁部、胃部证候者
胃苏颗粒（冲剂）	理气消胀，和胃止痛	气郁体质常见胁部、胃部证候者
舒泰丸	舒肝理气，消食化湿	气郁体质、痰湿体质、气郁体质＋痰湿体质
元胡止痛片（胶囊、颗粒）	理气活血，散寒止痛	气郁体质、瘀血体质、气郁体质＋瘀血体质（常见疼痛者）
金佛止痛丸	行气止痛，舒肝和胃，理气活血	气郁体质、瘀血体质、气郁体质＋瘀血体质（常见疼痛者）
四磨汤口服液	破气降逆，消积止痛	气郁体质
加味左金丸	平肝降逆，解郁止痛	气郁体质、气郁体质＋阳盛体质（常见胁部、胃部证候者）
沉香利气丸	舒气化郁，健胃导滞	气郁体质常见胁部、胃部证候者

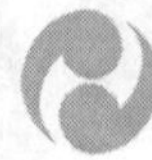

（续表）

名称	功效	适用体质
沉香舒气丸	舒气化郁，和胃止痛	气郁体质、气郁体质＋瘀血体质（常见胁部、胃部证候者）
木香顺气丸	行气化湿，健脾和胃	气郁体质＋痰湿体质常见消化系统证候者
木香分气丸	宽胸消胀，止呕	气郁体质＋痰湿体质常见消化系统证候者
枳实导滞丸	消积导滞，清利湿热	气郁体质＋湿热体质常见消化系统证候者
开胸顺气丸	消积化滞，行气止痛	气郁体质、气郁体质＋瘀血体质
宽胸舒气化滞丸	舒肝调中，消积导滞	气郁体质常见胸胁部、胃部证候者
醋制香附丸	调气活血，逐瘀生新	瘀血体质、气郁体质、血虚体质，以及三种体质排列组合的混合体质

1. 若为处方药，请在医师指导下服用。2. 若治病，用量按说明书；若仅用于体质调理，用量酌减。

各药的详细资料，在书友卡网址的相应栏目内，现以气滞胃痛颗粒（片）所得资料为参考：

气滞胃痛颗粒（片）

【剂型】颗粒剂；片剂。

【药物组成】柴胡、香附（炙）、白芍、枳壳、延胡索（炙）、炙甘草。

【规格】颗粒剂：每袋10 g；片剂：每片重0.25 g。

【功效】疏肝理气，和胃止痛。

【主治】用于肝郁气滞，胸痞满胃脘疼痛。

【临床应用】用于慢性胃炎、消化性溃疡、慢性无黄疸型肝胃肠神经官能症等见上述证候者。

【适用体质】气郁体质常见胁部、胃部证候者。

【用法用量】①疾病治疗：口服。颗粒剂：用开水冲服，一次5 g，一日3次；片剂：一次6片，一日3次。②体质调理：酌减用量或服药次数。

【注意事项】①孕妇慎用；②气郁化火者及胃痛虚证者不宜服用。

【处方来源】《卫生部药品标准·中药成方制剂》。

（七）常用穴位介绍

常用清热功用穴位见表8－30。

表 8-30　常用行气功用穴位表

穴位	功效	适用体质
中庭	宽胸理气，降逆止呕	气郁体质
阴都	理气滞，调肠胃	气郁体质
气户	调肺气，止咳平喘	气郁体质
库房	理气宽胸，止咳化痰	气郁体质
关门	理气，健脾胃，通利水道	气郁体质、气郁体质+痰湿体质（常见消化系统证候者）
气冲	理气，润宗筋，理下元	气郁体质
上巨虚	理气，通腑化滞，调和胃肠	气郁体质
公孙	理气健脾，调理冲脉	气郁体质
冲门	理气调血	气郁体质、瘀血体质、气郁体质+瘀血体质
府舍	行气，通腑，散结	气郁体质
食窦	行气通乳，宽胸利膈	气郁体质
天溪	行气通乳，宽胸利胸	气郁体质
胸乡	行气，宽胸，利膈	气郁体质、瘀血体质、气郁体质+瘀血体质
周荣	宽胸利气	气郁体质、瘀血体质、气郁体质+瘀血体质
大包	行气滞，统诸络，束筋骨，利胸膈	气郁体质
肝俞	疏肝理气，利胆，清头明目	气郁体质
胃俞	理气降逆，健脾和胃	气郁体质常见消化系统证候者
天池	理气除烦，散瘀通乳	气郁体质、瘀血体质、气郁体质+瘀血体质
神封	宽胸，利气，通乳	气郁体质
灵墟	宽胸，利气，通乳	气郁体质
神藏	宽胸，利气	气郁体质
日月	开郁止痛，降逆利胆	气郁体质
太冲	平肝理气，镇惊安神，泄热理血	气郁体质、阳热体质、气郁体质+阳热体质
章门	理气活血，疏肝健脾	气郁体质、瘀血体质、气郁体质+瘀血体质
膻中	宽胸理气，降气通络	气郁体质、瘀血体质、气郁体质+瘀血体质

各穴位的详细资料，在书友卡网址的相应栏目内，现以日月穴所得资料为参考：

日月

【穴性】开郁止痛，降逆利胆。

瘀血体质者以活血祛瘀，疏利通络为防治原则，操作上宜以和缓的活血方法或方药从化瘀入手，同时“气为血之帅”，气虚气滞则血瘀，气行则血畅，宜调气以化瘀，故活血调体常配以补气、行气之剂。又由于津血同源，津枯则血燥，若津液不足，血则易由“干”而瘀，因此亦应注意养阴以活血。

【定位】在上腹部，前正中线旁开4寸，第七肋间隙中。

【归经】足少阳胆经。

【主治】胸胁疼痛、胀满、呕吐、吞酸、呃逆、黄疸。

【适用体质】气郁体质。

【操作】推拿按摩（不可用力过大）；可灸。

【按语】由于本穴是足少阳胆经之募穴，即脏腑经气结聚于胸腹部的腧穴，又为足太阴、少阳之会，刺之可疏肝利胆，行气止痛，故可治疗胸胁疼痛、胀满、呕吐、吞酸、呃逆、黄疸等证。

七、如何调理瘀血质

瘀血体质的朋友可在下列运动锻炼、食物、食用药物、药膳、中成药、经络调理等栏目中据自身具体情况及方便选择应用，数种方法同时或交替应用则效果更佳。

（一）调理要点

1. 瘀血质者具有血行不畅的潜在倾向。血得温则行，得寒则凝，瘀血质者要避免寒冷刺激。具此体质者多耐春夏而不耐秋冬，因秋冬阳气内敛，血行减慢，兼之寒性收引，更碍血行，当秋冬季节应适当暖衣温食以养护阳气；夏季虽炎热，亦不可恣意贪凉饮冷，少在阴冷潮湿环境下长期工作生活，以免加重血瘀。

2. 瘀血体质者以活血祛瘀，疏利通络为防治原则，操作上宜以和缓的活血方法或方药从化瘀入手。同时“气为血之帅”，气虚气滞则血瘀，气行则血畅，宜调气以化瘀，故活血调体常配以补气、行气之剂。又由于津血同源，津枯则血燥，若津液不足，血则易由“干”而瘀，因此亦应注意养阴以活血。对非饮酒禁忌者，适量饮用葡萄酒，对促进血液循环有益。

3. 血行不畅易障碍气行，瘀血质者常兼气郁，常见心情忧郁、闷闷不乐、多疑敏感，亦易导致孤独的不良心态，从而影响人际交往；瘀阻则易化热，部分此质者易见心烦、急躁。因此瘀血质者应主动参加有益的社会活动，在处世上应随和，不苛求他人，学会主动沟通，学会与人交往，增进了解，提高学习和工作热情。在情志调摄上，应热爱生活、积极向上，培养广泛的兴趣爱好，培养乐观、欢乐的情绪，精神愉快则气血和畅，营卫流通，有益于瘀血质的改善。此外，动形亦可怡神，我们都有过运动后气血流通时，精神亦随之畅快的感觉，因此，适量的运动对瘀血质者的精神心理是有益的。

（二）运动锻炼

1. 适合方法

瘀血质者尤须运动，因其有血液流通不畅的倾向，因此更须运动而使之流行顺畅。但瘀血质者往往多兼虚，尤以阳、气虚的兼夹多见，因此运动强度与运动量均不宜过大，前面介绍过的有氧运动较为合适，常见的项目有：步行、慢跑、缓步登山、滑冰、游泳、骑自行车、健身舞、韵律操等。而传统运动下项目如易筋经、五禽戏、导引、太极拳、太极剑、八段锦等往往是刚柔并济，本质上亦属于有氧运动，一助血行，二可强体。

2. 注意事项

（1）由于心主血脉，因此瘀血质者往往影响的是心血管系统的功能，因此须强调，运动虽为必要，但不宜做大强度、大运动量的运动。应是次数多，持之以恒，循序渐进的有氧运动，最重要的是做到量力而为。

（2）瘀血质的人在运动时要特别注意自己的感觉，如有下列情况之一，应当停止运动，到医院进一步检查。如胸闷或绞痛，呼吸困难，心悸难止、脉搏显著加快，冷汗淋漓，眩晕，特别疲劳，行走无力。

（3）日常生活中应注意动静结合，不可贪图安逸，以免加重气血郁滞。

（三）常用食物

瘀血质者当以活血为主，常用活血食物见表 8－31。

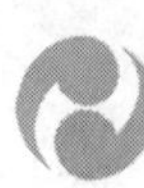

表 8 – 31　常用活血食物表

分类	食品	功效	适用体质
蔬菜类	芸薹	凉血散血，解毒消肿	阳盛体质、瘀血体质、阳盛体质 + 瘀血体质
	韭菜	补肾，温中，行气，散瘀，解毒	阳虚体质、瘀血体质、气郁体质，以及三种体质间排列组合的混合体质
果品类	山楂	消食健胃，行气消滞，活血止痛	瘀血体质
水产类	蟹	清热，散瘀，消肿解毒	瘀血体质、阳盛体质、瘀血体质 + 阳盛体质
	鳝鱼	益气血，补肝肾，强筋骨，祛风湿	瘀血体质、气虚体质、血虚体质、痰湿体质，以及四种体质间排列组合的混合体质
调味类	桂皮	温脾胃，暖肝肾，祛寒止痛，散瘀消肿	瘀血体质、阳虚体质、瘀血体质 + 阳虚体质
	赤砂糖	补脾缓肝，活血散瘀	瘀血体质、阳虚体质、瘀血体质 + 阳虚体质
	醋	散瘀消积，止血，安蛔，解毒	瘀血体质
	酒	通血脉，行药势	瘀血体质、阳虚体质、瘀血体质 + 阳虚体质

各食物的详细资料，在书友卡网址的相应栏目内，现以山楂所得资料为参考：

山楂（《神农本草经》）

【异名】山里红果、北山楂、东山楂、红果、胭脂果等。

【基原】为蔷薇科植物山里红 Crataegus pinnatifida Bge. var. major N. E. Br.、山楂 Crataegus pinnatifida Bge. 的成熟果实。

【性味归经】酸、甘，微温。入脾、胃、肝经。

【功效】消食健胃，行气消滞，活血止痛。

【主治】肉食积滞，胃脘胀满，泻痢腹痛，瘀血经闭，产后瘀阻，心腹刺痛，疝气疼痛。

【适用体质】瘀血体质。

【用法用量】水煎服，3 g～10 g。或入丸、散。焦山楂消食导滞作用强。

【药膳方选】

1. 泄泻、痢疾：山楂炭，单味研粉，加糖冲服或配茶叶、姜煎服（《验方新编》）。

2. 气滞血瘀疼痛：山楂1味煎汤饮（《方脉正宗》）。

3. 治食肉不消：山楂肉120 g，水煮食之（《简便单方》）。

4. 治产妇恶露不尽，腹中疼痛，或儿枕作痛：山楂百十个，打碎煎汤，入砂糖少许，空心温服（《日用本草》）。

【成分】山里红果实含左旋表儿茶精、槲皮素、金丝桃苷、绿原酸等。山楂果实含左旋表儿茶精、槲皮素、金丝桃苷、绿原酸、枸橼酸等。100 g果实中含花色素类11.28 mg～16.04 mg，酸类1.27%～2.46%，可溶性糖类9690 mg～9910 mg。

【使用注意】脾胃虚而无积滞者及胃酸多者不宜食用，孕妇慎服。

（三）常用食用药物

常用食用活血药物见表8－32。

表8－32　常用食用活血药物表

药物	功效	适用体质
续断	补肝肾，行血脉，续筋骨	阳虚体质、瘀血体质、阳虚体质＋瘀血体质
骨碎补	补肾，活血，止血，续伤	阳虚体质、瘀血体质、阳虚体质＋瘀血体质
郁金	活血止痛，行气解郁，凉血清心，利胆退黄	气郁体质、瘀血体质、气郁体质＋瘀血体质
三七	化瘀止血，活血定痛	瘀血体质
川芎	活血行气，祛风止痛	瘀血体质、气郁体质、瘀血体质＋气郁体质
桃仁	活血祛瘀，润肠通便	瘀血体质
益母草	活血调经，利水消肿，清热解毒	瘀血体质、痰湿体质、瘀血体质＋痰湿体质
红花	活血通经，祛瘀止痛	瘀血体质
海马	补肾壮阳，散结消肿	阳虚体质、瘀血体质、阳虚体质＋瘀血体质
丹参	活血调经，凉血消痈，清心安神	瘀血体质

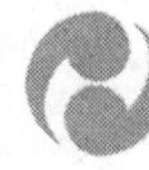

（续表）

药物	功效	适用体质
白花蛇	祛风湿，透筋骨，定惊搐	瘀血体质
乌梢蛇	祛风，通络，止痉	瘀血体质

各药物的详细资料，在书友卡网址的相应栏目内，现以桃仁所得资料为参考：

桃仁（《神农本草经》）

【异名】桃核仁。

【基原】为蔷薇科植物桃 Prunus Persica（L.）Batsch 或山桃 Prunus davidiana（Carr.）Franch. 的种子。

【性味归经】苦，平。入心、肝、肺、大肠经。

【功效】活血祛瘀，润肠通便。

【主治】多种瘀血证，如经闭、痛经、产后瘀滞腹痛、癥积及跌打损伤等。肠燥便秘，以及肺痈、肠痈。另外，本品还可治疗咳嗽气喘。

【适用体质】瘀血体质。

【用法用量】捣碎，浸泡、煎、煮、熬。5 g ~ 10 g。

【药膳方选】

1. 治阴血不足，冲任失养，月经过少：桃仁 6 g，墨鱼 15 g，生姜、葱、食盐适量。墨鱼用水发泡，去骨、皮，洗净备用。桃仁去皮洗净。鱼与桃仁置于锅内，加生姜、葱，食盐、水适量。将锅置武火上烧沸，再改文火炖熬，至墨鱼熟透即可。可连续服用（《食物与食治》）。

2. 治中老年气血亏虚引起的习惯性便秘：芝麻、松子仁、胡桃仁、桃仁（去皮、尖，炒）、甜杏仁各 10 g，粳米 200 g。将五仁混合辗碎，入粳米共煮稀粥。食用时，加白糖适量，分顿食用（《经验方》）。

3. 治冷气心痛，发动无时，不能下食：桃仁 30 g，红米 50 g。将桃仁去皮尖，研，以水投取汁，以桃仁汁和米煮粥食之（《食医心鉴》）。

【成分】本品含苦杏仁甙、苦杏仁酶、尿苯素酶、乳糖酶、维生素 B_1、挥发油、脂肪油等。

【使用注意】孕妇忌服，便溏者慎用。

（四）常用药膳配方

常用活血药膳见表 8 - 33。

表 8－33　常用活血药膳表

药膳名	功效	适用体质
三七蒸鸡	散瘀止血定痛，益气养血和营	瘀血体质、瘀血体质＋血虚体质
益母草煮鸡蛋	活血调经，利水消肿，养血益气	瘀血体质、瘀血体质＋气郁体质（尤宜于妇女）
红花当归酒	活血祛瘀，温经通络	瘀血体质、瘀血体质＋阳虚体质
三七鸭子	滋肾养胃，补血活血	瘀血体质、气虚体质、血虚体质，以及三种体质间排列组合的混合体质
三七粥	补肾养血活血	瘀血体质、瘀血体质＋血虚体质
川芎鸡蛋	行气活血，祛风止痛	瘀血体质、气郁体质、瘀血体质＋气郁体质
桃花白芷酒	活血通络，润肤祛斑	瘀血体质
丹参烤里脊	活血祛瘀，安神除烦	瘀血体质、瘀血体质＋阳虚体质
桃仁粥	祛寒化瘀止痛	瘀血体质、瘀血体质＋阳虚体质
芎桃羊骨汤	活血祛瘀，祛风止痛	瘀血体质
益母草鸡	活血调经，利尿消肿	瘀血体质（尤宜于妇女）
益母草粥	活血调经	瘀血体质（尤宜于妇女）
红花牛肉汤	健脾活血	气虚体质＋瘀血体质
红花蒸鸽	补肾益气，活血祛瘀	气虚体质＋瘀血体质
红花粥	活血祛瘀，调经止痛	血虚体质、瘀血体质、血虚体质＋瘀血体质
牛膝海蜇汤	补肝益肾，活血祛瘀	气虚体质、瘀血体质、气虚体质＋瘀血体质
牛膝丹参酒	补肝益肾，化瘀通络	气虚体质、瘀血体质、气虚体质＋瘀血体质
牛膝酒	通经活血，强筋健骨	瘀血体质
玫瑰露酒	和血散瘀，理气解郁	瘀血体质、气郁体质、瘀血体质＋气郁体质
坤草童鸡	活血化瘀，调经止痛	瘀血体质、瘀血体质＋血虚体质、瘀血体质＋气虚体质、瘀血体质＋血虚体质＋气虚体质（尤宜于妇女，男子瘀血者亦可用）
牛筋祛瘀汤	补血活血，强筋通络	血虚体质、瘀血体质、血虚体质＋瘀血体质
丹参猪骨汤	活血祛瘀，调经止痛	瘀血体质
丹参酒	活血祛瘀	瘀血体质
牛膝蹄筋	补肝益肾，强筋健骨，通利关节	气虚体质、瘀血体质、气虚体质＋瘀血体质
牛膝复方酒	活血通络，补肾壮骨	瘀血体质、瘀血体质＋气虚体质
牛筋祛瘀汤	活血化瘀通脉	瘀血体质

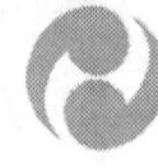

各药膳的详细资料，在书友卡网址的相应栏目内，现以三七蒸鸡所得资料为参考：

三七蒸鸡（《延年益寿妙方》）

【组成】母鸡1只（约1500 g），三七20 g，姜、葱、料酒、盐各适量。

【制法与用法】将母鸡宰杀退去毛，剁去头、爪，剖腹去肠杂，冲洗干净；三七一半上笼蒸软，切成薄片；一半磨粉。姜切片，葱切成大段。将鸡剁成长方形小块装盆，放入三七片，葱、姜摆于鸡块上，加适量料酒、盐、清水，上笼蒸2小时左右，出笼后拣去葱姜，调入味精，拌入三七粉即成。吃肉喝汤，佐餐随量食用。

【功效与应用】散瘀止血定痛，益气养血和营。主治产后、经期、跌打、胸痹、出血等一切瘀血之证。

【适用体质】瘀血体质、瘀血体质+血虚体质。

【方解】方中三七甘苦而温，功能"和营止血，通脉行瘀，行瘀血而敛新血"（《玉楸药解》），为治疗瘀血出血之要药。鸡肉甘温，入脾、胃经，可温中益气、补精填髓，主治虚劳瘦弱诸证。两者配伍，一通一补，作用平和，善于理血补虚，无峻攻蛮补之弊，凡瘀血、出血、血虚诸血分之证均可酌情选用。临床多用于胸痹心痛、跌打损伤、崩漏带下、遗精泄泻、消渴、咯血等病症，兼能益气养血、和营养颜；血虚面色萎黄，年老久病体弱者也可作为强壮之品。

【使用注意】孕妇忌服。

【附方】三七酒（《中国中医独特疗法大全》）：由三七、海桐皮、薏苡仁、生地、牛膝、川芎、羌活、地骨皮、五加皮各15 g，白酒2500 g组成。将上药研细末，入白酒中浸渍，密封。夏日浸7日，冬日浸10日，过滤即成。每日2次，每次饮服15 ml。功能活血止痛，祛瘀通络。适用于跌打损伤、瘀血肿痛、关节痹痛等。

（六）中成药参考

常用活血中成药见表8－34。

表8－34　常用活血中成药表

名称	功效	适用体质
当归（丸、膏、冲剂）	补血活血，调经止痛	瘀血体质、血虚体质、瘀血体质+血虚体质
三七片（胶囊）	散瘀止血，消肿定痛	瘀血体质

（续表）

名称	功效	适用体质
舒胸片	活血化瘀止痛	瘀血体质
复春片	活血化瘀，通经活络	瘀血体质
九气拈痛丸	理气，活血，止痛	气郁体质、瘀血体质、气郁体质＋瘀血体质
少腹逐瘀丸	活血化瘀，温经止痛	瘀血体质、气郁体质、瘀血体质＋气郁体质、瘀血体质＋阳虚体质、瘀血体质＋气郁体质＋阳虚体质
血府逐瘀口服液（丸、胶囊）	活血祛瘀，行气止痛	瘀血体质、气郁体质、瘀血体质＋气郁体质
丹七片	活血化瘀	瘀血体质常见疼痛者
舒筋活血片	舒筋活络，活血散瘀	瘀血体质常见疼痛者
平肝舒络丸	平肝疏络，活血祛风	气郁体质、瘀血体质、气郁体质＋瘀血体质
柴胡舒肝丸	疏肝理气，消胀止痛	气郁体质、气郁体质＋瘀血体质
越鞠丸	理气解郁，宽中除满	气郁体质、气郁体质＋痰湿体质、气郁体质＋瘀血体质、气郁体质＋痰湿体质＋瘀血体质
元胡止痛片（胶囊、颗粒）	理气活血，散寒止痛	气郁体质、瘀血体质、气郁体质＋瘀血体质（常见疼痛者）
沉香舒气丸	舒气化郁，和胃止痛	气郁体质，气郁体质＋瘀血体质（常见胁部、胃部证候者）
醋制香附丸	调气活血，逐瘀生新	瘀血体质、气郁体质、血虚体质，以及三种体质排列组合的混合体质
开胸顺气丸	消积化滞，行气止痛	气郁体质、气郁体质＋瘀血体质
月月舒冲剂	温经化瘀，理气止痛	妇女瘀血体质、气郁体质、瘀血体质＋气郁体质
妇女痛经丸	活血，调经，止痛	妇女瘀血体质、气郁体质、瘀血体质＋气郁体质
益母草冲剂	活血调经	妇女瘀血体质常见月经证候者
妇科得生丸	解郁和肝，化瘀调经	妇女瘀血体质、气郁体质、瘀血体质＋气郁体质
复方益母草膏	调经活血，散瘀止痛	妇女瘀血体质
益母草膏	调经活血，散瘀止痛	妇女瘀血体质

（续表）

名称	功效	适用体质
田七痛经散	通调气血，止痛调经	妇女瘀血体质、气郁体质、瘀血体质 + 气郁体质
济坤丸	调经养血，和胃安市	妇女瘀血体质、气郁体质、血虚体质，以及三种体质排列组合的混合体质
得生丸	行气化瘀，调经止痛	妇女瘀血体质、气郁体质、瘀血体质 + 气郁体质
活血调经丸	活血理气，行瘀调经	妇女瘀血体质、气郁体质、瘀血体质 + 气郁体质
益母丸	养血调经，化瘀新生	妇女瘀血体质、气郁体质、瘀血体质 + 气郁体质
女宝胶囊	温宫调经，逐瘀新生	妇女瘀血体质、阳虚体质、瘀血体质 + 阳虚体质

1. 若为处方药，请在医师指导下服用。2. 若治病，用量按说明书；若仅用于体质调理，用量酌减。

各药的详细资料，在书友卡网址的相应栏目内，现以三七片（胶囊）所得资料为参考：

三七片（胶囊）

【剂型】片剂；胶囊剂。

【药物组成】三七。

【规格】片剂：每片 0.5 g；胶囊剂：每粒 0.3 g。

【功效】散瘀止血，消肿定痛。

【主治】用于咯血，吐血，崩漏，外伤出血，胸腹刺痛，跌仆肿痛等属瘀血所致者。

【临床应用】本品可缩短出、凝血时间；促进骨髓心肌耗氧量和提高氧利用率、防止动脉粥样硬化、抗心低血压、抗休克、增加冠脉血流量。用于冠心病、心律失血小板减少性紫癜、高脂血症、脑梗死、急性坏死性小肠扩张、肺结核或肺脓肿咯血、尿血等见上述证候者。

【适用体质】瘀血体质。

【用法用量】①疾病治疗：口服。片剂：2～6 片，一日 3 次；胶囊剂：6～8 粒，一日 2 次。或遵医嘱。②体质调理：酌减用量或服药次数。

【注意事项】①孕妇忌服；②据报道有口服三七片引起皮肤过敏，眼球结膜出血者。

【处方来源】《卫生部药品标准·中药成方制剂》。

（七）常用穴位介绍

常用活血功用穴位见表8－35。

表8－35 常用活血功用穴位表

穴位	功效	适用体质
血海	理血调经止痛，祛风止痒	瘀血体质、湿热体质、瘀血体质＋湿热体质
膈俞	和血理血，宽中和胃	瘀血体质、血虚体质、瘀血体质＋血虚体质
委中	凉血泄热，舒筋活络	瘀血体质
肓门	活血散瘀，行滞通经	瘀血体质、气郁体质、瘀血体质＋气郁体质
水泉	活血调经，疏利下焦	瘀血体质（较宜于妇女，男子亦可用）
中注	活血调经，通便理肠	瘀血体质
肓俞	活血，调冲脉，理下焦	瘀血体质、气郁体质、瘀血体质＋气郁体质
五枢	活血，调经	瘀血体质
冲门	理气调血	气郁体质、瘀血体质、气郁体质＋瘀血体质
阴廉	活血调经，理下焦	瘀血体质、气郁体质、瘀血体质＋气郁体质（妇女多用）
胸乡	行气，宽胸，利膈	气郁体质、瘀血体质、气郁体质＋瘀血体质
周荣	宽胸利气	气郁体质、瘀血体质、气郁体质＋瘀血体质
天池	理气除烦，散瘀通乳	气郁体质、瘀血体质、气郁体质＋瘀血体质
归来	温经活血，祛寒，益气固脱	瘀血体质、阳虚体质、气虚体质，以及三种体质间排列组合的混合体质（尤宜于妇女）
外陵	活血通经止痛，调理胃肠	妇女瘀血体质见月经不调者
章门	理气活血，疏肝健脾	气郁体质、瘀血体质、气郁体质＋瘀血体质
膻中	宽胸理气，降气通络	气郁体质、瘀血体质、气郁体质＋瘀血体质

各穴位的详细资料，在书友卡网址的相应栏目内，现以膈俞穴所得资料为参考：

膈俞

【穴性】和血理血，宽中和胃。

【定位】在背部，当第七胸椎下，旁开1.5寸。

【归经】足太阳膀胱经穴。

【主治】呕吐、呃逆、饮食不下、血虚、吐血、衄血，以及一切血证。

【适用体质】瘀血体质、血虚体质、瘀血体质＋血虚体质。

【操作】推拿按摩；亦可灸。

【按语】膈俞位于背部，邻近膈膜，其穴属血之会穴，故可通治血症。

八、如何调理痰湿质

痰湿体质的朋友可在下列运动锻炼、食物、食用药物、药膳、中成药、经络调理等栏目中据自身具体情况及方便选择应用，数种方法同时或交替应用则效果更佳。

（一）调理要点

1. 痰湿质之人对梅雨季节及潮湿环境适应能力较差，内湿之人亦易感外湿。因此在湿冷的气候条件下，要减少户外活动，避免受寒雨淋，保持居室及工作环境的干燥。痰湿均为阴邪，其性又重浊、黏滞，易阻滞气机，遏阻阳气，使不得流通。故平时应多进行户外活动，以舒展阳气，通达气机。衣着应能透湿散气，经常晒太阳，以太阳之阳令寒湿温而化之。

2. 阳虚、气虚与气郁质者易生痰湿，痰湿质者若有这些兼夹，在祛痰化湿同时可分别配以补阳、补气与行气之品，以使痰湿易化。

3. 痰湿质之人形体多偏胖，在饮食上，既要科学合理摄取饮食，又要充分注意饮食禁忌。一般而言，饮食宜清淡，少用甜腻，因甜腻油脂食物，易于生痰助湿。药物方面少用养阴之品（详见阴虚质的常用食物、药物、药膳与中成药表），以免助湿生痰。

4. 湿性黏滞，痰湿质者多是慢性子，性格多稳重温和，做事不易紧张，其心理耐受性亦较好。唯弛张须有度，一味的稳重慢节奏亦非中和，因此，适当增加社会活动，培养广泛的兴趣爱好，增加一些竞赛或竞争性的娱乐、运动，将有助于性格的完善。适当运动可以舒畅气机而调畅情志，使精神易于振奋昂扬。

（二）运动锻炼

1. 适合方法

痰湿质者，形体多肥胖，运动则气机调畅，有利于津液的运行与代谢，改善体质增进健康。一般宜选择强度中等的运动；若选择运动强度比较小的运动项目进行锻炼，则每天运动时间应该适当延长，在保证有足够的运动量

时，减肥效果才能出来。如登山、慢跑、自行车、乒乓球、羽毛球、网球、武术、游泳、健身舞蹈等都可选择。对于体重超重，陆地运动能力极差的人，游泳是较好的选择。

2. 注意事项

（1）痰湿质者体形多肥胖，易得高血脂、高血压、冠心病、痛风等病，这些病多与物质代谢有关，为加强体内物质代谢，应当做较长时间的有氧运动。几乎所有中小强度较长时间的全身运动都属于有氧运动。

（2）运动时间若在春夏则不拘，若在秋冬则应在上午9：00～11：00或在下午2：00～4：00阳气较盛的时候，此时运动环境温暖宜人，易于散湿。

（3）痰湿质者身重易倦，故应根据自己的具体情况量力而行。尤其是体重较大者，则须注意运动强度、运动量与运动节奏的关系，应循序渐进，以策安全。

（三）常用食物

痰湿质者当以化痰祛湿为主，常用化痰祛湿食物见表8－36。

表8－36　常用化痰祛湿食物表

分类	食品	功效	适用体质
粮食类	大麦	健脾和胃，宽肠，利水	痰湿体质、湿热体质、痰湿体质＋湿热体质
	荞麦	健脾消积，下气宽肠，解毒敛疮	痰湿体质、湿热体质、痰湿体质＋湿热体质
	高粱	健脾止泻，化痰安神	痰湿体质、气虚体质、痰湿体质＋气虚体质
	玉蜀黍	调中开胃，利尿消肿	痰湿体质
	薏苡仁	利湿健脾，舒筋除痹，清热排脓	痰湿体质、湿热体质、痰湿体质＋湿热体质
	黄大豆	宽中导滞，健脾利水，解毒消肿	痰湿体质、气虚体质、痰湿体质＋气虚体质
	黑大豆	活血利水，祛风解毒，健脾益肾	痰湿体质、气虚体质、痰湿体质＋气虚体质
	赤小豆	利水消肿退黄，清热解毒消痈	痰湿体质、湿热体质、痰湿体质＋湿热体质
	蚕豆	健脾利水，解毒消肿	痰湿体质

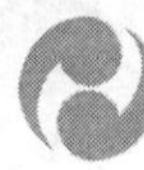

（续表）

分类	食品	功效	适用体质
蔬菜类	冬瓜	利尿，清热，化痰，生津，解毒	阳盛体质、湿热体质、痰湿体质，以及三种体质间排列组合的混合体质
	洋葱	健胃理气，解毒杀虫，降血脂	气郁体质、痰湿体质、气郁体质＋痰湿体质
	丝瓜	清热化痰，凉血解毒	痰湿体质、湿热体质、阳盛体质，以及三种体质间排列组合的混合体质
	壶卢	利水，消肿，通淋，散结	痰湿体质
	莱菔	消食，下气，化痰，止血，解渴，利尿	痰湿体质
	胡萝卜	健脾和中，滋肝明目，化痰止咳，清热解毒	痰湿体质、气虚体质、痰湿体质＋气虚体质
	芥菜	利肺豁痰，消肿散结	痰湿体质
	椿叶	祛暑化湿，解毒，杀虫	痰湿体质
	毛笋	化痰，消胀，透疹	痰湿体质、阳盛体质、痰湿体质＋阳盛体质
	蕨	清热利湿，降气化痰，止血	痰湿体质、湿热体质、痰湿体质＋湿热体质
食用菌类	香菇	扶正补虚，健脾开胃，祛风透疹，化痰理气，解毒，抗癌	痰湿体质、气虚体质、痰湿体质＋气虚体质
果品类	橘	开胃理气，生津润肺。橘饼：止嗽，止痢，疏肝解郁	气郁体质、痰湿体质、气郁体质＋痰湿体质
	枇杷	生津止渴，化痰止咳，降逆止呕	阳盛体质、阳盛体质＋痰湿体质
	樱桃	益肾，健脾，祛湿	气虚体质、痰湿体质、气虚体质＋痰湿体质
	橄榄	清热解毒，利咽化痰，生津止渴，健胃消食，除烦醒酒	阳盛体质、痰湿体质、阳盛体质＋痰湿体质
	柚	消食，化痰，醒酒	痰湿体质
	白果	敛肺定喘，止带缩尿	痰湿体质
	莲子	补脾止泻，益肾固精，养心安神	痰湿体质、气虚体质、痰湿体质＋气虚体质
	芡实	固肾涩精，补脾止泻	痰湿体质、气虚体质、痰湿体质＋气虚体质

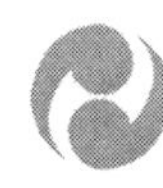

（续表）

分类	食品	功效	适用体质
水产类	海蜇	清热平肝，化痰消积，润肠	痰湿体质 + 阳盛体质、痰湿体质 + 阴虚体质
	牡蛎肉	养血安神，软坚消肿	痰湿体质、血虚体质、痰湿体质 + 血虚体质
	文蛤肉	润燥止渴，软坚消肿	痰湿体质、阴虚体质、痰湿体质 + 阴虚体质
	泥鳅	补益脾肾，利水，解毒	痰湿体质、气虚体质、痰湿体质 + 气虚体质
	鳢鱼	补脾益胃，利水消肿	痰湿体质、气虚体质、痰湿体质 + 气虚体质
	鲫鱼	健脾和胃，利水消肿，通血脉	痰湿体质、瘀血体质、痰湿体质 + 瘀血体质
	鲤鱼	健脾和胃，利水下气，通乳，安胎	痰湿体质
	海带	消痰软坚，利水退肿	痰湿体质、阳盛体质、痰湿体质 + 阳盛体质
	紫菜	化痰软坚，利咽，止咳，养心除烦，利水除湿	痰湿体质、阳盛体质、痰湿体质 + 阳盛体质

各食物的详细资料，在书友卡网址的相应栏目内，现以柚所得资料为参考：

柚（《本草经集注》）

【异名】雷柚、柚子、胡柑等。

【基原】为芸香科植物柚 Citrus grandis （L.） Osbeck ［C. maxima（Bunm.） Merr.］的果实。

【性味归经】甘、酸，寒。

【功效】消食，化痰，醒酒。

【主治】饮食停滞，消化不良，酒醉。

【适用体质】痰湿体质。

【用法用量】鲜食，适量。

【药膳方选】

1. 治饮食停滞，酒醉：柚1个，将柚皮洗净削去外表层，切成条状，用白糖腌浸1周，每次食15 g，每天2～3次，连用1～3天（《食品的营养

与食疗》)。

2. 治口臭、呃逆上气、上腹不适：取柚子剥皮去核绞汁，每天饮服 50 ml，连饮数天（《食品的营养与食疗》）。

3. 治痰气咳嗽：把柚去核切块，砂瓶内浸酒，封固一夜，煮烂，蜜拌匀，时时含咽（《本草纲目》）。

【成分】含有丰富的糖类，并含柚皮苷、挥发油、微量元素、维生素等，其中以维生素 C 的含量最多。

（四）常用食用药物

常用食用化痰祛湿药物见表 8－37。

表 8－37　常用食用化痰祛湿药物表

药物	功效	适用体质
川贝母	化痰止咳，清热散结	阳盛体质＋痰湿体质
半夏	燥湿化痰，降逆止呕，消痞散结	痰湿体质
桔梗	开宣肺气，祛痰，排脓	痰湿体质常见呼吸系统症状者
泽泻	利水渗湿，泄热	痰湿体质、湿热体质、痰湿体质＋湿热体质
瓜蒌	瓜蒌皮清肺化痰，利气宽胸；瓜蒌仁润肺化痰，滑肠通便；全瓜蒌兼具以上功效	阳盛体质＋痰湿体质
白豆蔻	化湿，行气，温中，止呕	痰湿体质、气郁体质、痰湿体质＋气郁体质
砂仁	化湿，行气，温中，安胎	痰湿体质、气郁体质、痰湿体质＋气郁体质
草豆蔻	燥湿，温中，行气	痰湿体质、气郁体质、痰湿体质＋气郁体质
苍术	燥湿健脾，祛风除湿	痰湿体质
草果	燥湿，温中，截疟	痰湿体质＋阳虚体质
槟榔	杀虫，破积，下气，行水	痰湿体质、气郁体质、痰湿体质＋气郁体质
佛手	舒肝，理气，和中，化痰	痰湿体质、气郁体质、痰湿体质＋气郁体质
莱菔子	消食化积，降气化痰	痰湿体质
木瓜	舒筋活络，化湿和胃	痰湿体质

（续表）

药物	功效	适用体质
陈皮（橘皮）	理气，调中，燥湿，化痰	痰湿体质、气郁体质、痰湿体质+气郁体质
藿香	祛暑解表，化湿和胃	痰湿体质
佩兰	解暑化湿，辟秽和中	痰湿体质
茯苓	利水渗湿，健脾和胃，宁心安神	痰湿体质、气虚体质、湿热体质，以及三种体质间排列组合的混合体质
生姜	散寒解表，降逆止呕，化痰止咳	痰湿体质、阳虚体质、痰湿体质+阳虚体质

各药的详细资料，在书友卡网址的相应栏目内，现以藿香所得资料为参考：

藿香（《名医别录》）

【异名】排香草、野藿香、土藿香、苏藿香、杜藿香。

【基原】为唇形科植物藿香 Agastache rugosa（Fisch. et Mey.）O. Ktze 的地上部分。

【性味归经】辛，微温。入脾、胃、肺经。

【功效】祛暑解表，化湿和胃。

【主治】夏令感冒、寒热头痛、胸脘痞闷、呕吐泄泻、妊娠呕吐、鼻渊、手足癣等。

【适用体质】痰湿体质。

【用法用量】内服：煎汤，6 g~10 g；或入丸、散。

【药膳方选】

1. 治暑天外感而见恶寒发热，恶心呕吐，不思饮食者：鲜藿香、粳米各 30 g，先煮粳米粥，临熟，入鲜藿香，搅匀，煮出香味，空腹食用（《中国药膳大辞典》藿香粥）。

2. 治夏季头晕，恶心：茶叶 6 g，藿香、佩兰各 9 g。冲泡，代茶饮（《中国药膳大辞典》藿佩茶）。

3. 治脾胃不健，食后腹胀等：①鲜嫩藿香叶、黄鳝各适量。先将黄鳝做成菜肴，再将藿香叶洗净、切碎，放入黄鳝菜肴中调匀。佐餐食用（《中国药膳大辞典》藿香黄鳝）。②鲜嫩藿香叶、嫩胡豆各适量。将胡豆炒好，

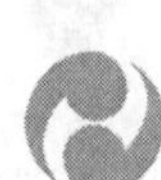

放入洗净、切碎的藿香叶，拌匀。佐餐食用（《中国药膳学》藿香炒嫩豆）。

【成分】含挥发油、甲基胡椒酚、茴香醚、茴香醛、柠檬烯、刺槐素、藿香甙、藿香精、齐墩果酸、胡萝卜甙等。

【使用注意】不宜久煎。阴虚火旺者禁服。

（五）常用药膳配方

常用化痰祛湿药膳见表8－38。

表8－38　常用化痰祛湿药膳表

药膳名	功效	适用体质
薏苡仁粥	健脾补中，渗湿消肿	痰湿体质、气虚体质、湿热体质，以及三种体质间排列组合的混合体质
冬瓜粥	利尿消肿，清热止渴	痰湿体质、湿热体质、湿热体质＋痰湿体质
车前叶粥	清热利尿，通淋泄浊	湿热体质、湿热体质＋痰湿体质
赤小豆鲤鱼汤	利水消肿	湿热体质、湿热体质＋痰湿体质
丝瓜花鲫鱼汤	健脾渗湿，利尿消肿	痰湿体质、气虚体质、湿热体质，以及三种体质间排列组合的混合体质
陈皮油烫鸡	温中益气，燥湿健脾	痰湿体质、痰湿体质＋阳虚体质
陈皮鸭	理气健脾，燥湿化痰	气郁体质、痰湿体质、气郁体质＋痰湿体质
陈皮牛肉汤	健脾温胃，燥湿化痰	痰湿体质、气虚体质、阳虚体质，以及三种体质间排列组合的混合体质
川贝酿梨	养阴润肺，止咳化痰	阴虚体质＋痰湿体质
川贝炖猪肺	补肺化痰	阴虚体质＋痰湿体质、阳盛体质＋痰湿体质
橘红糕	燥湿化痰，理气健脾	痰湿体质
姜橘饮	理气健中，除满消胀	气郁体质、痰湿体质、气郁体质＋痰湿体质
良姜鸡肉炒饭	温胃散寒除湿，行气止痛降逆	气郁体质、痰湿体质、气郁体质＋痰湿体质、气郁体质＋痰湿体质＋阳虚体质
五香酒料	醒脾健胃，散寒止痛，芳香化湿，发表散邪	气郁体质、痰湿体质、气郁体质＋痰湿体质、气郁体质＋痰湿体质＋阳虚体质
瓜蒌饼	清肺祛痰	痰湿体质＋阳盛体质
薯蓣半夏粥	健脾益胃，燥湿化痰，降逆止呕	痰湿体质、痰湿体质＋气虚体质、气郁体质＋痰湿体质＋气虚体质
罗汉果鲤鱼汤	清热化痰，利水消肿	阳盛体质＋痰湿体质
海带鸭肉	清热祛痰，降压通便	阳盛体质＋痰湿体质、阳盛体质
白果乌鸡汤	补气健脾，利湿化痰	气虚体质、痰湿体质、气虚体质＋痰湿体质

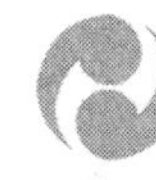

（续表）

药膳名	功效	适用体质
荸荠糕	清热化痰，健脾生津	阳盛体质、阳盛体质＋痰湿体质
荸荠鸡丁	健脾益胃，消积化痰	气虚体质、痰湿体质、气虚体质＋痰湿体质
苍术酒	燥湿健脾，祛风除湿	痰湿体质
竹茹芦根茶	清热益胃，降逆止呃	阳盛体质＋痰湿体质、痰湿体质＋气郁体质、气郁体质＋痰湿体质＋阳盛体质
橘朴茶	理气开郁，化痰散结	气郁体质、痰湿体质、气郁体质＋痰湿体质
柚子炖鸡	健脾消食，化痰止咳	痰湿体质
半夏山药粥	燥湿化痰，降胃止咳	痰湿体质、痰湿体质＋气虚体质
白术鲤鱼	健脾利水	气虚体质、痰湿体质、气虚体质＋痰湿体质
益脾饼	温中健脾，消食化滞	气虚体质、痰湿体质、气虚体质＋痰湿体质
白术南瓜粥	健脾除湿	气虚体质、痰湿体质、气虚体质＋痰湿体质
石菖蒲拌猪心	化浊开窍，宁心安神	痰湿体质
扁豆鸡	健脾补肾，温中益气	气虚体质、痰湿体质、气虚体质＋痰湿体质
昆布海藻煮黄豆	清热化痰，软坚散结	痰湿体质＋阳盛体质
川贝秋梨膏	润肺养阴，止咳化痰	痰湿体质＋阴虚体质、阴虚体质
藿香鲫鱼	健脾除湿	痰湿体质
藿香陈皮苡仁汤	健脾燥湿，行气消食	痰湿体质、气郁体质、痰湿体质＋气郁体质
藿叶粥	解暑利湿	痰湿体质
砂仁猪肚	健脾化湿，行气温中	痰湿体质、气郁体质、痰湿体质＋气郁体质
砂仁鲫鱼	补脾健胃，行气利水	痰湿体质、气郁体质、痰湿体质＋气郁体质
砂仁粥	健脾养胃，行气和中	痰湿体质、气郁体质、痰湿体质＋气郁体质
荠菜鲤鱼汤	健脾利水	痰湿体质、湿热体质、痰湿体质＋湿热体质
荠菜赤豆粥	健脾利水	痰湿体质、湿热体质、痰湿体质＋湿热体质
泽泻茯苓鸡	补健养胃，利水消肿	痰湿体质
泽泻粥	利水泄热	痰湿体质、湿热体质、痰湿体质＋湿热体质
赤豆补脾粥	补脾养胃祛湿	痰湿体质、湿热体质、痰湿体质＋湿热体质
苡仁豇豆	健脾补肾，利尿消肿	气虚体质、痰湿体质、气虚体质＋痰湿体质
苡仁抄手	健脾利湿	痰湿体质、湿热体质、痰湿体质＋湿热体质
茯苓乌鱼汤	补脾养胃，利水消肿	痰湿体质、湿热体质、痰湿体质＋湿热体质
茯苓包子	补脾养胃	痰湿体质、湿热体质、痰湿体质＋湿热体质
茯苓粥	补脾利湿，宁心安神	痰湿体质、湿热体质、痰湿体质＋湿热体质

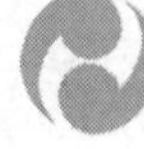

各食物的详细资料，在书友卡网址的相应栏目内，现以柚子炖鸡所得资料为参考：

柚子炖鸡（《本草纲目》）

【组成】新鲜柚子1个，新鲜鸡肉500 g，姜片、葱白、百合、味精、盐等适量。

【制法与用法】将柚剥皮、去筋皮、除核，取肉500 g，将鸡肉洗净切块，焯去血水。再将柚肉、鸡肉同放入炖盅内，置姜片、葱白、百合于鸡肉周围，调好盐、味精，加开水适量，炖盅加盖，置于大锅中，用文火炖4小时，取出可食之。1周2次，连食服3周。

【功效与应用】健脾消食，化痰止咳。适应肺部疾病的痰多咳嗽，气郁胸闷，脘腹胀痛，食积停滞等。

【方解】方中柚子是芸香科植物的成熟果实。柚子肉味甘带酸、性凉，归肺、胃经，能生津止渴、开胃下气、止咳化痰。鸡肉味甘性温，归脾、胃经，能温中补脾、益气养血、补肾益精，配以柚子入肺，使膳方能健脾胃而理肺气，达到气顺痰除，脾健痰化的目的。

【适用体质】痰湿体质。

【使用注意】消化不良者，以饮汤为宜。

（六）中成药参考

常用化痰祛湿中成药见表8－39。

表8－39　常用化痰祛湿中成药表

名称	功效	适用体质
保济丸	解表，祛湿，和中	痰湿体质常见消化系统证候者
藿香正气水（丸、颗粒、胶囊、口服液）	解表祛暑，化湿和中	痰湿体质常见消化系统证候者
六合定中丸	祛暑除湿，和中消食	痰湿体质常见消化系统证候者
二陈丸	燥湿化痰，理气和胃	痰湿体质
半夏曲	燥湿化痰，降逆止呕，消痞散结	痰湿体质
半夏天麻丸	健脾除湿，化痰熄风	痰湿体质
半贝丸	化痰止咳，开郁散结	痰湿体质常见呼吸系统证候者
复方半夏片	温肺散寒，化痰止咳	痰湿体质常见呼吸系统证候者

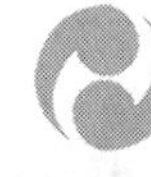

（续表）

名称	功效	适用体质
蛇胆陈皮片（散、胶囊、口服液）	顺气化痰，祛风健胃	痰湿体质常见呼吸系统证候者
橘红痰咳颗粒	理气祛痰，润肺止咳	痰湿体质常见呼吸系统证候者
橘红丸（片、冲剂、口服液）	理肺，化痰，止咳	痰湿体质常见呼吸系统证候者
金嗓利咽丸	燥湿化痰，疏肝理气，利咽开音	痰湿体质常见呼吸系统证候者
苏子降气丸	降气化痰，温肾纳气	痰湿体质常见呼吸系统证候者
清气化痰丸	清肺化痰	痰湿体质＋阳盛体质常见呼吸系统证候者
清肺抑火丸	清肺止咳，化痰通便	痰湿体质＋阳盛体质常见呼吸系统证候者
蛇胆川贝胶囊（液）	清肺，止咳，化痰	痰湿体质＋阳盛体质常见呼吸系统证候者
三蛇胆陈皮末	清热祛风，化痰止咳	痰湿体质＋阳盛体质常见呼吸系统证候者
藿香祛暑水	解表祛暑，化湿和中	痰湿体质
四正丸	解表祛暑，化湿止泻	痰湿体质
香砂平胃丸	燥湿健脾，理气和胃气	气郁体质、痰湿体质、气郁体质＋痰湿体质（常见胁部、胃部证候者）
痰饮丸	温补脾肾，助阳化饮，止咳平喘	阳虚体质＋痰湿体质常见呼吸系统证候者
木香顺气丸	行气化湿，健脾和胃	气郁体质＋痰湿体质常见消化系统证候者
白蔻调中丸	散寒祛湿，行气消食	气郁体质＋痰湿体质常见消化系统证候者
和中理脾丸	理气健脾，和胃消食	气郁体质＋痰湿体质常见消化系统证候者
香砂养胃丸	温中和胃，理气燥湿	气郁体质、痰湿体质、气郁体质＋痰湿体质（常见胁部、胃部证候者）
越鞠丸	理气解郁，宽中除满	气郁体质、气郁体质＋痰湿体质、气郁体质＋瘀血体质、气郁体质＋痰湿体质＋瘀血体质

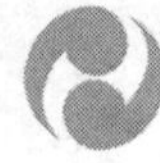

（续表）

名称	功效	适用体质
越鞠二陈丸	健脾消食，化痰顺气	气郁体质、痰湿体质、气郁体质＋痰湿体质
越鞠保和丸	理气解郁，开胃消食	气郁体质、气郁体质＋痰湿体质、气郁体质＋瘀血体质、气郁体质＋痰湿体质＋瘀血体质
舒泰丸	疏肝理气，消食化湿	气郁体质、痰湿体质、气郁体质＋痰湿体质、
香砂枳术丸	健脾和胃，理气消痞	气郁体质、痰湿体质、气郁体质＋痰湿体质（常见胁部、胃部证候者）

1. 若为处方药，请在医师指导下服用。2. 若治病，用量按说明书；若仅用于体质调理，用量酌减。

各药的详细资料，在书友卡网址的相应栏目内，现以二陈丸所得资料为参考：

二陈丸

【剂型】水丸；浓缩丸。

【药物组成】陈皮、半夏、茯苓、生姜、甘草。

【规格】水丸：每50粒重3 g；浓缩丸：每8丸相当于原生药3 g。

【功效】燥湿化痰，理气和胃。

【主治】用于痰湿停滞所致的咳嗽痰多，胸脘胀闷，恶心呕吐。

【方义解释】方中半夏辛温而燥，燥湿化痰，降逆和胃，为君药。陈皮理气和中，燥湿化痰，使气顺而痰消，为臣药。茯苓健脾渗湿，使痰无由生；生姜降逆止呕，温中散寒，既可制半夏之毒，又能助半夏、陈皮行气消痰，和胃止呕；共为佐药。甘草调和诸药，兼止咳和中，为佐使药。诸药合用，燥湿理气治已生之痰，健脾祛之生痰之源，标本兼顾，散中有收，共奏燥湿化痰，理气和胃之功。

【临床应用】用于脾虚痰湿阻滞引起的痰饮、痞病诸证。慢性气管炎、肺气肿、咳嗽痰多，伴有食欲不振等胃肠症状者，慢性胃肠炎兼有咳嗽痰多呕吐者，均可选用本药。

【适用体质】痰湿体质。

【用法用量】①疾病治疗：口服。水丸：一次6 g～9 g，一日3次；浓缩丸：一次12～16丸，一日3次。②体质调理：酌减用量或服药次数。

【注意事项】阴虚、燥热之咳嗽痰少，痰黏不易咳出者，不宜服用。

【处方来源】《中华人民共和国药典》(2000年版·一部)。

(七) 常用穴位介绍

常用化痰祛湿功用穴位见表8-40。

表8-40　常用化痰祛湿功用穴位表

穴位	功效	适用体质
丰隆	祛痰平喘，通便镇静	痰湿体质
天鼎	祛痰利咽，理气开瘀	痰湿体质
天井	清热化痰，疏经利节	痰湿体质、阳盛体质、痰湿体质+阳盛体质
上脘	利膈化痰，和中降逆	痰湿体质
鸠尾	清热化痰，和中降逆	痰湿体质、阳盛体质、痰湿体质+阳盛体质
华盖	清肺化痰，宽胸理气	痰湿体质、阳盛体质、气郁体质，以及三种体质间排列组合的混合体质
偏历	利水渗湿，清热宣肺	痰湿体质、阳盛体质、湿热体质，以及三种体质间排列组合的混合体质
水分	分利水湿，和中理气	痰湿体质、气郁体质、痰湿体质+气郁体质
陷谷	健脾利湿，疏通经络	痰湿体质、气郁体质、痰湿体质+气郁体质
漏谷	利水渗湿，健脾	痰湿体质、湿热体质、痰湿体质+湿热体质
阴陵泉	利水渗湿，健脾，通利三焦	痰湿体质
三焦俞	利水化湿，通调三焦	痰湿体质、湿热体质、痰湿体质+湿热体质
关门	理气，健脾胃，通利水道	气郁体质、气郁体质+痰湿体质（常见消化系统证候者）

各穴位的详细资料，在书友卡网址的相应栏目内，现以丰隆穴所得资料为参考：

丰隆

【穴性】祛痰平喘，通便镇静。

【定位】在小腿前外侧，当外踝尖上8寸，距离胫骨前缘二横指。

【归经】足阳明胃经穴。

【主治】痰多、咳嗽、哮喘、咽痛、便秘、癫狂痫、下肢痿痹。

【适用体质】痰湿体质。

【操作】推拿按摩；可灸。

【现代研究】针刺丰隆配曲池，对原发性高血压有明显疗效，针刺丰隆，对高脂血症患者有疗效。

恣饮无度，必助阳热、生痰湿，酿成湿热。嗜烟好酒，可以积热生湿，是导致湿热质的重要成因，必须力戒烟酒。

【按语】本穴为足阳明胃经穴，又为络穴，别走太阴，能够沟通脾胃二经；故凡是痰生于脾，而聚于胃，贮于肺所引起的疾患，刺激胃之络，能够清胃热，涤痰浊，使气行津布，中土得运，痰湿自化，所以能祛痰平喘，通便镇静，是祛痰湿最常用的穴位。

九、如何调理湿热质

湿热体质的朋友可在下列运动锻炼、食物、食用药物、药膳、中成药、经络调理等栏目中据自身具体情况及方便选择应用，数种方法同时或交替应用则效果更佳。

（一）调理要点

1. 湿热质者对暑湿季节、梅雨季节及潮湿环境适应能力较差。因此在湿与热交杂的气候条件下，要减少户外活动，避免感暑受湿，保持居室干燥。该质以湿与热并盛为特征，湿性重浊，易阻滞气机，遏阻阳气，使气行不畅。故平时应多进行户外活动，以舒展阳气，通达气机，并发散阳热。衣着应能透湿散气。

2. 湿热质者宜食用清利化湿的食品，根据湿易渗于下之理，在清热化湿同时多佐以利水渗湿之品使湿有出路，同时，因湿中蕴热，根据“火郁发之”之理，又宜宣疏化湿以散热。

3. 湿热体质之人，忌刚燥温热（详见阳虚质的常用食物、药物、药膳与中成药表），亦忌甜腻柔润滋补（详见阴虚质的常用食物、药物、药膳与中成药表）。此外，烟草为辛热秽浊之物，易于助热加湿，久受烟毒可致肺胃不清，或肺胃气机不利而内生浊邪，见呕恶、咳嗽、吐痰等。酒为熟谷之液，性热而质湿，堪称湿热之最。

4. 湿热质者不要长期熬夜，因熬夜易致火郁，亦不宜过度疲劳。要保持二便通畅，使湿有去路，可防止湿热郁聚。注意个人卫生，预防皮肤病变。

5. 湿热质者由于有热与湿混合的特点，其精神情绪略显复杂。若热重于湿者，则火热之性易显，一般多外向、活泼、好动，性情较急躁、易怒、心烦。但五志过极，易于化火，每易于加重其热的的偏颇，故应保证充足的睡眠时间，以藏养阴气。注意宁神定志，以舒缓情志。打坐入静亦有助于神安心宁。若湿重于热者多是慢性子，性格多稳重。适当增加社会活动，培养广泛的兴趣爱好，增加一些竞赛或竞争性的娱乐、运动，将有助于性格的完善。

（二）运动锻炼

1. 适合方法

湿热质者有两大特点，一是阳气偏盛，二是湿性黏滞，阳气偏盛则功能偏亢。因此适合较大强度及运动量的锻炼，如各种球类、武术、长跑、健身、自行车、力量训练、爬山等，一可以消耗体内多余的热量，二可使气血津液流通，减轻湿之黏滞，三可通过出汗以祛湿，达到热去湿除的目的。

2. 注意事项

湿热质者在运动时应避开暑热及潮湿环境。

（三）常用食物

湿热质者当以清热祛湿为主，常用清热祛湿食物见表8－41。

表8－41　常用清热祛湿食物表

分类	食品	功效	适用体质
粮食类	大麦	健脾和胃，宽肠，利水	痰湿体质、湿热体质、痰湿体质＋湿热体质
	荞麦	健脾消积，下气宽肠，解毒敛疮	痰湿体质、湿热体质、痰湿体质＋湿热体质
	薏苡仁	利湿健脾，舒筋除痹，清热排脓	痰湿体质、湿热体质、痰湿体质＋湿热体质
	赤小豆	利水消肿退黄，清热解毒消痈	阳盛体质、湿热体质、阳盛体质＋湿热体质
	绿豆	清热，消暑，利水、解毒	阳盛体质、湿热体质、阳盛体质＋湿热体质
	绿豆芽	清热消暑，解毒利尿	阳盛体质、湿热体质、阳盛体质＋湿热体质

（续表）

分类	食品	功效	适用体质
蔬菜类	茄子	清热，活血，消肿	阳盛体质、湿热体质、湿热体质 + 阳盛体质
	慈姑	活血凉血，止咳通淋，散结解毒	阳盛体质、湿热体质、湿热体质 + 阳盛体质
	菘菜	解热除烦，生津止渴，清肺消痰，通利肠胃	阳盛体质、湿热体质、湿热体质 + 阳盛体质
	甘蓝	清利湿热，散结止痛，益肾补虚	湿热体质
	落葵	滑肠通便，清热利湿，凉血解毒，活血	阳盛体质、湿热体质、瘀血体质，以及三种体质间排列组合的混合体质
	莼	利水消肿，清热解毒	阳盛体质、湿热体质、湿热体质 + 阳盛体质
	荠菜	凉肝止血，平肝明目，清热利湿	阳盛体质、湿热体质、湿热体质 + 阳盛体质
	冬瓜	利尿，清热，化痰，生津，解毒	阳盛体质、湿热体质、痰湿体质，以及三种体质间排列组合的混合体质
	丝瓜	清热化痰，凉血解毒	痰湿体质、湿热体质、阳盛体质，以及三种体质间排列组合的混合体质
	黄瓜	清热，利水，解毒	阳盛体质、湿热体质、阳盛体质 + 湿热体质
	越(菜)瓜	除烦热，生津液，利小便	阳盛体质、湿热体质、阳盛体质 + 湿热体质
	旱芹	平肝，清热，祛风，利水，止血，解毒	阳盛体质、湿热体质、阳盛体质 + 湿热体质
	水芹	清热解毒，利尿，止血	阳盛体质、湿热体质、阳盛体质 + 湿热体质
	苋	清热解毒，通利二便	阳盛体质、湿热体质、阳盛体质 + 湿热体质
	莴苣	利尿，通乳，清热解毒	阳盛体质、湿热体质、阳盛体质 + 湿热体质
	冬葵叶	清热，利湿，滑肠，通乳	阳盛体质、湿热体质、阳盛体质 + 湿热体质
	茭白	解热毒，除烦渴，利二便	阳盛体质、湿热体质、阳盛体质 + 湿热体质

（续表）

分类	食品	功效	适用体质
蔬菜类	芦笋	清热生津，利水通淋	阳盛体质、湿热体质、阳盛体质 + 湿热体质
	蕹菜	凉血清热，利湿解毒	阳盛体质、湿热体质、阳盛体质 + 湿热体质
	金针菜	清热利湿，宽胸解郁，凉血解毒	阳盛体质、湿热体质、阳盛体质 + 湿热体质
	苜蓿	清热凉血，利湿退黄，通淋排石	阳盛体质、湿热体质、阳盛体质 + 湿热体质
	蕨	清热利湿，降气化痰，止血	痰湿体质、湿热体质、痰湿体质 + 湿热体质
水产类	紫菜	化痰软坚，利咽，止咳，养心除烦，利水除湿	痰湿体质、阳盛体质、湿热体质，以及三种体质间排列组合的混合体质

各食物的详细资料，在书友卡网址的相应栏目内，现以菘菜所得资料为参考：

菘菜（《名医别录》）

【异名】白菜、青菜、小白菜、油白菜、小油菜、小青菜。

【基原】为十字花科植物青菜 Brassica chinensis L. 的叶。

【性味归经】甘，凉。入肺、胃、大肠经。

【功效】解热除烦，生津止渴，清肺消痰，通利肠胃。

【主治】肺热咳嗽，消渴，便秘，食积，丹毒，漆疮。

【适用体质】阳盛体质、湿热体质、湿热体质 + 阳盛体质。

【用法用量】内服：适量，煮食或捣汁饮。外用：适量，捣敷。

【药膳方选】

1. 治发热口渴，大小便不利：白菜用开水煮汤食（《食物与治病》）。

2. 治急性肾炎水肿：苡米 60 g 煮成稀粥，加入小白菜 500 g，煮 2 ~ 3 沸，待白菜熟即成，不可久煮，少盐或无盐食用（《现代营养知识大全》）。

3. 治酒醉不醒：菘菜子 2 合细研，井华水 1 盏调，为 2 服（《太平圣惠方》）。

【成分】嫩茎、叶含蛋白质，脂肪，糖类，粗纤维，钙，磷，铁，胡萝卜素，核黄素，烟酸，维生素 C。

【使用注意】脾胃虚寒，大便溏薄者慎服。

（四）常用食用药物

常用食用清热祛湿药物见表 8－42。

表 8－42　常用食用清热祛湿药物表

药物	功效	适用体质
栀子	泻火除烦，清热利湿，凉血解毒	阳盛体质、湿热体质、湿热体质＋阳盛体质
茵陈蒿	清热利湿，利胆退黄	湿热体质
泽泻	利水渗湿，泄热	痰湿体质、湿热体质、痰湿体质＋湿热体质
白茅根	凉血止血，清热利尿	阳盛体质、湿热体质、阳盛体质＋湿热体质
马齿苋	清热解毒，凉血止痢，除湿通淋	阳盛体质、湿热体质、阳盛体质＋湿热体质
荷叶	清暑利湿，升阳止血	阳盛体质、湿热体质、阳盛体质＋湿热体质
鱼腥草	清热解毒，排脓消痈，利尿通淋	阳盛体质、湿热体质、阳盛体质＋湿热体质
茯苓	利水渗湿，健脾和胃，宁心安神	痰湿体质、气虚体质、湿热体质，以及三种体质间排列组合的混合体质

各药的详细资料，在书友卡网址的相应栏目内，现以茵陈蒿所得资料为参考：

茵陈蒿（《神农本草经》）

【异名】因尘、马先、茵陈。

【基原】为菊科植物茵陈蒿 Artemisia capillafies Thunb. 或滨蒿 Artemisia scoparia waldst. et kit. 的去根幼苗或地上部分。

【性味归经】微苦、微辛，微寒。入脾、胃、肝、胆、膀胱经。

【功效】清热利湿，利胆退黄。

【主治】黄疸、尿少、湿疹瘙痒等症。

【适用体质】湿热体质。

【用法用量】内服：煎汤，10 g～15 g；大剂量可用至 30 g～60 g。或入丸、散。

【药膳方选】

1. 治传染性肝炎之小便不利，短赤，食欲不振，身目发黄：绵茵陈45 g

煎，去渣，入粳米50 g煮粥，加入砂糖适量。作为肝炎恢复期停药后的日常饮食，以巩固疗效（《中国药膳大辞典》茵陈粥）。

2. 治脾虚体弱之人而患黄疸之症：茵陈、大枣各30 g水煎，日服2次。常服。溶血性黄疸不宜服用（《中国药膳大辞典》茵陈大枣汤）。

3. 治寒湿发黄，黄色晦暗，纳少，脘闷或腹胀，大便不实，神疲畏寒，舌质淡，苔腻，脉沉迟者：茵陈15 g，糖60 g，水煎茵陈15分钟，滤汁，去渣，调入红糖，频频代茶饮（《百病饮食自疗》茵陈红糖茶）。

【成分】含挥发油、蒿属香豆精、β－蒎烯、茵陈烃、茵陈酮、叶酸、绿原酸、咖啡酸、茵陈素等。

【使用注意】脾虚血亏而致的虚黄、萎黄禁服。

（五）常用药膳配方

常用清热祛湿药膳见表8－43。

表8－43　常用清热祛湿药药膳表

药膳名	功效	适用体质
金钱草炖猪蹄	清热祛湿，利尿通淋	湿热体质
滑石粥	清热利湿，通小便	湿热体质以小便热涩疼痛为主症者
甘蔗白藕汁	清热利湿，凉血润燥	湿热体质、阳盛体质、湿热体质＋阳盛体质
金钱草饮	清肝泄热，利湿退黄	湿热体质以膀胱湿热、肝胆湿热证候为主者
马齿苋包子	清热解毒，健脾止泻	湿热体质以消化系统证候为主者
蒜泥马齿苋	清热解毒，消肿止痢	湿热体质以消化系统证候为主者
马齿苋粥	清热解毒，消肿止痢	湿热体质以消化系统证候为主者
苡仁鸭肉	健脾消肿，养阴清热	痰湿体质、阴虚体质、湿热体质，以及三种体质间排列组合的混合体质
荠菜鸡蛋汤	清肝泄热，祛湿利尿	湿热体质
薏苡仁粥	健脾补中，渗湿消肿	痰湿体质、气虚体质、湿热体质，以及三种体质间排列组合的混合体质
冬瓜粥	利尿消肿，清热止渴	痰湿体质、湿热体质、湿热体质＋痰湿体质
车前叶粥	清热利尿，通淋泄浊	湿热体质、湿热体质＋痰湿体质
菱实苡仁鸭	清热解暑，健脾利水	阳盛体质、湿热体质、阳盛体质＋湿热体质
荠菜鲤鱼汤	健脾利水	痰湿体质、湿热体质、痰湿体质＋湿热体质
荠菜赤豆粥	健脾利水	痰湿体质、湿热体质、痰湿体质＋湿热体质
车前猪肾	利水通淋	湿热体质以泌尿系统证候为主者

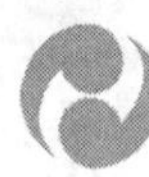

（续表）

药膳名	功效	适用体质
泽泻粥	利水泄热	痰湿体质、湿热体质、痰湿体质 + 湿热体质
车前子粥	利水通淋，清热明目	湿热体质
赤豆补脾粥	补脾养胃祛湿	痰湿体质、湿热体质、痰湿体质 + 湿热体质
赤小豆鲤鱼汤	利水消肿	湿热体质、湿热体质 + 痰湿体质
丝瓜花鲫鱼汤	健脾渗湿，利尿消肿	痰湿体质、气虚体质、湿热体质，以及三种体质间排列组合的混合体质
荷叶冬瓜汤	清热祛暑，利尿除湿	阳盛体质、湿热体质、阳盛体质 + 湿热体质
清络饮	祛暑清热	阳盛体质、湿热体质、阳盛体质 + 湿热体质
三豆汤	清热生津，消肿利尿	湿热体质、阳盛体质、湿热体质 + 阳盛体质
苡仁抄手	健脾利湿	痰湿体质、湿热体质、痰湿体质 + 湿热体质
茯苓乌鱼汤	补脾养胃，利水消肿	痰湿体质、湿热体质、痰湿体质 + 湿热体质
茯苓包子	补脾养胃	痰湿体质、湿热体质、痰湿体质 + 湿热体质
茯苓粥	补脾利湿，宁心安神	痰湿体质、湿热体质、痰湿体质 + 湿热体质
解暑酱包兔	解暑，益气，化湿	阳盛体质、湿热体质、阳盛体质 + 湿热体质
新加香薷饮	祛暑解表，清热化湿	阳盛体质、湿热体质、阳盛体质 + 湿热体质
马齿苋绿豆粥	清热解毒，凉血止痢	阳盛体质、湿热体质、阳盛体质 + 湿热体质
太子参冬瓜汤	补气健脾，清热利水	气虚体质、湿热体质、气虚体质 + 湿热体质
花粉冬瓜汤	健脾利水，清热生津	阳盛体质、湿热体质、阳盛体质 + 湿热体质
青头鸭羹	清热，利湿，通淋	阳盛体质、湿热体质、阳盛体质 + 湿热体质

各药膳的详细资料，在书友卡网址的相应栏目内，现以金钱草炖猪蹄所得资料为参考：

金钱草炖猪蹄（《四季饮食疗法》）

【组成】猪蹄 1 只 500 g，鲜金钱草 200 g，盐、味精、香油、料酒适量，生姜 2 片。

【制法与用法】猪蹄去毛及蹄甲，洗刮净斩快，放入瓦煲内拌少许料酒后加水、放姜片，先武火煮沸，改文火炖 2 小时。金钱草洗净，放入瓦煲内与猪蹄同炖半小时，调盐、味精、香油可食用。

【功效与应用】清热祛湿，利尿通淋。适用于湿热郁结，症见小便不利，或小便涩痛，少腹拘急，或腰腹绞痛，尿中带血等。

【方解】方中金钱草性寒味苦平，入肝、胆、肾、膀胱经，功能清热利水，祛湿止泻。猪蹄性平味甘、咸，归肾经，能补益气血，通乳，润肤，托

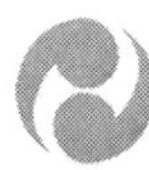

疮，《随息居饮食谱》云：猪蹄“填肾精而健腰脚”。《本草图经》谓：“行妇人乳脉，滑肌肤，去寒热”。两味共炖可补肾气，祛湿清热，利尿通淋。

【适用体质】湿热体质。

【使用注意】本品阴虚火旺者忌食用。

（六）中成药参考

常用清热祛湿中成药的相关初步资料见表8－44。

表8－44 常用清热祛湿中成药表

名称	功效	适用体质
甘露消毒丸	芳香化浊，清热解毒	湿热体质
一清胶囊	清热燥湿，泻火解毒	湿热体质
六一散	清暑利湿	湿热体质
益元散	清暑利湿	湿热体质
鸡骨草胶囊	疏肝利胆，清热解毒	湿热体质常见肝胆证候者
垂盆草冲剂	清热解毒，利湿退黄	湿热体质常见肝胆证候者
金钱草冲剂	清热祛湿，利尿通淋	湿热体质时见泌尿系证候者
葛根芩连片（微丸）	解肌清热，止泻止痢	湿热体质常见消化系统证候者
二妙丸	燥湿清热	湿热体质常见下半身证候者
四妙丸	清热祛湿	湿热体质常见下半身证候者
白带丸	清湿热，止带下	妇女湿热体质常见带下量多者
当归苦参丸（归参丸）	凉血，祛湿	湿热体质常见皮肤证候者

1. 若为处方药，请在医师指导下服用。2. 若治病，用量按说明书；若仅用于体质调理，用量斟减。

各药的详细资料，在书友卡网址的相应栏目内，现以四妙丸所得资料为参考：

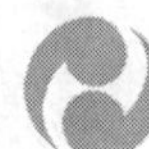

四妙丸

【剂型】水丸。

【药物组成】黄柏、苍术、牛膝、薏苡仁。

【规格】每15粒重1 g，每袋18 g。

【功效】清热祛湿。

【主治】用于湿热下注，足膝红肿，筋骨疼痛。

【临床应用】用于痿证、带下、下部湿疮、脚气病等属湿热下注者。

【适用体质】湿热体质常见下半身证候者。

【用法用量】①疾病治疗：口服，一次6 g，一日3次。小儿酌减。②体质调理：酌减用量或服药次数。

【注意事项】①孕妇慎用；②虚寒性痿症、带下及风寒湿痹者忌用。

【处方来源】《中华人民共和国药典》（1995年版·一部）。

（七）常用穴位介绍

常用清热祛湿功用穴位见表8－45。

表8－45　常用清热祛湿功用穴位表

穴位	功效	适用体质
水分	分利水湿，和中理气	湿热体质、气郁体质、气郁体质＋湿热体质
水道	清热利湿，利尿通淋	湿热体质
陷谷	健脾利湿，疏通经络	湿热体质、痰湿体质、痰湿体质＋湿热体质
阴陵泉	利水渗湿，健脾，通利三焦	湿热体质、痰湿体质、痰湿体质＋湿热体质
箕门	利水通淋	湿热体质
中髎	利水渗湿，强壮腰膝，调理下焦，疏通经络	湿热体质、气虚体质、气虚体质＋湿热体质
偏历	利水渗湿，清热宣肺	痰湿体质、阳盛体质、湿热体质，以及三种体质间排列组合的混合体质
下髎	利水渗湿，强壮腰膝，调理下焦，疏通经络	湿热体质、气虚体质、气虚体质＋湿热体质
委阳	调三焦，通水道，利膀胱	湿热体质、气虚体质、阳虚体质，以及三种体质间排列组合的混合体质
漏谷	利水渗湿，健脾	痰湿体质、湿热体质、痰湿体质＋湿热体质
膀胱俞	利膀胱，渗水湿，强腰脊	湿热体质、气虚体质、气虚体质＋湿热体质
三焦俞	利水化湿，通调三焦	痰湿体质、湿热体质、痰湿体质＋湿热体质
胞肓	利水化湿，通调二便，强利腰脊	湿热体质
京门	益肾利水	湿热体质、气虚体质、气虚体质＋湿热体质
足通谷	利水通便，清头明目	湿热体质、痰湿体质、湿热体质＋痰湿体质

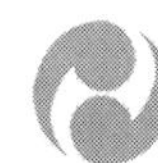

各穴位的详细资料，在书友卡网址的相应栏目内，现以箕门穴所得资料为参考：

箕　门

【穴性】利水通淋。

【定位】在大腿内侧，当血海与冲门连线上，血海上6寸。

特禀质者对季节气候适应能力差，易患花粉症，易引发宿疾，易药物过敏。因此特禀质者应根据个体情况调护起居，注意顺应四时变化。

【归经】足太阴脾经穴。

【主治】小便不利、遗溺、腹股沟肿痛。

【适用体质】湿热体质。

【操作】推拿按摩；可灸。

【按语】本穴为足太阴脾经穴，位居大腿内侧，脾主运化水湿，故本穴具有利水通淋之效。

十、如何调理特禀质

（一）调理要点

1. 特禀质中的过敏体质者常兼见阳虚质、气虚质、血虚质、湿热质等体质类型。调理上主要参考其相兼体质，如兼气虚质，则参考气虚质调理要点、运动锻炼、食疗、中成药、经络调理等栏目中据自身具体情况及方便选择应用，若数种方法同时或交替应用则效果更佳。如同时兼数种体质，则可同时参考相兼体质的相关调理内容。

2. 特禀质者对季节气候适应能力差，易患花粉症，易引发宿疾，易药物过敏。因此特禀质者应根据个体情况调护起居。调理应注意顺应四时变化，以适寒温，在季节更替之时，要及时增减衣被，增强机体对环境的适应能力。

3. 特禀质者要做好日常预防和保养工作。其中过敏体质者由于容易出现水土不服，在陌生的环境中要注意日常保健，减少户外活动，致敏物质如尘螨、花粉、油漆等，应避免接触，适当服用预防性药物，减少发病机会。

4. 特禀质者应根据其所兼的体质情况制定不同的保健食谱。如兼气虚质，则参考气虚质所宜的食物及食用药物。一般而言，饮食宜清淡，忌辛辣、生冷、油腻及各种易致敏的“发物”，如鱼、虾、蟹、笋、鹅、辣椒、酒、浓茶、咖啡等，以免引发宿疾。

5. 特禀质是由于先天性和遗传因素造成的特殊体质，其心理特征因禀

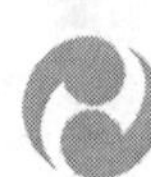

质特异情况而不同，多数特禀质者因对自然环境适应能力差，时常病发则易使心理处于敏感、多疑、焦虑、抑郁状态。主动参加各种社会活动，培养广泛的兴趣爱好，培养乐观、欢乐的情绪，有助于这种状态的改善。特禀质者每易与其他偏颇体质相兼，若兼某每种体质则参照该种体质的心理调适法。

（二）运动锻炼

特禀质的形成与先天禀赋有关，可练内丹功以调养先天，培补先天肾气。亦可炼偏静养的气功与瑜伽，以改善偏颇的体质，同时，可根据其相兼的体质，选择有针对性的运动锻炼项目，如兼气虚质，则参考气虚质的运动锻炼，逐渐改善体质，但过敏体质若在春天或气候变化明显时应尽量减少户外运动，防止过敏性疾病的诱发。

十一、如何调理平和质

调理方法

平和质者是诸多体质中最健康平衡的一种体质，一般不需药物调理。为保持健康，亦需注意摄生保养，饮食有节，劳逸结合，生活规律，坚持锻炼。其主要调理的要点可参看第七章中的生活调理之道、运动调理之道及心理调理之道。

第九章

自主健康的作用

自主健康是自主检测

自主选择调理方案

只要您掌握了自己的体质特征与变化趋势

并进行合理调适

您将会比别人

更健康、少病、长寿

健康管理实际上就是对疾病建立的一道防火墙，这在西方已经成为医疗服务体系中不可或缺的一部分。

“夭可使寿，弱可使强，病可使痊，困可使起。医实代天生人，参其功而平其憾者也。”（《医学真传·序》）

一、自主健康——柏馨家康的理念

（一）什么叫做自主健康管理？

要清楚什么叫“自主健康管理”，就要先弄清什么是“健康管理”。健康管理就是依托现有的医疗、体检检验、营养保健、健康评估、康复与健康疗养以及休闲运动机构，对个体进行个性化的健康检测、评估、治疗、调理、保养与预防、咨询服务等一系列的健康管理服务体系。

在美国，中等规模以上的企业，普遍接受了健康管理公司提供的专业化服务，每 10 个美国人就有 7 个享有健康管理服务。这与中医所称的“上工治未病”思路相合，可认为是一种比较先进的理念与方法。有数据表明，预防疾病的费用只是治疗费用的 1/10。在健康管理方面投入 1 元钱，实际效益是投入的 8 倍。健康管理让你方便、及时了解自身的健康状况和潜在隐患，及时进行矫正或治疗，使群众少生病、从而健康长寿。

但这种方法仍有完善的空间，尚可进一步做得更人性、更贴心、更到位。因为从消费的形态角度来看，目前的绝大部分健康管理服务都是被动地接受来自医院、体检中心、健康会所等机构的服务，消费者无法自主地把握身体状况，自主地选择个性的调养方法。比如选择自己的时间、自己的个人爱好等，因此这种健康管理其实叫做被动健康管理。

自主健康，顾名思义，自己把握自己的健康！我健康，我快乐！

真正的自主健康要做到：自主检测、自主分析、自主选择治疗或者调理手段和方法。即形成一个在专家帮助或指导下，以人的“个性化健康需求”为目标，能够系统、完整、全程、连续、终身解决个人健康问题的服务机构与服务体系。

我们的目标是远离疾病，拒绝亚健康，增强体质！21 世纪的健康是个性化的健康！21 世纪的健康是自主的健康！

如果活 100 岁，则大约睡觉 20 年，吃饭 8 年，生病 8 年，工作 16 年，学习 15 年，娱乐 15 年，打的 4 年，聊天 4 年，等待 4 年，沉思 2 年，打电话 1 年，也就是说人生的全部学问就是和时间打交道。如果能够不生病或少生病，这百年就活得轻松写意，如何能做到这一点，其实并不困难，如果我们每天能有几分钟的自主健康管理，则必能增强体质，减少疾病，延年益寿，经营幸福人生。

（二）柏馨家康伴随您

健康的目标是减少疾病，推迟死亡，提高生存质量，经营幸福人生。因此，联合国世界卫生组织（WHO）订立 21 世纪最新的保健策略为 4 个“P”：

Personalize **个性化：个性化的健康管理，如罕见病例研究，分析，治疗及预防；**

Predictive **预测性：预测性的健康管理，如 DNA 基因科技研究；**

Preventive **预防性：预防性的健康管理，如预防医学，柏馨家康自主健康新概念；**

Participative **参与性：参与性的健康管理，教育人民自觉重视健康，改善生活行为。**

关注机体的细微变化，及早作出正确调理，才是远离疾病，主动拥抱健康的最佳选择。

正是注意到大众对“健康管理”的需求，结合国外成功的“健康管理”经验，柏馨家康集团推出了更进一步的“自主健康管理”计划，以会员制的形式为会员提供“一对一”专业医疗保健指导。柏馨家康是一家专注全球自主健康的“健康管理研究中心”。

二、柏馨家康的自主健康服务

前面的内容说明：关注体质胜于关注疾病；把握体质的动向就等于把握健康的走向。按照中医理论，个体可分为阳虚质、阳盛质、阴虚质、血虚质、气虚质、气郁质、血瘀质、痰湿质、湿热质、特禀质、平和质以及混合质等。

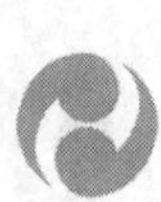

柏馨独创的互动式中医自主健康平台将中医理论与行之有效的调体质方法和强大的人工智能分析系统结合，让您通过对自我身体状况的测试，自动分析出您的体质类型；并针对您的体质现状，从生活方式、运动、食物、药膳、中成药、经络调理等多方面提供“量体裁衣”式的、全面周详的个体化调理方案。让您恢复机体阴、阳、气、血、神的平衡稳态中，从而远离疾病。

以下是某男士在填完柏馨家康“互动式中医自主健康平台”中的“男性使用中医体质量表”后所得的体质测量分析结果以及供参考的部分调理意见截屏所示，给大家一个感性认识。

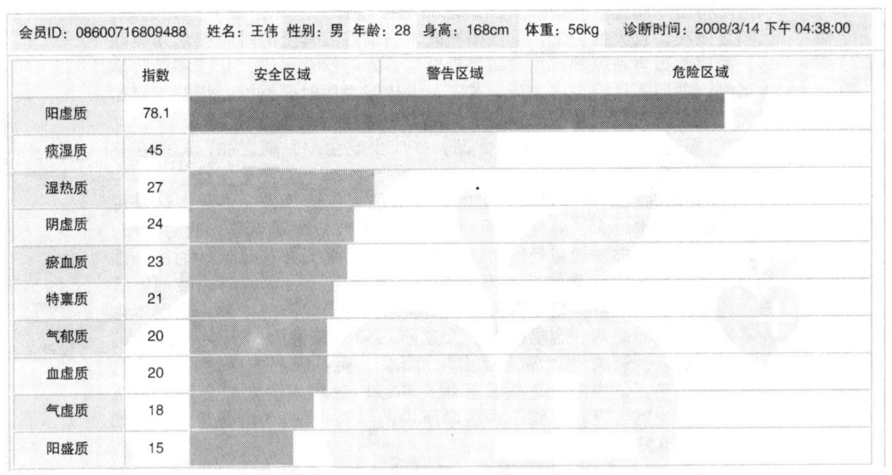

会员ID：08600716809488 姓名：王伟 性别：男 年龄：28 身高：168cm 体重：56kg 诊断时间：2008/3/14 下午 04:38:00

	指数	安全区域	警告区域	危险区域
阳虚质	78.1			
痰湿质	45			
湿热质	27			
阴虚质	24			
瘀血质	23			
特禀质	21			
气郁质	20			
血虚质	20			
气虚质	18			
阳盛质	15			

您的体质综合分析

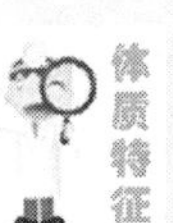

【体质类型】阳虚质＋痰湿质

【体质特征】阳虚质：平素怕冷，或胃部、背部、腰膝等局部有冷感，手足发凉，喜温热饮食，耐受温热药物，精神不振，睡眠偏多，肌肉不壮、甚或松弛，面色苍白或黄而无光泽，眼泡晦暗，口唇色淡，口淡，稍一活动或不活动即容易出虚汗，性欲或性功能偏弱，大便常稀，小便清长，性格内向，喜静少动，舌淡白而胖大，有齿印，舌苔白。

痰湿质：体形肥胖，腹部肥满松软，面部有油腻感，胸腹满闷，平素痰多，精神不振，口中有黏黏或发腻的感觉，眼泡浮肿，头、身重沉而困倦，不轻松、不爽快；大便稀而质粘，舌淡白而胖大，有齿印。

【定义】阳虚质：阳虚质是指由于体内阳气不足，温煦、激发、振奋功能的减弱，而以虚寒现象以及脏腑功能低下为主要特征的体质状态。

了解更多 >>

痰湿质：痰湿质是由于体内水液内停而痰湿凝聚，以黏滞重浊为主要特征的体质状态。

【成因】阳虚质：先天禀赋不足，如属父母年老阳衰时得子，或由于母体妊娠调养失当，元气不充；或因后天调养不当，营养缺乏；或过食寒凉食物或药物；或寒性疾病伤及阳气；或中年以后劳倦内伤而耗阳气；或房事不节，阳随精泄，渐至阳衰等。

痰湿质：或父母痰湿体质的遗传，或后天缺乏锻炼，过食肥腻甘味之品，或脾虚失司，水谷精微运化障碍，以致湿停痰聚。

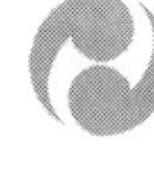

（续表）

您的体质综合分析
阳虚质： 1 可在下列运动锻炼、食物、食用药物、药膳、中成药、经络调理等栏目中据自身具体情况及方便选择应用，数种方法同时或交替应用则效果更佳。 2. 阳虚质即“寒底”，在自然界阳气充足的春夏过得较为舒服，因自然界的阳气能补人体之阳气，而在阳气不足的秋冬则较难耐受，容易发病，原来有病者则易加重。故阳虚质者在秋冬季节适当暖衣温食以养护阳气，尤其要注意腰部和下肢保暖，也应多晒太阳。夏季暑热多汗，汗多则热能发散过多，易致阳气外泄，使阳气虚于内，要尽量避免强力劳作，大汗伤阳，也不可恣意贪凉饮冷。不可在阴暗潮湿寒冷的环境下长期工作和生活，因为寒湿因素易于伤人阳气。应多在阳光充足的情况下适当进行户外活动。 3. 阳虚质当温补阳气为主，但补阳有几点须注意：其一、温阳应佐以益阴：根据阴阳互根的理论，在温补阳气的同时，佐入适量补阴之品，以达阳得阴助而生化无穷。其二、温阳应以温肾为主，因肾为先天之本，元阳之所在，且火性炎上，下部阳气旺，方能温煦其上的脏腑使之功能旺盛。同时温阳当兼顾脾胃，只有脾胃健运，始能饮食多进，化源不绝，体质强健，亦即养后天以济先天。其三、调理阳虚质时要慢温、慢补，就如慢火、老火方法有靓汤一样，缓缓调治方能效佳而副作用少。 4. 阳虚质者忌用清热伤阳之品，亦应少吃生冷黏腻之品，即使在盛夏也不要过食寒凉。 5. 补阳时机的选择是有讲究的，一般的人多选择冬令进补，这是可以理解的，阳虚之人，其底为寒，再遇隆冬季节，特别难熬，此时补阳，是为减轻所苦，亦确能减轻所苦。但若论治本，冬天并非最佳的时机，因此时身体的寒与自然界的寒两寒相叠，其寒难驱。治本何时为佳呢？答曰：盛夏！盛夏之际，自然界大热，阳虚之人得自然阳热之助，这时本体也不甚寒，此时驱寒，容易得多。大家所熟知的三伏天“天灸”所治的正是阳虚病证，取的是“冬病夏治”，阳虚之病冬天易发谓之“冬病”，借助夏之炎热、体内阳气之热及药物之热以驱散阴寒谓之“夏治”以三热驱一寒，当然容易，这属于中医学所说的顺势疗法。“虽有智慧，不如乘势”。(《孟子·公孙丑上》) 6. 阳气代表功能，阳气不足，其鼓动振奋心神的功能不足，则常有精神不振，情绪低沉。而性格则多偏内向、沉静。因此，应多参加社交或群体活动，加强沟通使性格渐趋活跃，注意不要让低沉是心境影响了很多人生应有的愉悦；适当运动，亦可助阳气的生发与精神的振奋。 痰湿质： 1. 可在下列运动锻炼、食物、食用药物、药膳、中成药、经络调理等栏目中据自身具体情况及方便选择应用，数种方法同时或交替应用则效果更佳。 2. 痰湿质之人对梅雨季节及潮湿环境适应能力较差，内湿之人亦易感外湿。因此在湿冷的气候条件下，要减少户外活动，避免受寒雨淋，保持居室及工作环境的干燥。痰湿均为阴邪，其性又重浊、黏滞，易阻滞气机，遏阻阳气，使不得流通。故平时应多进行户外活动，以舒展阳气，通达气机。衣着应能透湿散气，经常晒太阳，以太阳之阳对寒湿温而化之。 3. 阳虚、气虚与气郁质者易生痰湿，痰湿质者若有这些兼夹，在祛痰化湿同时可分别配以补阳、补气与行气之品，以使痰湿易化。 4. 痰湿质之人形体多偏胖，在饮食上，既要科学合理摄取饮食，又要充分注意饮食禁忌。一般而言，饮食宜清淡，少用甜腻，因甜腻油脂食物，易于生痰助湿。药物方面少用养阴之品，以免助湿生痰。 5. 湿性黏滞，痰湿质者多是慢性子，性格多稳重温和，做事不易紧张，其心理耐受性亦较好。唯弛张须有度，一味的稳重慢节奏亦非中和，因此，适当增加社会活动，培养广泛的兴趣爱好，增加一些竞赛或竞争性的娱乐，运动，将有助于性格的完善。适当运动可以舒畅气机而调畅情志，使精神易于振奋昂扬。

调理要点

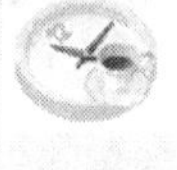

了解更多 >>

（续表）

您的体质综合分析
阳虚质 【适合方法】阳虚质的特点一是阳气不足，二是阳气不振，故锻炼方法当以增补阳气与振奋阳气为准则。增补阳气与肾和督脉密切相关，肾藏元阳元气，元气所藏之处俗称为丹田，而督脉则统领诸阳经，传统功法中一些内养强壮类的功法多兼顾了两者，如内丹功即是较好地利用了丹田、任督二脉、精气神，以培养元阳为主的功法。从振奋阳气角度，动则生阳，适当的运动有利于阳气的化生，这里我们推荐有氧锻炼，它也叫有氧代谢运动，是指人体在氧气充分供应的情况下进行的体育锻炼。也就是说，在运动过程中，人体吸入的氧气与需求相等，达到生理上的平衡状态。因此，它的特点是强度低，有节奏，持续时间较长。这种锻炼，氧气能充分酵解体内的糖分，还可消耗体内脂肪，增强和改善心肺功能，调节心理和精神状态。常见的有氧运动项目有：步行、慢跑、滑冰、游泳、骑自行车、打太极拳、五禽戏、八段锦、健身舞、韵律操等。 【注意事项】 1. 中医有“春夏养阳，秋冬养阴”的观点，春夏是自然界阳气发生与充盛之时，一天之中的上午亦有此意，因此，春夏及上午是阳虚质者最好的锻炼时机，地点可选择室外，以在阳光下锻炼尤妙，可借自然界之阳以补充振奋自身之阳。其他时间的锻炼，若有阳光，仍可在室外，若无阳光则以室内为宜。少在阴冷及潮湿之环境下锻炼，如游泳易受寒湿，一般不选。 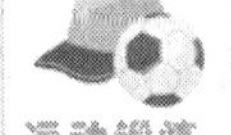 运动锻炼 了解更多 >> 2. 阳气质者能量不足，体能较差，运动量不宜过大，注意“形劳而不倦”，尤其注意不可大量出汗，以防汗出伤阳。阳虚质人畏寒易受风寒侵袭，锻炼时应注意保暖避寒。 痰湿质 【适合方法】痰湿质者，形体多肥胖，运动则气机调畅，有利于津液的运行与代谢，改善体质增进健康。一般宜选择强度中等的运动；若选择运动强度比较小的运动项目进行锻炼，则每天运动时间应该适当延长，在保证有足够的运动量时，减肥效果才能出来。如登山、慢跑、自行车、乒乓球、羽毛球、网球、武术、游泳、健身舞蹈等都可选择。对于体重超重，陆地运动能力极差的人，游泳是较好的选择。 【注意事项】 1. 痰湿质者体形多肥胖，易得高血脂、高血压、冠心病、痛风等病，这些病多与物质代谢有关，为加强体内物质代谢，应当做较长时间的有氧运动。几乎所有中小强度较长时间的全身运动都属于有氧运动。 2. 运动时间若在春夏则不拘，若在秋冬则应在上午 9：00 ~ 11：00 或在下午 2：00 ~ 4：00 阳气较盛的时候，此时，运动环境温暖宜人，易于散湿。 3. 痰湿质者身重易倦，故应根据自己的具体情况量力而行。尤其是体重较大者，则须注意运动强度、运动量与运动节奏的关系，应循序渐进，以策安全。

柏馨调理建议					
		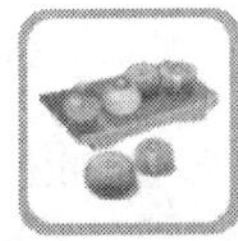	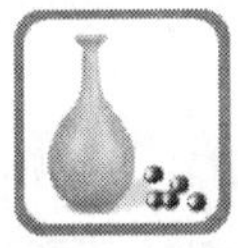	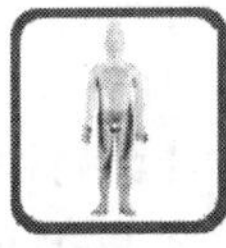	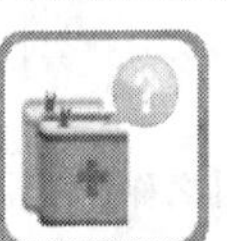
【常用食物】	【常用药物】	【常用药膳介绍】	【中成药参考】	【穴位经络调理】	【其他方法】
<< 返回 >>					

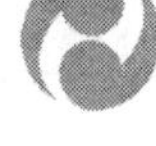

常用食物

【名称】胡桃仁	【功效】补肾益精，温肺定喘，润肠通便。	【适用体质】阳虚质	查看更多 >>
【名称】狗肉	【功效】温补脾胃，强肾壮阳填精。	【适用体质】阳虚质	查看更多 >>
【名称】木瓜	【功效】舒筋活络，化湿和胃。	【适用体质】痰湿质	查看更多 >>
【名称】雀	【功效】补肾壮阳，固涩益精。	【适用体质】阳虚质	查看更多 >>
【名称】牛鞭	【功效】补肾壮阳，固元益精，散寒止痛。	【适用体质】阳虚质	查看更多 >>
【名称】玉蜀黍	【功效】调中开胃，利尿消肿。	【适用体质】痰湿质	查看更多 >>
【名称】刀豆	【功效】温中下气，益肾补元。	【适用体质】阳虚质	查看更多 >>
【名称】辣椒	【功效】温中散寒，下气消食。	【适用体质】阳虚质	查看更多 >>
【名称】柚	【功效】消食，化痰，醒酒。	【适用体质】痰湿质	查看更多 >>
【名称】白果	【功效】敛肺定喘，止带缩尿。	【适用体质】痰湿质	查看更多 >>
【名称】椿叶	【功效】祛暑化湿，解毒，杀虫。	【适用体质】痰湿质	查看更多 >>
【名称】芥菜	【功效】利肺豁痰，消肿散结。	【适用体质】痰湿质	查看更多 >>
【名称】蚕豆	【功效】健脾利水，解暑消肿。	【适用体质】痰湿质	查看更多 >>

常用药物

【名称】佩兰	【功效】解暑化湿，辟秽和中。	【适用体质】痰湿质	查看更多 >>
【名称】海狗肾	【功效】暖肾壮阳，益精补髓。	【适用体质】阳虚质	查看更多 >>
【名称】鹿鞭	【功效】补肾壮阳，益精填髓。	【适用体质】阳虚质	查看更多 >>
【名称】鲤鱼	【功效】健脾和胃，利水下气，通乳，安胎。	【适用体质】痰湿质	查看更多 >>
【名称】杜仲	【功效】补肝肾，强筋骨，安胎。	【适用体质】阳虚质	查看更多 >>
【名称】莱菔子	【功效】消食化积，降气化痰。	【适用体质】痰湿质	查看更多 >>
【名称】桔梗	【功效】开宣肺气，祛痰，排脓。	【适用体质】痰湿质	查看更多 >>
【名称】菟丝子	【功效】补阳益阴，固精缩尿，明目止泻。	【适用体质】阳虚质	查看更多 >>
【名称】沙苑子	【功效】补肾固精，养肝明目。	【适用体质】阳虚质	查看更多 >>
【名称】补骨脂	【功效】补肾壮阳，固精缩尿，温脾止泻。	【适用体质】阳虚质	查看更多 >>
【名称】半夏	【功效】燥湿化痰，降逆止呕，消痞散结。	【适用体质】痰湿质	查看更多 >>

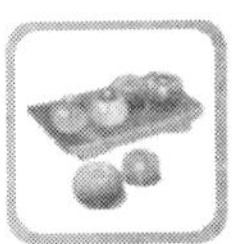

常用药膳配方

【名称】良姜炖鸡块	【功效】温中散寒、益气补虚，适用于脾胃虚寒，脘腹冷气串痛，呕吐泄泻，反胃食少，体虚瘦弱等；亦可用于风寒湿痹、寒疝疼痛、宫寒不孕，虚寒痛经等证。	【适用体质】阳虚质，阳虚质+痰湿质	查看更多>>
【名称】丝瓜花鲫鱼汤	【功效】健脾渗湿，利尿消肿。适用于因脾气虚弱，水湿内停而致的水肿淋病等，见有食少纳呆、浮肿不消、小便不利、脘腹胀满、心烦口渴等症状即可食用。	【适用体质】气虚质，痰湿质，湿热质	查看更多>>
【名称】半夏山药粥	【功效】燥湿化痰，降胃止咳。适用于脾虚湿痰蕴肺，咳嗽兼胃气上逆者。	【适用体质】痰湿质，气虚质+痰湿质	查看更多>>
【名称】鹿鞭壮阳汤	【功效】温肾壮阳，补血益精。适用于肾阳衰惫，精血不足，阳痿精，早泄，腰酸膝软，畏寒肢冷，小便清长。	【适用体质】阳虚质，血虚质+阳虚质	查看更多>>
【名称】丁香鸭	【功效】温中和胃，暖肾助阳。适用于脾胃虚寒所致的胃脘冷痛，反胃呕吐，呃逆嗳气，食少腹泻以及肾阳虚之阳痿、遗精，下半身冷等。	【适用体质】阳虚质，阳虚质+痰湿质	查看更多>>

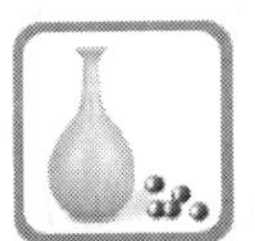

中成药参考

【名称】附子理中丸	【功效】【功能主治】温中健脾。用于脾胃虚寒，脘腹冷痛，呕吐泄泻，手足不温。	【适用体质】阳虚质	查看更多>>
【名称】艾附暖宫丸	【功效】【功能主治】理气补血，暖宫调经。用于子宫虚寒，月经理调，经来腹痛，腰酸带下。	【适用体质】阳虚质	查看更多>>
【名称】桂附理中丸	【功效】【功能主治】补肾助阳，温中健脾。用于肾阳衰弱，脾胃虚弱脘腹冷痛，呕吐泄泻，四肢厥冷。	【适用体质】阳虚质	查看更多>>
【名称】保济丸(口服液)	【功效】解表，祛湿，和中。	【适用体质】痰湿质	查看更多>>
【名称】藿香正气水（丸、颗粒、胶囊、口服液）	【功效】解表社暑，化湿和中。	【适用体质】痰湿质	查看更多>>
【名称】六合定中丸	【功效】祛暑除湿，和中消食。	【适用体质】痰湿质	查看更多>>
【名称】二陈丸	【功效】燥湿化痰，理气和胃。	【适用体质】痰湿质	查看更多>>
【名称】橘红痰咳颗粒	【功效】理气祛痰，润肺止咳。	【适用体质】痰湿质	查看更多>>

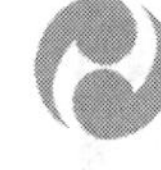

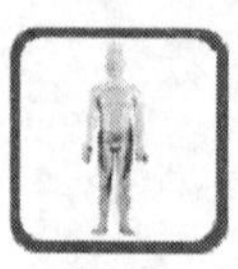

穴位经络调理

【名称】阴陵泉	【功效】利水渗湿，健脾，通利三焦。	【适用体质】痰湿质	查看更多>>
【名称】悬枢	【功效】温肾健脾，强腰健膝。	【适用体质】阳虚质	查看更多>>
【名称】上脘	【功效】利膈化痰，和中降逆。	【适用体质】痰湿质	查看更多>>
【名称】神阙	【功效】培元固本，回阳救逆，调理肠胃。	【适用体质】阳虚质	查看更多>>
【名称】阴交	【功效】温补下元，调经血。	【适用体质】阳虚质	查看更多>>
【名称】曲骨	【功效】温补下元，调经止带。	【适用体质】阳虚质	查看更多>>
【名称】会阳	【功效】补阳，调下焦，理肛疾。	【适用体质】阳虚质	查看更多>>
【名称】关元俞	【功效】补阳，壮腰培元，通利小便。	【适用体质】阳虚质	查看更多>>
【名称】肾俞	【功效】补肾阳，益肾气，通利腰脊。	【适用体质】阳虚质	查看更多>>
【名称】腰阳关	【功效】补肾壮腰，疏利关节。	【适用体质】阳虚质	查看更多>>
【名称】命门	【功效】补肾壮腰，强腰健膝。	【适用体质】阳虚质	查看更多>>

所出结果包括：您的体质综合分析（含体质特征、调理要点、运动锻炼）、您的御医调理法（含常用食物、常用药物、药膳配方、中成药参考、经络穴位调理及其他方法）。若想进一步了解所列的食物、药物、药膳、中成药、穴位的详细内容，可点击“查看更多”进入，点击后的具体示范样例，见第八章之各种体质调理法中各表格下的举例。

防病治病须有层层防线，体质偏颇——→亚健康——→疾病，这是疾病从无到有，从微到重的过程。因此我们把防线的第一层设在调体质，这一体系如大家所见已基本完成，并在继续补充完善之中。下一道防线就是调理亚健康，再下一步就是已病后的康复调理。这两个体系也正在构建与完成之中，很快就可以为大家服务。

相信只要您掌握了自己的体质特征及变化趋势，并进行合理的调理，您一定会减少很多疾病的发生！

我们的体质资本在现代的繁忙生活中正一天一天消耗，并向病态滑移，因此，多一点关注，少一点疏忽，你将会比别人更健康、少病、长寿！

三、智能调控——柏馨家康的能耐

有朋友可能会问：有问题我到医院找医生不是更好吗？这么说吧，医院医生擅长的是治病，急病或病已成，找医生看病的确是一个很好的选择。但

若仅是体质的偏颇或处在亚健康状态则非医生所长，因为专门从事体质与亚健康调理的医生并不多，即便有，医生给每个患者看病的时间有限，一般也就是3~10分钟，这一点，每个看过病的人都是感受深刻的，要一个医生等着您慢条斯理的填体质测量表，然后再作出判断，尤其是量化的判断，这似乎不太可能，尤其是混合型体质的判断，各型各占的比例，这是人力所不能办到的。况且人的记忆容量有限，医生给的调理建议往往选择性较少，不可能涵盖详尽生活起居、运动处方、食物、食膳、药物、经络调理等内容而做到面面俱到。

柏馨家康的最大能耐就在于它有着优秀的中西医医学专家团队及庞大的数据库，并通过强大的人工智能系统分析，形象、简明地让所有人轻松实现了对自我生理、病理特征的随时随地掌握，无论多复杂的情况都可以以量化的形式将您的身体情况描述出来，随时提供内容丰富的个性调理或者诊疗建议，并进一步使您可从调理前后身体得分的变化来自己判断调理效果。这样无论是调整体质、调理亚健康，还是疾病康复都能落到实处。

柏馨家康之所以具有如此强大的智能调控、信息分析能力，主要是因为柏馨家康背后是美国圣地亚哥大学、乔治·华盛顿医学院、美商艾旺（i1）及中国大陆、香港、台湾的中医高精尖人才所提供的医学知识、数字信息平台、人工智能发明专利等，让柏馨家康所有的健康管理系统成功是实现了自我健康管理服务。

世界上最理想的健康监测是患者随时自我的体质与疾病病情监测！最好的医疗是把人类的疾病控制在未发生之前！最理想的健康行为是自主健康行为！

四、与人方便——柏馨家康的服务原则

想到医院大排长龙的挂号队伍及就诊的等待就您心不烦吗？工作忙碌时您能抽不时间检查吗？柏馨家康能缓解这些问题。

1. 轻松的自测自调

体质调理开启的是您健康的大门，并控制着发病的第一道门，每两周1次花10来分钟做一下体质测定，并自主选择实行所得的调理建议，并按建议自行选择操作，您可能拥有健康。

2. 长期记录不间断

体质调理需要前后比较，一可判断效果，二是可随变化而调整方案。加

入柏馨家康 VIP 会员，柏馨家康可为您长期保持记录，为您建立数字化个人健康档案，使您随时都能了解个人健康变化及预防可能之疾病。

3. 计算机判读更客观

体质测定是以计算机判读您的测量表，以量化的打分形式呈现，不存在人为误差，无论多复杂的情况都可以将您的身体情况描述出来，并随时从数据库中抽取适合您的内容丰富的个性调理或者诊疗建议，并进一步使您可从调理前后身体得分的变化来自己判断调理效果。

五、柏馨伴你行，健康有保障

21 世纪，体质偏颇与亚健康状态将严重影响人类的健康、疾病的发生发展及生存质量。

21 世纪，与现代医学携手，中医对人类的健康贡献将越来越大，中医在增强民众体质、延长人类寿命、提高人类生活质量方面将发挥越来越重要的作用……

柏馨家康推出的中医自主健康平台，可及时发现个体的体质偏颇及亚健康状态并及早给出简便易行、操作性强的调理建议，给您健康的保障。使用者的每一调理方案便都凝聚着柏馨人辛勤的劳动，本着与人实惠的原则，柏馨永远做您你最忠实的专业个人健康顾问。

柏馨家康的宗旨：柏馨秉承医学发展的最高标准，以人类健康为己任，结合生物信息学，致力于人工智能专家系统研究，将以最准确、最便捷方式向人们提供自我健康服务。

柏馨家康的理念：自主把握，拥抱健康！

柏馨家康中医自主健康平台：http：//www. bxjkchina. com

主要参考文献

王琦主编. 中医体质学. 人民卫生出版社. 2005 年

谭兴贵主编. 中国药膳学. 中国中医药出版社. 2003 年

徐江普主编. 药膳食疗学. 中国轻工业出版社. 2006 年

刘萍主编. 北京市医疗保险中成药应用指南. 人民军医出版社. 2005 年

李锦开等主编. 现代中成药手册. 中国中医药出版社. 2001 年

王富春编著. 腧穴类编. 上海科学技术出版社. 2004 年

孙广仁主编. 中医基础理论. 中国中医药出版社. 2007 年

张湖德主编.《黄帝内经》养生全书——体质养生. 中国轻工业出版社. 2001 年

南京中医学院主编. 针灸学. 上海科学技术出版社. 1979 年

中国烹饪百科全书编委会. 中国烹饪百科全书. 中国大百科全书出版社. 1992 年